本質のHIV

HIV ESSENTIALS
2014
Seventh Edition

訳＊岩田健太郎
神戸大学大学院医学系研究科・医学部
微生物感染症学講座感染治療学分野教授

Editor
Paul E. Sax, MD
Clinical Director
Division of Infectious Disease and HIV Program
Brigham and Women's Hospital
Professor of Medicine
Harvard Medical School
Boston, MA

Co-Editors
Calvin J. Cohen, MD, MS
Director of Research
Community Research Initiative of New England
Instructor of Medicine
Harvard Medical School
Boston, MA

Daniel R. Kuritzkes, MD
Chief, Division of Infectious Diseases
Director of AIDS Research
Brigham and Women's Hospital
Professor of Medicine
Harvard Medical School
Boston, MA

メディカル・サイエンス・インターナショナル

Authorized translation of the original English edition,
"HIV ESSENTIALS", Seventh Edition
edited by Paul E. Sax, MD, Calvin J. Cohen, MD, Daniel R. Kuritzkes, MD

ORIGINAL ENGLISH LANGUATE EDITION PUBLISHED BY
Jones & Bartlett Learning, LLC
5 Wall Street
Burlington, MA, 01803

Printed and Bound in Japan

訳者より

米国でよく使われている“HIV Essentials”の翻訳版をお届けできるのはとてもうれしいことです。

HIV / AIDS は 1981 年にみつかった病気で，訳者はこの問題と 1992 年ごろから取っ組み合ってきました。当時は「死に至る病」であったエイズが，現在ではコントロール可能な疾患になり，天寿をまっとうすることも不可能ではありません。米国など多くの国が全力を傾けて研究を重ねてきたおかげで，この疾患の予後は劇的に改善しました。

まだ HIV 感染症の「治癒」は困難な状況です。「治癒したのでは」と考えられていた男の子，いわゆる「ミシシッピ・ベイビー」も 2014 年に血液から HIV が検出されてしまいました。効果的なワクチンもまだありません。しかし，それでもこんなに短期間で致死的な疾患の予後を劇的に改善させた事例は，医学史上，きわめて稀有なことです。HIV / AIDS は人間という存在の無力さと，偉大さを同時に教えてくれています。

日本では HIV / AIDS 患者は数万人規模で存在するといわれ，現在も毎年，新規感染者がみつかっています。予後が改善されたということは，患者が長命になったということであり，新規感染が続いているということは，患者総数は増え続けているということです。今後も（残念ながら）患者は増え続けていくことでしょう。よって，HIV / AIDS にかかわる医療者の数も増やしていく必要があると思います。

劇的な進歩を続けている HIV / AIDS 診療ですが，ここ 10 年，15 年程度の治療戦略は基本的には「同じ」だと考えています。細かいバージョンアップは続き，新薬も次々に開発されていますが，パラダイムそのものを根底から変えるような変化は起きていません。HIV 感染やエイズの診断，さらなる感染の予防，CD4 細胞数を高め，HIV ウイルス量を減らすための治療，合併症の予防や治療などざっくり大きなところは同じです。

その「変わらないところ」，コンセプトの部分を理解していただくために，米国でよく使われているテキストを訳出しました。本書のエッセンス「変わらないところ」をぜひ吸い取っていただき，さらに新たな知見も加え続け，HIV / AIDS 診療にコミットしていただく方が 1 人でも増えていただければ幸いです。

2015 年 9 月

岩田健太郎

監修者より

ここ数年間，HIV 治療は飛躍的な進歩を遂げてきた。抗レトロウイルス療法が手に入る患者はほぼすべて，ウイルス抑制を達成している。昔の治療のために多剤耐性のある患者でも，ウイルス抑制は可能だ。現行の治療薬の明らかな成功のため，今やウイルス血症を抑えるというただ 1 つの目標から，HIV に関係ない合併症の予防や治療の長期的なニーズにまで目標は多様化している。特に心血管系疾患と悪性疾患だ。

本書の目的は，HIV ケアに積極的にかかわる診療者が素早く，実践的で患者管理に役に立つ情報を入手できることにある。可能な限り，我々は米国保健社会福祉省(Department of Health and Human Services：DHHS)ガイドラインや米国国際エイズ協会(International AIDS Society-USA：IAS-USA)のガイドラインを引用した。aidsinfo.nih.gov か，www.iasusa.org でそれぞれアクセスできる。読者はこうしたサイトから最新情報を入手されたい。加えて，臨床研究やコホート研究，症例報告の我々自身の解釈や個人的経験も加味して推奨事項を本書に入れた。

我々は本書を，どうやってこの病気を克服するか，それを知るために我々と共闘してきた HIV とともに生きる人たちに捧げる。そして，HIV を専門にし，取り組んできた医師，看護師，ソシアルワーカー，薬剤師，その他の医療者たち，我々によりよくする方法を教えてくれた人たちにも，本書を捧げたい。

Paul E. Sax, MD
Calvin J. Cohen, MD, MS
Daniel R. Kuritzkes, MD

謝辞

本書にまとめられたデータをお示しする作業を終えるために，小さいながら一所懸命尽くしてくれた専門家集団が集められた。このチームは精力を尽くし，プロ根性を発揮して何か月もタイプし，校正し，まとめ，図を示し，多くの章をまとめ上げた。それで本書ができたのだ。我々は Monica Crowder Kaufman の貢献に感謝したい。その他多くの方々に, その時間と精力を尽くしてくれたことに感謝したい。

Paul E. Sax, MD
Calvin J. Cohen, MD, MS
Daniel R. Kuritzkes, MD

注意

本書は正確で実践的，専門家による HIV 感染の評価と治療のガイド本だ。本書に書かれている臨床上の推奨事項は著者のものであり，一般的なガイドとして示されている。個々の患者の個別の指示ではない。個々の患者の抗レトロウイルス薬の選択肢，投与量を決め，治療期間は，臨床的な判断がそれを決定させるべきだ。すべての医薬品が本書に書かれたやり方で米国食品医薬品局(US Food and Drug Administration：FDA)に承認されたわけではない。抗菌薬の推奨は添付文書の適応にしばられていない。すべての薬の使用はこのような添付文書を注意深くチェックした後に行うべきだ。それで米国食品医薬品局の承認した適応と投与量がわかるからだ。本書の情報は網羅的ではない。読者は他の医学書や製造会社の製品情報をさらに参照されたい。本書の情報の臨床応用や，その使用によるいかなる結果も処方医の責任のもとにある。著者，監修者，出版社は本書にある情報についてなんら保証を与えるものではなく，本書の仕様により起こりうる過誤，不作為，結果に対して法的な責任を否定するものである。

著者一覧

Paul E. Sax, MD

Clinical Director, Division of
Infectious Diseases and HIV Program
Brigham and Women's Hospital
Professor of Medicine
Harvard Medical School
Boston, Massachusetts

Calvin J. Cohen, MD, MS

Director of Research, Community
Research Initiative of New England
Instructor of Medicine
Harvard Medical School
Boston, Massachusetts

Daniel R. Kuritzkes, MD

Chief, Division of Infectious Diseases
Director of AIDS Research
Brigham and Women's Hospital
Professor of Medicine
Harvard Medical School
Boston, Massachusetts

Burke A. Cunha, MD

Chief, Infectious Disease Division
Winthrop-University Hospital
Mineola, New York
Professor of Medicine
SUNY School of Medicine
Stony Brook, New York

David W. Kubiak, PharmD, BCPS

Infectious Disease Clinical Pharmacist
Brigham and Women's Hospital
Adjunct Clinical Assistant
Professor of Pharmacy
Bouvé. College of Health Sciences
School of Pharmacy
Northeastern University
Boston, Massachusetts

編者について

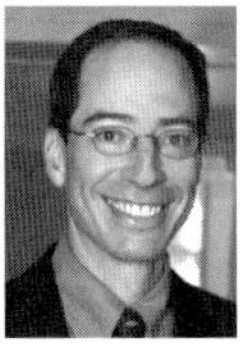

Paul E. Sax, MD は，ボストンにある Brigham and Women's Hospital (BWH)の感染症科，HIV プログラムの臨床ディレクターだ。1992 年からハーヴァード医学校(Harvard Medical School)の教員である。現在はここの内科准教授である。Sax 医師はハーヴァード医学校で 1987 年に医学士(MD)の資格をとった。内科研修は BWH で行い，感染症フェローシップを Massachusetts General Hospital で行っている。Sax 医師は *AIDS Clinical Care* の編集長だ。また，UpToDate の HIV / AIDS セクションの査読委員でもある。さらに，"Infectious Diseases Special Edition" や "Antibiotic Essentials" の HIV 疾患の章を担当する監修者でもある。彼は米国国際エイズ学会(International AIDS Society-USA)の中心メンバーでもあり，ニューイングランド AIDS 教育研修センターの中心的な存在でもある。臨床，教育，そして HIV のリサーチにも積極的に取り組んでいる。中心的な研究の関心は，抗レトロウイルス療法の臨床試験，HIV マネジメント戦略のコスト効果，抗レトロウイルス療法の毒性，抗レトロウイルス療法の副作用，急性 HIV 感染の診断，治療とアウトカムなどである。彼は現在，BWH AIDS 臨床試験チームの主任研究者であり，AIDS 合併症予防のコスト効果(Cost-Effectiveness of Preventing AIDS Complications：CEPAC)研究グループのメンバーである。また，米国保険社会福祉省(Department of Health and Human Services：DHHS)抗レトロウイルス療法ガイドライン作成委員でもある。Sax 医師は国内外で HIV 治療について講演しており，医学文献への多くの HIV 関連の出版に貢献してきた。彼は 1993 年に Edward H. Kass 臨床面での優秀賞(Clinical Excellence)を，1997 年には Harvard-Longwook 感染症フェローシップ臨床教育賞(Fellowship Award in Clinical Teaching)を，2003 年には研修医メンタリング賞(Faculty Resident Mentoring Award)を，そして 2007 年には George W. Thom 研修医教育賞(award for Residency Teaching)を授与されている。

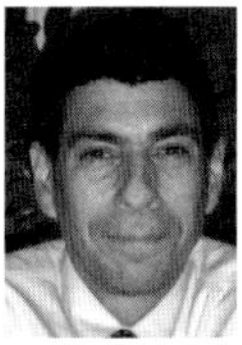

Calvin J. Cohen, MD, MS は，ニューイングランドのコミュニティー・リサーチ・イニシアチブ(Community Researeh Initiative New England)のリサーチ・ディレクターで，ボストンのハーヴァード医学校の臨床教員であり，Brigham and Women's Hospital でのスタッフ医師で，Harvard Vanguard 医学協会(Medical Associates.)のリサーチ・ディレクターだ。患者ケア，教育，研究に活発に取り組んでいる。国内外で講演しており，HIV / AIDS に関するたくさんの論文を発表してきた。主な研究の関心は，HIV / AIDS の抗ウイルス療法やその周辺の研究だ。Cohen 医師は，AmFAR Community-Based Clinical Trial Network の科学アドバイザリー委員会(Scientific Advisory Committee)の委員長を務め，ハーヴァード AIDS 臨床研究チーム(Harvard AIDS Clinical Trial Unit)の共同研究者だった。現在は，ニューイングランド AIDS 教育研修センター(New England AIDS Education and Training Center)の共同主任研究者で，AIDS 臨床研究コミュニティー・プログラムのための科学プラニング委員会(Community Program for Clinical Research on AIDS：CPCRA)のメンバーかつ共同研究者だ。これは米国国立健康研究所(National Institutes of Health：NIH)が支援するクリニシャン・サイエンティストのネットワークだ。Cohen 医師は Harvard Vanguard 医学協会の優秀医師賞を授与されており，Harvard Pilgrim ヘルスケア -Robert H. Ebert 教育賞，最優秀研究賞(Champions of the Search Award)，マサチューセッツ AIDS アクション・コミッティー(AIDS Action Committee of Massachusetts)の感謝賞を授与されている。また，Albert Einstein College of Medicine の心臓学研究賞(Distinction for Research in Cardiology)，医学教育の Upjohn 優秀賞を授与されている。

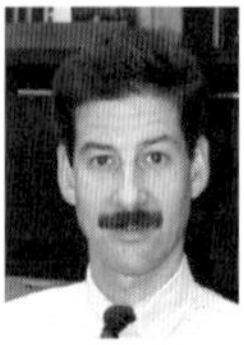

Daniel R. Kuritzkes, MD は，ボストンの Brigham and Women's Hospital の感染症科長であり，AIDS リサーチのディレクター，ハーヴァード医学校の内科教授である。1978 年にイエール大学(Yale University)の分子生物物理学と生化学で学士号と修士号をとり，ハーヴァード医学校で 1983 年に医学士(MD)の資格を得た。Massachusetts General Hospital で卒後研修を終え，Whitehead Institute for Biomedical Research の客員研究員をしていた。その後，1990 年にコロラド大学健康科学センター(University of Colorado Health Sciences Center)の教官となった。彼の研究領域は抗レトロウイルス療法と HIV-1 感染の耐性である。この領域でたくさんの発表をしている。診療にも積極的で，国内外で HIV / AIDS に関する講演を行っている。Kuritzkes 医師は現在，AIDS 臨床研究班科学領域運営委員会(AIDS Clinical Trials Group Scientific Agenda Steering Committe)の委員長だ。ACTG 実行委員会の副委員長でもある。また，*Journal of Infectious Diseases* の副編集長で，HIV 医学協会(HIV Medicine Association)の会長かつ理事である。

本書を読むに当たって

1. 本書では，臨床現場で普段使われている用語を使用した。
2. 本書では，原則として，薬剤名のカナ表記は独立行政法人 医薬品医療機器総合機構の医療用医薬品情報検索ページに従い記述し，日本で承認されていない薬剤については例外を除き，原語表記とした。

   日本で承認されていない HIV / AIDS 治療薬や日和見感染治療薬は，熱帯病治療研究班かエイズ治療薬研究班（それぞれ略称）で入手可能である。

   熱帯病治療薬研究班の保持するエイズ関連薬提供医療機関については，HP 参照のこと（trop-parasit.jp/index.html）．閲覧日：2015 年 7 月 29 日

   以下，承認されているが日本にない剤形はカナ（原語），未承認の薬剤は原語（カナ）で示した。

   ・nitazoxanide（ニタゾキサニド：クリプトスポリジウム症）
   ・pyrimethamine（ピリメタミン：トキソプラズマ症）
   ・sulfadiazine（スルファジアジン：トキソプラズマ症）

   エイズ治療薬研究班の保持するエイズ関連薬については，HP 参照のこと（labo-med.tokyo-med.ac.jp/aidsdrugmhlw/pub/portal/top/top.jsp）/　閲覧日：2015 年 7 月 29 日

   ・ジドブジン（zidovudine）点滴薬（HIV 感染症）
   ・ジドブジン（zidovudine）シロップ（HIV 感染症）
   ・ラミブジン（lamivudine）経口液剤（HIV 感染症）
   ・アバカビル（abacavir）経口液剤（HIV 感染症）
   ・amprenavir 経口液剤（アンプレナビル：HIV 感染症）
   ・ネビラピン（nevirapine）シロップ（HIV 感染症）
   ・ST 合剤経口液剤（ニューモシスチス肺炎）
   ・pyrimethamine（ピリメタミン：トキソプラズマ症）
   ・sulfadiazine（スルファジアジン：トキソプラズマ症）
   ・cidofovir（シドフォビル：サイトメガロウイルス感染症）
3. 本書の情報は，原著執筆時のものである。ガイドラインにはより新しいバージョンがあるものもあるので，そちら（あるいは今後出される最新のもの）も参照されたい。本書内で参照されているホームページについては，実際にホームページを検索しつつ，最新の文献，ページにたどり着くように極力変更したが，現在は変更されているものもあるかもしれない。

目次

Chapter 7　HIV 感染と妊娠………133

Chapter 8　曝露後, 曝露前予防………159

Chapter 9　抗レトロウイルス薬, 抗 B 型肝炎ウイルス(HBV)薬, 抗 C 型肝炎ウイルス(HCV)薬 サマリー………169

Appendix 1………221

Appendix 2………231

日本における HIV / AIDS………233

索引………239

図表目次

表

図

抗レトロウイルス薬略語一覧

略語	フル表記	日本語
3TC	lamivudine	ラミブジン
ABC	abacavir	アバカビル(硫酸塩)
APV	amprenavir	アンプレナビル(日本になし)
ATV	atazanavir	アタザナビル(硫酸塩)
AZT	azidothymidine	ジドブジン(ZDV)と同じ
COBI	cobicistat	コビシスタット
d4T	stavudine	サニルブジン
ddC	zalcitabine	ザルシタビン
ddI	didanosine	ジダノシン
DLV	delavirdine	デラビルジン(日本になし)
DRV	darunavir	ダルナビル
DTG	dolutegravir	ドルテグラビル
EFV	efavirenz	エファビレンツ
ENF	enfuvirtide	エンフビルチド(日本になし)
ETR	etravirine	エトラビリン
ETV	entecavir	エンテカビル
EVG	elvitegravir	エルビテグラビル
EVG / c	elvitegravir / cobicistat	エルビテグラビル / コビシスタット
FPV	fosamprenavir	ホスアンプレナビル
FTC	emtricitabine	エムトリシタビン
IDV	indinavir	インジナビル(硫酸塩)
LDT	telbivudin	テルビブジン(日本になし)
LPV / r	lopinavir / ritonavir	ロピナビル・リトナビル
MVC	maraviroc	マラビロク
NFV	nelfinavir	ネルフィナビル(メシル酸塩)
NVP	nevirapine	ネビラピン
RAL	raltegravir	ラルテグラビル
RBV	ribavirin	リバビリン
RPV	rilpivirine	リルピビリン(塩酸塩)
RTV	ritonavir	リトナビル
SMP	simeprevir	シメプレビル
SOF	sofosbuvir	ソホスブビル
SQV	saquinavir	サキナビル
TDF	tenofovir disoproxil fumarate	テノホビル(ジソプロキシルフマル酸)
TPV	tipranavir	チプラナビル(日本になし)
ZDV	zidovudine	ジドブジン

その他の略語一覧

略語	フル表記	日本語
A-a gradient	alveolar-arterial O_2 gradient	肺胞気動脈血酸素圧較差
ACE	angiotensin-converting enzyme	アンジオテンシン変換酵素
ACTH	adrenocorticotropic hormone	副腎皮質刺激ホルモン
AFB	acid fast bacilli	抗酸菌
AIDP	acute inflammatory demyelinating neuropathy	急性炎症性脱髄性ニューロパチー
AKR	aldo-ketoreductase	アルドケトリダクターゼ
ALT	alanine aminotransferase	アラニンアミノトランスフェラーゼ
ANC	absolute neutrophil count	絶対好中球数
APR	Antiretroviral Pregnancy Registry	抗レトロウイルス薬妊娠登録
ARC	acquired immunodeficiency syndrome related complex	後天性免疫不全症候群関連症候群
ARDS	acute respiratory distress syndrome	急性呼吸促迫症候群
ARN	acute retinal necrosis	急性網膜壊死
ART	antiretroviral therapy	抗レトロウイルス療法
ARV	antiretroviral	抗レトロウイルス薬
AST	aspartate aminotransferase	アスパラギン酸アミノトランスフェラーゼ
AUC	area under curve	血中濃度曲線下面積
β-lactams	penicillins, cephalosporins, cephamycins (not monobaciams or carbapenems)	βラクタマーゼ
BAL	bronchoalveolar lavage	気管支肺胞洗浄
BCRP	breast cancer resistance protein	乳がん耐性蛋白
BMD	bone mineral density	骨密度
BUN	blood urea nitrogen	血中尿素窒素
CBC	complete blood count	血算
CCR	CC chemokine receptor	CC ケモカインレセプター
CD4	CD4 T-cell lymphocyte	CD4 細胞数，CD4 値，CD4 陽性細胞，CD4T 細胞数
CDC	Centers for Disease Control and Prevention	米国疾病対策センター
CHOP	cyclophosphamide, hydroxydaunorubicin (doxorubicin), vincristine (Oncovin®), prednisone	CHOP(チョップ)療法〔シクロホスファミド，塩酸ドキソルビシン，ビンクリスチン(オンコビン®)，プレドニゾロン〕
CIE	counter-immunoelectrophoresis	カウンター免疫電気泳動
CK	creatine phosphokinase	クレアチンホスホキナーゼ
Cmax	maximum drug concentration	最高血中濃度
CMV	cytomegalovirus	サイトメガロウイルス
CNS	central nervous system	中枢神経系
CrCl	creatinine clearance	クレアチニン・クリアランス
CSF	cerebrospinal fluid	髄液
CT	computerized tomography	コンピュータ断層撮影法

CT	*Chlamydia trachomatis*	クラミジア・トラコマチス
CVVH	continuous venovenous hemofiltration	持続静静脈血液濾過法
CYP	cytochrome P450	チトクローム P450 系
DEXA	dual-energy X-ray absorptiometry	二重エネルギー X 線吸収測定法
DFA	direct fluorescent antibody	直接蛍光抗体法
DHHS	Department of Health and Human Services	米国保健社会福祉省
DIC	disseminated intravascular coagulation	播種性血管内凝固
DILS	diffuse infiltrative lymphocytosis syndrome	びまん性浸潤性リンパ球増加症候群
DKA	diabetic ketoacidosis	糖尿病ケトアシドーシス
DM	diabetes mellitus	糖尿病
DNA	deoxyribonucleic acid	デオキシリボ核酸
DOT	directly observed therapy	直接監視下での内服，直接観察療法
DRESS	drug rash, eosinophilia and systemic symptoms	薬疹，好酸球増加，全身症状症候群
DS	double strength	—
DVT	deep vein thrombosis	深部静脈血栓
EC	enteric coated	腸溶コーティングの
EF	ejection fraction	駆出率
e.g.	for example	例：，たとえば
EI	entry inhibitor	エントリー阻害薬
ELISA	enzyme-linked immunosorbent assay	酵素免疫測定法
EMB	ethambutol	エタンブトール
ENT	ear, nose, throat	耳鼻咽喉科
Enterobacteriaceae	*Citrobacter, Edwardsiella, Enterobacter, E. Coli, Klebsiella, Proteus, Providencia, Salmonella, Serratia, Shigella*	腸内細菌科
EPO	erythropoietin	エリスロポエチン
ERCP	endoscopic retrograde cholangiopancreatography	内視鏡的逆行性胆道膵管造影法
ESR	erythrocyte sedimentation rate	赤沈
ESKD	end-stage kidney disease	末期腎不全
ET	endotracheal	気管内
EVR	early virologic response	—
FDA	Food and Drug Administration	米国食品医薬品局
FTA-ABS	fluorescent treponemal antibody-absorption	梅毒トレポネーマ蛍光抗体吸収試験
FUO	fever of unknown origin	不明熱
G6PD	glucose-6-phosphate dehydrogenase	グルコース 6 リン酸脱水素酵素
G-CSF	granulocyte-colony stimulating factor	顆粒球コロニー刺激因子
GFR	glomerular filtration rate	糸球体濾過量
GI	gastrointestinal	胃腸
GU	genitourinary	尿路性器の
HAV	hepatitis A virus	A 型肝炎ウイルス

（次ページへ続く）

その他の略語一覧(続き)

略語	フル表記	日本語
HBc	hepatitis B virus core	B 型肝炎ウイルスコア
Hbe	hepatitis B virus envelope	B 型肝炎ウイルス外殻
Hbs	hepatitis B virus surface	B 型肝炎ウイルス表面
HBV	hepatitis B virus	B 型肝炎ウイルス
Hct	hematocrit	ヘマトクリット
HCV	hepatitis C virus	C 型肝炎ウイルス
HD	hemodialysis	血液透析
HDL	high-density lipoproteins	高密度リポ蛋白
HHV	human herpes virus	ヒトヘルペスウイルス
HIV	human immunodeficiency virus	ヒト免疫不全ウイルス
HLA	human leukocyte antigen	ヒト白血球抗原
HPV	human papillomavirus	ヒトパピローマウイルス
HSR	hypersensitivity reaction	過敏反応
HSV	herpes simplex virus	単純ヘルペスウイルス
HU	hydroxyurea	ヒドロキシ尿素
ICU	intensive care unit	集中治療室
ID	infectious disease	感染症
I & D	incision and drainage	切開排膿
IDU	injection drug users	注射薬物使用者
IFA	immunofluorescent antibody	免疫蛍光抗体法
IgA	immunoglobulin A	免疫グロブリン A
IgG	immunoglobulin G	免疫グロブリン G
IgM	immunoglobulin M	免疫グロブリン M
IGRA	interferon gamma release assay	インターフェロンガンマ放出アッセイ
ING	treatment investigational new drugs	調査新薬
INH	isoniazid	イソニアジド
INSTI	integrase strand transfer inhibitor	インテグラーゼ・ストランド移行阻害薬
IRIS	immune reconstitution infllammatory syndrome	免疫再構築炎症症候群
IRU	immune recovery uveitis	免疫回復に伴うぶどう膜炎
ITP	idiopathic thrombocytopenic purpura	特発性血小板減少性紫斑
IVIG	intravenous immune globulin	点滴免疫グロブリン
JVP	jugular venous pressure	頸静脈圧
KS	Kaposi's sarcoma	カポジ肉腫
LDH	lactate dehydrogenase	乳酸脱水素酵素
LDL	low-density lipoprotein	低密度リポ蛋白
LFT	liver function test	肝機能検査
LH	luteinizing hormone	黄体形成ホルモン
LIP	lymphocytic interstitial pneumonitis	リンパ球性間質性肺炎
LP	lumbar puncture	腰椎穿刺

LTBI	latent TB infection	潜伏結核
MAC / MAI	*Mycobacterium avium* complex / *M. avium-intracellulare*	マイコバクテリウム・アビウムコンプレックス / マイコバクテリウム・アビウムイントラセルラーレ
MAO	monoamine oxidase inhibitor	モノアミンオキシダーゼ阻害薬
MCD	multicentric Castleman's disease	多中心性キャッスルマン病
MCH	mean corpuscular hemoglobin	平均赤血球へモグロビン量
MCHC	mean corpuscular hemoglobin concentration	平均赤血球へモグロビン濃度
MCV	mean corpuscular volume	平均赤血球容積
MHA-TP	microhemagglutination assay for *Treponema* pallidum antibodies	マイクロ血球凝集反応テスト
MMR	measles, mumps, rubella	麻疹，ムンプス，風疹
MRI	magnetic resonance imaging	磁気共鳴画像
MRSA	methicillin-resistant *Staphylococcus aureus*	メシチリン耐性黄色ブドウ球菌
MSM	men having sex with men	男性とセックスする男性，同性愛男性
MSSA	methicillin-sensitive *Staphylococcus aureus*	メチシリン感受性黄色ブドウ球菌
NAAT	nucleic acid amplification test	核酸増幅検査
NHL	non-Hodgkin's lymphoma	非ホジキンリンパ腫
NIH	National Institutes of Health	米国国立健康研究所
NNRTI	non-nucleoside reverse transcriptase inhibitor	非ヌクレオシド逆転写酵素阻害薬
nPEP	nonoccupational post-exposure prophylaxis	職業とは関係ない曝露後予防
NRTI	nucleoside / nucleotide reverse transcriptase inhibitor	ヌクレオシド / ヌクレオチド逆転写酵素阻害薬
NSAID	nonsteroidal anti-inflammatory drug	非ステロイド性抗炎症薬
OCT	organic cation transporter	—
OHL	oral hairy leukoplakia	口腔毛状白斑症
OI	opportunistic infection	日和見感染
Pap スメア	Papanicolaou smear	Pap スメア
PBS	protected brush specimen	検体保護ブラシ
PCP	*Pneumocystis jirovecii* (*carinii*) pneumonia	ニューモシスチス肺炎
PCR	polymerase chain reaction	ポリメラーゼ連鎖反応
PDE	phosphodiesterase	ホスホジエステラーゼ
PEL	primary effusion lymphoma	原発性滲出液リンパ腫
PEP	post-exposure prophylaxis	職業上の曝露後予防
PET	positron emission tomography	ポジトロン断層撮影法
P-gp	P-glycoprotein	糖蛋白
PI	protease inhibitor	プロテアーゼ阻害薬
PK	pharmacokinetic	薬物動態
PML	progressive multifocal leukoencephalopathy	進行性多巣性白質脳症

（次ページに続く）

その他の略語一覧(続き)

略語	フル表記	日本語
PMN	polymorphonuclear leucocytes	多形核白血球
PORN	progressive outer retinal necrosis	進行性外側網膜壊死
PPD	purified protein derivative	ツベルクリン反応
PPI	proton pump inhibitor	プロトンポンプ阻害薬
PrEP	pre-exposure prophylaxis	曝露前予防
PSA	prostate specific antigen	前立腺特異抗原
PT	prothrombin time	プロトロンビン時間
PT-INR	prothrombin time-international normalized ratio	プロトロンビン時間国際標準化比
PZA	pyrazinamide	プラジナミド
QOL	quality of life	生活の質
RBC	red blood cells	赤血球
RBV	ribavirin	リバビリン
RFB	rifabutin	リファブチン
RNA	ribonucleic acid	リボ核酸
RPR	rapid plasma regain	—
RT-PCR	reverse-transcriptase polymerase chain reaction	逆転写酵素ポリメラーゼ連鎖反応法
RVR	rapid virologic response	—
SGOT / SGPT	serum glutamic oxaloacetic transaminase / serum glutamic-pyruvic transaminase	血清グルタミン酸ピルビン酸トランスアミナーゼ / 血清グルタミン酸オキサロ酢酸トランスアミナーゼ
SIL	squamous intraepithelial lesion	扁平上皮内病変
SJS	Stevens-Johnson syndrome	スティーブンス・ジョンソン症候群
SLE	systemic lupus erythematosus	全身性エリテマトーデス
SMX	sulfamethoxazole	スルファメトキサゾール
sp.	species	属
SPECT	single photon emission computed tomography	単光子放出コンピュータ断層撮影法
SS	single strength	—
SSRI	selective serotonin reuptake inhibitor	選択的セロトニン再取り込み阻害薬
ST 合剤	sulfamethoxazole-trimeihoprim	スルファメトキサゾール・トリメトプリム
STI	sexually transmitted infections	性感染症
TAM	thymidine analogue (associated) mutation / thymidine-associated mutations	チミジンアナログ突然変異，チミジンアナログ関連変異
TB	tuberculosis	結核
TDM	therapeutic drug monitoring	治療薬物モニタリング
TEN	toxic epidermal necrolysis	中毒性表皮壊死症
TG	triglyceride	中性脂肪
THC	tetrahydrocannabinol	テトラヒドロカンナビノール

TIBC	total iron-binding capacity	総鉄結合能
TID	three times per day	1日3回
TMP	trimethoprim	トリメトプリム
TPPA	*Treponema pallidum* particle agglutination assay	—
TSH	thyroid stimulating hormone	甲状腺刺激ホルモン
TST	tuberculin skin testing	ツベルクリン反応
TTP	thrombotic thrombocytopenic purpura	血栓性血小板減少性紫斑病
VCA	viral capsid antigen	ウイルスカプシド抗原
V_d	volume of distribution	分布容積
VDRL	Venereal Disease Research Laboratory	—
VLDL	very low-density lipoprotein	超低密度リポ蛋白
VP シャント	ventriculo-peritoneal shunting	脳室腹腔短絡術
VZV	varicella zoster virus	水痘帯状疱疹ウイルス
WBC	white blood cells	白血球

Chapter 1
HIV 感染とは

はじめに

ヒト免疫不全ウイルス(human immunodeficiency virus：HIV)-1 感染は慢性の経過をたどり，治療しなければ普通死に至る感染症である。進行性の免疫不全，長く続く潜伏期，そして日和見感染が特徴である。HIV 疾患の特徴は，CD4 抗原を発現する T リンパ球(ヘルパー・インデューサーリンパ球)内でのウイルス複製である。このリンパ球は正常な細胞性免疫の立役者である。CD4 反応の質的低下とどんどん減っていく CD4 の数のために，ニューモシスチス肺炎〔*Pneumocystis jirovecii* (*carinii*) *pneumonia*：PCP〕のような日和見感染，そしてリンパ腫や Kaposi 肉腫といった腫瘍のリスクは増加する。HIV 感染は血中の単球，組織中のマクロファージ，B リンパ球(液性免疫)も阻害し，莢膜を持つ細菌感染も起こしやすくする。中枢神経および末梢神経系の CD4 陽性細胞を直接攻撃して，HIV 髄膜炎，末梢ニューロパチー，認知症の原因にもなる。

米国では 100 万人以上，世界全体では 3,000 万人以上が HIV に感染している。治療しなければ，HIV 感染から AIDS 指標疾患である日和見感染の発症までは平均 10 年くらいである。その後の生存期間は平均 1，2 年である。このような期間の個人差は著しく，急性 HIV 感染から死に至るまで 1，2 年の患者もいれば，HIV 関連免疫不全のないまま 20 年以上過ごす患者もいる。特に，抗レトロウイルス療法(antiretroviral therapy：ART)のおかげで，そして日和見感染予防のおかげもあり，HIV 疾患の予後は全体的に著しい改善を認めている。HIV 感染に対するアプローチを図 1.1 にまとめた。

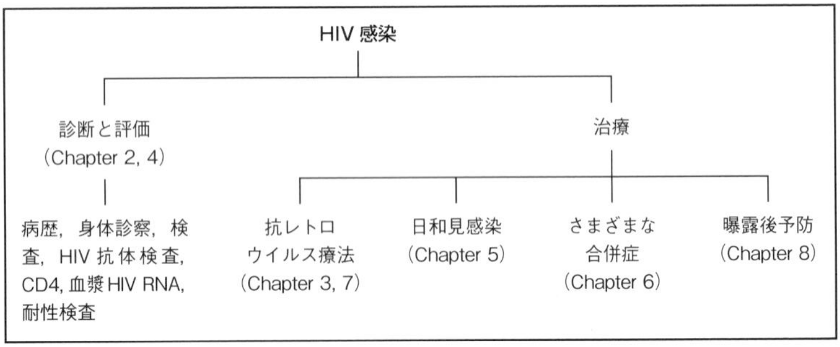

図 1.1 HIV 感染に対するアプローチ

HIV 感染のステージ

A. ウイルス伝播

HIV 感染は基本的に性交渉(アナル，経膣，時にオーラルセックス)で，汚染された血液への曝露で(注射薬物使用者が針をシェアしたとき，まれに汚染された血液製剤の投与によって)，あるいは母子感染(周産期)の伝播で起きる。伝播のリスクが特に高い性行動とは，コンドームを着けないでアナル・セックスの受け手になる場合(特に粘膜破綻がある場合)，コンドームを着けないで膣性交を行う女性(特に月経時)，陰部潰瘍がありながらコンドームを着けずにアナル / 経膣のセックスを行う場合，である。陰部潰瘍はたとえば，1 期梅毒，陰部ヘルペス，軟性下疳で起きるのである。比較的リスクの低い性行動としては，アナルであれ経腟であれ挿入する側にいる場合や，オーラルセックスがある。HIV をもつ者と針を 1 回シェアしたときの HIV 感染リスクは 150 回に 1 回だと見積もられている。医療現場での針刺しなら 300 回に 1 回，アナルセックスで受け手になる場合は 300 ～ 1,000 回に 1 回，経腟のセックスを行う女性であれば 500 ～ 1,250 回に 1 回，経腟セックスを行う男性であれば 1,000 ～ 3,000 回に 1 回，アナルセックスの挿入側であれば 3,000 回に 1 回と見積もられている。伝播のリスクは，回数が増えたり，元の患者の HIV RNA 血漿レベルが高い場合に増加する(Lancet 2001；357：1149-53)。抗レトロウイルス療法は HIV 伝播のリスクを 90%以上減らす(N Engl J Med. 2011；365：493-505)。感染経路が HIV 疾患の自然歴に影響することはないが，注射薬物使用の既往がある，あるいは現在使用している者の生存期間は短い。これは合併症の存在のためである(AIDS 2007；21：1185-97)。

B. 急性 HIV 感染(4 ～ 5 ページ)

急性 HIV は感染 1 ～ 4 週で起きる。ウイルス複製がすごい勢いで起き，CD4 が激減する。ほとんどの患者は単核球症のような症状を示し，しばしば見逃されている。急性 HIV 感染は HIV RNA 高値を認めれば診断できる。HIV 抗体検査が陰性だったり，抗体陽性でもウエスタンブロットが陰性や判定保留(indeterminate)だったりする。

C. セロコンバージョン

HIV 抗体は通常，急性感染後 4 週以内に陽転化する。6 か月までにはほとんど(ごく一部の例外を除き)陽性となる。

D. 不顕性 HIV 感染

無症状の HIV 感染状態の続く時間はまちまちで，平均 8 ～ 10 年である。徐々に CD4 は減っていき，HIV RNA 値は比較的動きに乏しい。時に，これをウイルスの「セットポイント」と呼ぶ。

E. 早期 HIV 有症期

以前は「AIDS(後天性免疫不全症候群)関連症候群(acquired immunodeficiency syndrome related complex：ARC)」と呼ばれていた。鵞口瘡やカンジダ腟症が認められ，持続性，頻繁な再発，治療への反応が悪いのが特徴である。あるいは帯状疱疹を繰り返したり，複数のデルマトームに発生したりする。口腔毛状白斑症(oral hairy leukoplakia：OHL)，末梢ニューロパチー，下痢，微熱や体重減少といった全身症状を呈する。

F. AIDS と診断

CD4 が 200/mm^3 未満になった場合，全リンパ球中の CD4 の割合が 14%未満になった場合，1 つ以上の AIDS 指標日和見感染症を起こした場合を AIDS と定義する。よくある日和見感染は，ニューモシスチス肺炎，クリプトコッカス(*Cryptococcus*)髄膜炎，再発性細菌性肺炎，カンジダ(*Candida*)食道炎，中枢神経トキソプラズマ(*Toxoplasma*)症，結核，そして非 Hodgkin リンパ腫である。HIV 感染者の AIDS 指標疾患には，下気道のカンジダ症，播種性 / 肺外コクシジオイデス症，クリプトコッカス症, ヒストプラズマ症, 慢性(1 か月以上の)消化管クリプトスポリジウム症やイソスポラ症，播種性 / 肺外(非結核性)抗酸菌感染，進行性多巣性白質脳症(progressive multifocal leukoencephalopathy：PML)，再発性サルモネラ(*Salmonella*)菌血症，HIV 消耗性症候群，などがある。

G. 進行 HIV 疾患

これは CD4 が 50/mm^3 未満になった状態をいう。ほとんどの AIDS 関連死はこのとき起きる。よくある晩期の日和見感染はサイトメガロウイルス(cytomegalovirus：CMV)疾患, たとえば, 網膜炎や腸炎だったり，播種性 MAC(*Mycobacteirum avium* complex)症だったりする。

急性 HIV 感染

A. どのような疾患か

HIV 感染が起きて，まず生じる急性発症の疾患である。感染から 1 ～ 4 週程度で起きる(範囲: 6 日～ 6 週間)。有症者は 50 ～ 90%だが，しばしばインフルエンザ，単核球症，あるいは非特異的ウイルス感染と間違えられている。もっと重篤な症状が起きるときはウイルスのセットポイントが高かったり，HIV 疾患の進行が速い可能性がある(J AIDS 2007 ; 45 : 445-8)。治療なしでほとんどの患者は回復する。これは部分的に硬化が残っている免疫反応と感染対象たる CD4 の現象が関連している。残念ながら，腸管関連リンパ系組織の喪失による免疫システムへのダメージはどんどん進行する(AIDS 2007 ; 21 : 1-11)。効果的な ART でもこれを防止できない可能性がある。

B. 鑑別診断

EBV，CMV，ウイルス性肝炎，エンテロウイルス(enterovirus)感染，2 期梅毒，トキソプラズマ症，多形滲出性紅斑を伴う単純ヘルペスウイルス(herpes simplex virus : HSV)，薬物反応，Behçet 病，活動型ループス〔全身性エリテマトーデス(systemic lupus erythematosus : SLE)〕。

C. 徴候と症状

ウイルスの血行播種，リンパ網内系組織，神経系への感染を反映したものが多い(N Engl J Med 1998 ; 339 : 33-9)。

- 発熱(97%)
- 咽頭炎(73%)。典型的に滲出性ではない〔エプスタイン・バールウイルス(Epstein-Barr virus : EBV)は通常，滲出性だが〕
- 皮疹(77%)。紅斑丘疹というウイルス性発疹が顔面や体幹に最もよくみられる。しかし，四肢，手掌，足底に生じることもある
- 関節痛 / 筋肉痛(58%)
- 神経症状(12%)。頭痛が最も多い。ニューロパチー，Bell 麻痺，髄膜脳炎はまれであるが，予後不良を示唆するものかもしれない
- 口腔 / 陰部潰瘍。鵞口瘡，悪心，嘔吐，下痢，体重減少

D. 検査所見

1. CBC(血算)

リンパ球減少の後，リンパ球増加が起きることが多い。異型リンパ球がみられることもあるが，いずれにしてもそう多くはない(EBV では異型リンパ球増加量は多く，20 ～ 30%以上である)。血小板減少が起きることもある。

2. トランスアミナーゼの上昇

全員ではないが，みられることがある。

3. CD4 減少

まれに日和見感染を起こすほど低くなることがある。多いのは PCP や粘膜カンジダ症である。

4. HIV 抗体

通常陰性だが，急性 HIV の症状が長引く場合で診断が遅れた場合は陽性になることもある。

E. 急性 HIV 感染の診断確定

1. HIV 抗体を測定し，以前に感染していないか確認する。

2. ウイルス価を調べる(HIV RNA PCR)

できれば，逆転写酵素ポリメラーゼ連鎖反応法(reverse transcriptase polymerase chain reaction : RT-PCR)がベター。HIV RNA で急性 HIV 感染を確定診断できる。セロコンバージョンが起きてなくて抗体検査が陰性でも大丈夫だ。ほとんどの場合は HIV RNA 量は非常に多く，10 万コピー /mL 以上である。もし，HIV RNA が低くて＜ 1 万コピー /mL だったら，偽陽性を疑うこと(J Infect Dis 2004 ; 190 : 598-604)。陽性検査であれば，必ず HIV RNA と HIV 抗体検査を再検しなければならない。p24 抗原も診断確定に有用だが，HIV RNA PCR よりも感度は低い。

3. その他の検査 / HIV RNA 検査が陰性の場合

咽頭培養で呼吸器病原体たる細菌を探す。EBV VCA(外殻抗原 : viral capsid antigen) IgM / IgG，CMV IgM / IgG，ヒトヘルペスウイルス(human herpesvirus : HHV)-6 IgM / IgG,

肝炎血清検査は，患者の症状に応じて診断するのには適切である。

F．急性 HIV 感染のマネジメント

1．抗レトロウイルス療法（ART）の開始

急性 HIV 感染患者は HIV 専門家に紹介されるべきだ。できれば，臨床研究に参加してもらったほうがよい。治療ガイドラインのなかには有症の急性 HIV 治療を推奨するものもあるが，長期臨床研究で観察群と治療群を比較したものはない。慢性感染同様，一度治療を始めたら中断なく継続されねばならない。治療レジメンは慢性 HIV 感染とほぼ同様である（表 3.3）。診療医のなかには，プロテアーゼ阻害薬（protease inhibitor：PI）ベースのレジメンを選択する者もいる。PI よりも非ヌクレオシド系逆転写酵素阻害薬（non-nucleoside reverse-transcriptase inhibitor：NNRTI）の耐性伝播リスクが高いためである。

2．HIV 耐性ジェノタイプ検査（Chapter 4）

ART 耐性ウイルス伝播の可能性があるからである。伝播された薬剤耐性は，急性 HIV 感染のときのほうが，慢性疾患時よりもみつけやすい。おそらく時間とともに，伝播した薬剤耐性突然変異はワイルドタイプに戻ってしまうことがあるためと考えられる（J Acquir Immune Defic Syndr 2012；61：258）。ジェノタイプ耐性検査が好まれる検査だ。治療は検査結果を待つ間に始めてもよい。繰り返すが，NNRTI 耐性伝播があれば初期の NNRTI ベースの治療の活性は全く減じてしまうため，この場合は 2 つのヌクレオシド / ヌクレオチド系逆転写酵素阻害薬（nucleoside / nucleotide reverse transcriptase inhibitor：NRTI）とブーストした PI による初期治療が好ましい。もし，ジェノタイプで NNRTI 耐性がみつからなければ，必要に応じて治療薬を変更してもよい。

3．急性 HIV 感染治療の理路

急性 HIV 感染を治療する利益に関して決定的な前向き研究は存在しない。ただし，2 つのランダム化研究と 1 つの観察研究が早期治療の利益を強く示唆している（N Engl J Med 2013；368：207；N Engl J Med 2013；368：218；J Infect Dis 2012；205：87）。治療で得られる利益としては，症状回復が早まる，ウイルス伝播が減る，ウイルスの「セットポイント」が下がる，ウイルス・レザボアが減る，絶対的あるいはウイルス特異的 CD4 の反応が保たれる，というものがある。HIV の排除は現行の治療薬では不可能である（Nat Med 2003；9：727-8）。が，HIV 治癒戦略はいつかは可能であろうし，急性 HIV 感染治療がベストの候補であろう。

Chapter 2
HIV 感染の診断と評価

HIV 抗体検査

A. 標準的 HIV 抗体検査

(Clin Infect Dis 2007 ; 45 : S221-5 や Journal of Acquired Immune Deficiency Syndromes 2010 ; 55 : S102-5 も参照)。

HIV 抗体検査〔酵素免疫測定法(enzyme-linked immunosorbent assay : ELISA), ウエスタンブロット〕と定量血漿 HIV RNA(HIV ウイルス価)検査が HIV 感染診断に用いられる(図 2.1)。ほとんどの患者は曝露後 6 ～ 8 週間以内に HIV 抗体をつくる。3 ～ 4 週間で 50%は抗体検査陽性になる。6 か月までにはほぼ 100%で検知できる抗体をもつようになる。HIV ELISA はより感度が高く，それは抗原・抗体を組み合わせた検査では特にそうなのであり，最近 HIV 感染のあった患者ではスクリーニング検査が陽性になり，ウエスタンブロットで陰性か判定保留になる。そのような場合(スクリーニング検査陽性，ウエスタンブロット陰性)，HIV RNA 検査を追加することが推奨される。

1. ELISA

よく用いるスクリーニング検査。すべての陽性検査はルーチンでウエスタンブロットなど，HIV-1 と HIV-2 を区別できる検査により確認を行わねばならない。第 4 世代スクリーニング検査は抗体と p24 抗原の両方を調べる。HIV 感染からスクリーニング検査が陽性になるまでのウインドウピリオドはこれで短くなる。

2. ウエスタンブロット

判定の米国疾病対策センター(Centers for Disease Control and Prevention : CDC)基準。

a. 陽性 : 少なくとも以下の 2 つのバンドがある : p24，gp41，gp160 / 120
b. 陰性 : バンドはない
c. 判定保留 : HIV バンドはあるが，陽性の基準を満たさない

3. 検査性能

標準法は ELISA によるスクリーニング，ウエスタンブロットによる確認である。

a. ELISA 陰性 : ウエスタンブロットは必要ない(ELISA は感度 99.7%，特異度 98.5%)。急性 HIV 感染が疑われたときは HIV RNA 検査をすること
b. ELISA 陽性 : 検査室はウエスタンブロットで検査を確認するか，別の HIV-1 / 2 鑑別検査を行う。ELISA とウエスタンブロットがともに偽陽性な可能性がきわめて小さい(< 14 万分の 1)。p31 バンド陰性はウエスタンブロット偽陽性を疑うきっかけになる
c. 説明できない ELISA / ウエスタンブロット : 検査を再検して，ヒューマンエラー，コンピューターのエラーを除外する。これらが不正確な結果の原因としては最も多い

4. ウエスタンブロット判定保留

ELISA 陽性時のおよそ 4 ～ 20%で起きる。通常，p24 バンド陽性あるいは他のバンドの弱陽性による。HIV 関連の原因としては，セロコンバージョンしつつある場合，進行 HIV 疾患で抗体反応が弱まっている場合，あるいは HIV-2 感染の場合である。非 HIV 関連の原因として，妊娠，輸血，臓器移植，結合組織病の自己抗体，インフルエンザ予防接種，あるいは HIV ワクチン接種による交差反応抗体がある。リスクの低い患者では，判定保留は通常，真の HIV 感染を意味しない。セロコンバージョン時は HIV RNA の値は大きいことが多いので，推奨されるアプローチは HIV RNA 検査をすることである。さらに，ウエスタンブロット判定保留でセロコンバージョンの間(はざま)にあるほとんどの患者では，1 か月以内に完全に HIV 検査陽性になる。

B. その他の HIV 抗体検査

1. 自宅検査キット(Home Access HIV-1 System)

これは，薬局で OTC(処方なし : over-the-counter)で購入するか，電話やネットでオーダーできる(www.homeaccess.com)。購入者はキットを受け取り，なかには指先から血液サンプルをとるためのスタイレットが入っている。指をフィルター紙に付け，これを検査用に

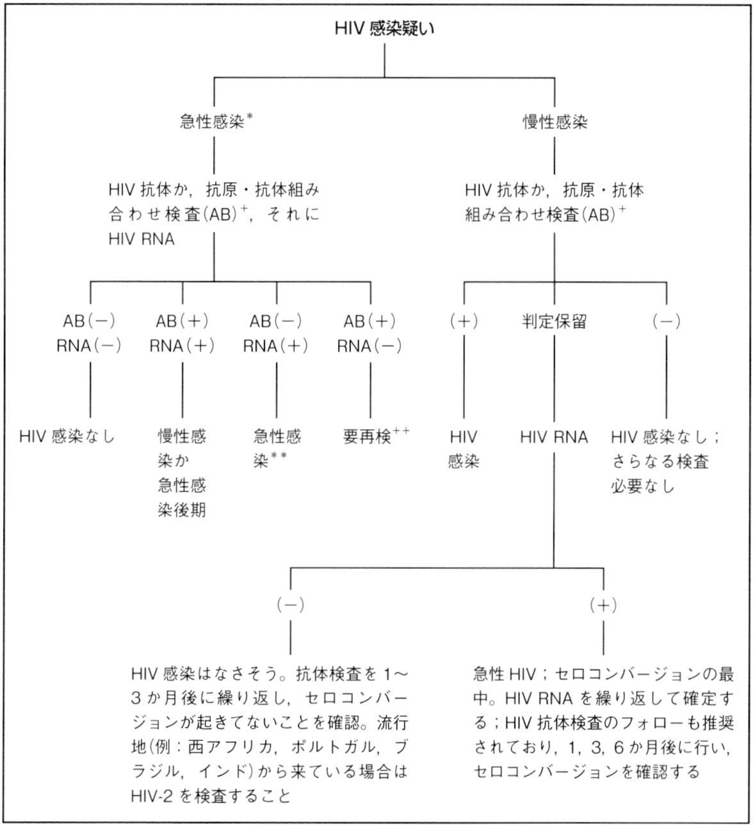
HIV 感染疑い
急性感染*
慢性感染
HIV 抗体か，抗原・抗体組み合わせ検査(AB)+，それに HIV RNA
HIV 抗体か，抗原・抗体組み合わせ検査(AB)+
AB(−) RNA(−)
AB(+) RNA(+)
AB(−) RNA(+)
AB(+) RNA(−)
(+)
判定保留
(−)
HIV 感染なし
慢性感染か急性感染後期
急性感染**
要再検++
HIV 感染
HIV RNA
HIV 感染なし；さらなる検査必要なし
(−)
(+)
HIV 感染はなさそう。抗体検査を 1〜3 か月後に繰り返し，セロコンバージョンが起きてないことを確認。流行地(例：西アフリカ，ポルトガル，ブラジル，インド)から来ている場合は HIV-2 を検査すること
急性 HIV；セロコンバージョンの最中。HIV RNA を繰り返して確定する；HIV 抗体検査のフォローも推奨されており，1, 3, 6 か月後に行い，セロコンバージョンを確認する

図 2.1　HIV 検査のアプローチ

(−)陰性検査；(+)陽性検査

*　ウイルス伝播後 1 〜 4 週で起きる。ほとんどの患者でウイルス疾患の症状(発熱, 咽頭炎±皮疹 / 関節痛)を示す。伝染性単核球症，インフルエンザとしばしば間違えられ，見逃されている。

**　急性 HIV 感染時の HIV RNA はとても高値に出るはず(通常＞ 10 万コピー /mL)。

＋　ELISA 陽性のときは全例，別の検査による確認が必要。普通はウエスタンブロットだが，HIV-1 と 2 を区別する鑑別試験を用いる施設もある。

＋＋　もしかしたら「HIV コントローラー」かもしれない〔医薬品なしでもウイルスを抑制(コントロール)している〕★。あるいはラボエラー。

★ 訳注：HIV に感染しても長期間進行しない感染者を long-term non progressor(LTNP)といい，HIV 複製を低レベルに抑え込み続ける感染者を elite controller と呼ぶ。HIV 感染者の約 0.3 〜 1%程度認められている

(Deeks SG, Walker BD. Human immunodeficiency virus controllers : mechanisms of durable virus control in the absence of antiretroviral therapy. Immunity 2007 ; 27 : 406-16. PMID : 17892849.)。

会社に郵送する。標準検査結果は7日以内に返され，そのコストは44米ドルである。追加料金を払えば迅速に検査を受け，翌日結果を受け取ることもできる。キットにはコード番号があり，購入者は電話を用いて匿名で検査結果を受け取ることもできる。結果を説明するときには電話によるカウンセリングを受けることもでき，地域のHIV診療者のデータベースも（検査が陽性のときは）提供される。自宅検査はELISAを用いており，検査は2回繰り返される。検査陽性の場合は標準検査による確認を行わねばならない。

2. オラシュア（OraSure）

外来で行う検査は1996年に承認された。特別なスワブを用い，口腔粘膜漏出液（唾液ではなく）を頬と歯肉の間に入れたスワブで採取する。この方法では抗体価が得られ，抗体価は血清サンプルと同じかそれ以上の値になる。検体が採取されると中央検査室に送られ，ELISAとウエスタンブロットが同じサンプルを用いて行われる。その結果，この検査の感度，特異度は標準的な血液のHIV抗体検査と同等である（JAMA 1997；277：254）。

3. 迅速HIV検査（OraQuick® ADVANCE Rapid HIVTest；OraQuick® In-Home HIV Test；Uni-Gold™ Recombigen HIV）

OraQuick®は2004年に承認され，全血，血漿，口腔粘膜漏出液を用いて検査できる。Uni-Gold™検査は血液サンプルのみである。結果は10～20分で戻ってきて，1回のELISA検査と確度は同等である。そのため，**迅速検査陽性の場合は標準的ELISA／ウエスタンブロット血清学的検査で確認しなければならない**。利点としては，診療時に陰性結果を患者に教えることができる点がある。陽性迅速検査結果を受けた人は確認血清学的検査のために再受診しやすいというエビデンスもある。診療現場で検査はできるため（CLIA★1認証を要しない），針刺し事故のときにソースの患者の評価や，出産前のケア時にHIV検査を受けなかった妊婦の陣痛時に特に有用である。有病率が低いセッティングで口腔内サンプルを用いると偽陽性が増えるという報告もある（Ann Intern Med 2008；149：153-60）。そのため，迅速検査にOraQuick®かUni-Gold™といった血液を使うようにした施設もある。自宅用のOraQuick®の口腔内スワブを用いた迅速検査も米国で2012年に承認された。医療機関を受診する必要はない。

C. 承認されているその他のHIV診断検査

1. p24抗原

急性HIV感染診断に承認されている。しかし，この検査は感度が低く，臨床現場では，HIV RNAがp24抗原に取って代わっている。めったに使われることはない。

2. 核酸ベースの検査

1990年代から米国では，献血が核酸ベースの検査にかけられている。感染から感染の検知にかかる時間をおよそ12日に短縮した。そのため，輸血によるHIV感染率は200万単位の輸血あたり1感染と見積もられている（JAMA 2003；289：959）。関連した検査として，Aptima HIV-1 定性検査が2006年にHIVの診断に承認された。定量的HIV RNA検査同様，この検査は急性HIV感染の診断に抗体産生以前に用いることが可能である。ただし，結果は陽性か陰性という結果しか出ない。加えて，この検査でHIV ELISAや迅速検査陽性者でもHIV感染を確定できる。Aptima検査の偽陽性率がRT-PCRやbDNAのそれより低いかどうかはわからない。

3. HIV抗原／抗体組み合わせ検査

この検査ではHIV抗体とp24抗原の両方を検知できる。よって，標準的なELISA検査の前にこの検査は陽性になる。HIV感染から抗体検知までのウインドウピリオドが短縮される★2。この検査はこれまでと同じ検査室で行うことができる。急性HIV感染の診断における感度はHIV RNA検査に比べるとやや落ちる。HIV RNAよりもp24抗原はやや陽性になりにくいからだ。

★1 訳注：CLIAと は，Clinical Laboratory Improvement Ammendmentsのことで，米国連邦政府の臨床検査の管理基準である。

★2 訳注：原書をそのまま訳すとこうなるが，厳密には「抗原／抗体」である。

定量血漿 HIV RNA(HIV ウイルス価検査)

HIV ウイルス価アッセイは血漿中の HIV RNA 量を測定する。いくつか検査法はあるが，いずれも非常に感度が高く，抗レトロウイルス療法(antiretroviral therapy：ART)の入っていない患者であればたいてい，ウイルスをみつけることができる。急性 HIV 感染の診断にも使える。

A. HIV RNA 検査の活用

1. 急性 HIV 感染確定診断

HIV RNA 高値で HIV 抗体陰性あるいは判定保留で，セロコンバージョン以前の急性 HIV 感染を確定できる。

2. HIV 感染初期評価

ベースラインの HIV RNA 量を知ることができ，CD4 とともに，治療を始めるか否かを決めることができる。HIV RNA は CD4 の減少速度と相関するからである(Ann Intern Med 1997；126：946-54)。注意すべきは，ベースラインの HIV RNA は CD4 に比べれば治療開始を決める強い決定要素ではないということだ。

3. 抗ウイルス療法(ART)の反応モニター

HIV RNA は効果的な ART を開始する，あるいは効果的な ART に変更してから 2 ～ 4 週間でどんどん変化する。その後の減少はゆっくりになるが。ウイルス抑制に成功した患者の場合(感度の高い検査法で検出感度以下の場合で，通常の検出感度は 20 ～ 40 コピー /mL くらいである)，ART の反応は長期的になるだろうし，予後も最良である。HIV RNA に変化がみられない場合，治療効果がないか，患者のアドヒアランスに問題があるかのどちらかを示唆する。

4. 日和見感染のリスク見積もり

CD4 がほぼ同様の患者の場合，HIV RNA 量が多い患者のほうが日和見感染のリスクは高い。が，HIV RNA は日和見感染予防ガイドラインには正式には組み込まれていない。

B. 検査と解釈

1. 検査，検出感度，ダイナミックレンジ★3

いくつかの検査が用いられており，それぞれ利点と欠点がある。米国のほとんどの施設で逆転写酵素ポリメラーゼ連鎖反応法(reverse transcriptase polymerase chain reaction：RT-PCR)を用いている(Roche か Abbott)。旧世代の bDNA(より不正確)は駆逐されてしまった。どの検査でも急性 HIV 感染の診断，治療の判断やモニターに用いることができるが，患者のフォローには同じ検査を用いるべきだ。

a. RT-PCR Amplicor®(Roche)：検出感度＝ 400 コピー /mL；ダイナミックレンジ＝ 400 ～ 750,000 コピー /mL。この検査は廃止され，もうあまり使われていない
b. RT-PCR Ultrasensitive 1.5(Roche)：検出感度＝ 50 コピー /mL。ダイナミックレンジ＝ 50 ～ 75,000 コピー /mL。この検査は廃止され，もうあまり使われていない
c. bDNA Versant® 3.0(Bayer)：検出感度＝ 75 コピー /mL；ダイナミックレンジ＝ 75 ～ 500,000 コピー /mL
d. 核酸シークエンス・ベイスド・アンプリフィケーション(nucleic acid sequence-based amplification：NASBA)，NucliSens® HIV-1 QT(bioMerieux)：検出感度＝ 10 コピー /mL；ダイナミックレンジ＝ 176 ～ 350 万コピー /mL(サンプル量による)
e. リアルタイム HIV-1 アッセイ(Abbott)：PCR- ベースの検査である。検出感度＝ 40 コピー /mL；ダイナミックレンジ＝ 40 ～ 1,000 万コピー /mL
f. COBAS® AmpliPrep / COBAS® TaqMan® HIV-1 検査(Roche)：検出感度＝ 20 コピー /mL；ダイナミックレンジ＝ 20 ～ 1,000 万コピー /mL

2. HIV RNA と CD4 の関係

HIV RNA 検査は CD4 と逆相関するが，完全にそうなのでもない(例：患者によっては CD4 が高いのに HIV RNA 値が相対的に高かったり，その逆だったりする)。どんな CD4 でも，HIV RNA 値が高い場合は CD4 低下速度が速

★3 訳注：ダイナミックレンジとは，ウイルス量を正確に検出できる範囲のこと。

くなることと関連する。抗レトロウイルス療法(ART)を用いると，HIV RNA の変化がまず起きて，その後，CD4 が変化する。

3. HIV RNA 検査の有意な変化

ウイルス RNA 値が新たな抗レトロウイルス療法に呼応して少なくとも2倍変化する(0.3 log)こと(臨床的に安定している患者の個人差を勘定に入れている)，あるいは3倍(0.5 log)変化すること(検査室内，および患者間のばらつきを勘定に入れている)と定義されている。たとえば，もしHIV RNA が5万コピー/mL という結果が出た場合，実際の値は25,000～10万コピー/mL の間に入るであろうから，抗レトロウイルス活性を示すに必要な値は17,000コピー/mL以下ということになる。

C. HIV RNA 検査の適応

この検査は急性 HIV 感染の診断や新規に HIV 感染を診断された場合の初期評価に適応がある。HIV 治療効果をモニターする検査としては唯一の最重要なものである。新規の抗レトロウイルス療法が始められてから2～8週間以内に行わねばならず，その後，200コピー/mL 未満に抑制されるまで4～8週おきに再検し，その後は3～6か月おきにチェックする。臨床的に安定している患者で長期にウイルス抑制ができている場合には，HIV RNA 検査の頻度は毎年1，2回程度まで減らせるかもしれない。

HIV 感染患者の初期アセスメント

A. 臨床評価

病歴聴取と身体診察では，HIV 感染に関連した診断に特に注意する。HIV がない患者に比べ，HIV があると，こうした疾患の重症度，頻度，有症期間は増すのが普通だ。

1. 皮膚

重症単純ヘルペス(口腔 / 肛門生殖器)，帯状疱疹(特に再発性，脳神経，あるいは播種性)，伝染性軟属腫，ブドウ球菌による膿瘍，爪白癬，Kaposi 肉腫〔ヒトヘルペスウイルス(human herpes virus：HHV)-8 感染〕，点状出血〔特発性血小板減少症(idiopathic thrombocytopenic purpura：ITP)による〕，脂漏性皮膚炎，新規もしくは増悪する乾癬，好酸球性膿疱性毛包炎，重症薬疹(特にスルホンアミド)。

2. 眼

口腔カンジダ症，口腔毛状白斑症〔エプスタイン-バールウイルス(Epstein-Barr virus：EBV)による〕，Kaposi 肉腫(いちばん多いのは口蓋と歯肉)，歯肉炎 / 歯周炎，疣，アフタ性潰瘍(特に食道と肛門周囲)。

3. 全身症状

倦怠感，発熱，慢性下痢，体重減少。

4. リンパ節

持続性全身リンパ節腫脹

5. その他

活動性結核(特に肺外結核)，非 Hodgkin リンパ腫(特に CNS)，説明のつかない白血球減少，貧血，血小板減少(特に ITP)，ミオパチー，さまざまな神経疾患(脳神経 / 末梢神経ニューロパチー，Guillain-Barré 症候群，多発性単神経炎，無菌性髄膜炎，認知障害)。

B. ベースラインとなる検査(表 2.1)

(Clin Infect Dis 2013 Nov 13 も参照)

表 2.1　HIV 感染患者のベースラインとなる検査*

検査	理路
HIV 血清学的検査再検(ELISA / 確認ウエスタンブロット)	過去の陽性検査結果が書面で得られない場合や，「低リスク」で陽性になった場合に(コンピューターやヒューマンエラーをみつけるために)。HIV RNA 検査が HIV 感染確定に寄与してくれるため，血清学的検査を繰り返す意味は薄れている。詐病としての HIV 疑いを除外するのにも有用だ

* Clin Infect Dis 2009 ; 49 : 651-81 も参照。

(次ページへ続く)

表 2.1　HIV 感染患者のベースラインとなる検査(続き)

検査	理路
血算と分画	HIV でみられる血球減少(例：ITP)をみつけるのに役に立つ。CD4 数計算に必要
生化学パネル	腎不全や電解質，肝機能，血糖の異常をみつける。HIV やその他の感染でそうしたことが起きるかもしれない〔例：HIV 腎症や C 型肝炎ウイルス(hepatitis C virus：HCV)感染〕
空腹時脂質検査	HIV や多くの抗レトロウイルス薬は脂質に影響を与える。治療前にコレステロールなどを測っておけば，よいベースラインとして使える
CD4	抗レトロウイルス療法(ART)の緊急性や日和見感染(opportunistic infections：OI)予防の必要性を決定する。OI のリスクや予後を決める最良の検査
HIV RNA 検査(“ウイルス価”)	HIV 疾患進行のスピードをみるマーカー。ART の反応もこれでわかる
HIV 耐性ジェノタイプ	耐性ウイルス感染者をみつける(米国では，新規診断患者のおよそ 15%になんらかの耐性がみつかる)
ツベルクリン皮膚検査(標準 5 TU PPD)あるいはインターフェロンガンマ放出アッセイ(interferon gamma release assay：IGRA)	潜伏結核感染をみつけ，予防投与が必要な患者をみつける。アネルギー皮膚テストは予測能力に劣り，推奨されない。HIV は活動性結核発症の最もパワフルな共因子である
Pap スメア	HIV 陽性女性では，子宮頸がんのリスクは非感染者に比べておよそ 2 倍である。男性同性愛者(men who have sex with men：MSM)にも PAP スメアを推奨する者もいる
トキソプラズマ抗体(IgG)	将来脳あるいは全身のトキソプラズマ症を起こすリスクのある人物をみつける。陰性の場合は感染を避ける方法を教える
梅毒血清学的検査〔VDRL(Venereal Disease Research Laboratory)か RPR(rapid plasma regain)〕	梅毒共感染をみつける。疫学的には HIV とリンクしている。HIV 患者では，疾患の進行スピードが速いかもしれない
C 型肝炎血清学的検査(抗 HCV 抗体)	HCV 感染をみつける。通常は慢性のキャリアの状態だ。陽性なら，HCV ジェノタイプとウイルス価を測定する。抗体陰性だが肝炎のリスクが高い場合は，HCV RNA を検査して偽陰性を除外する
B 型肝炎血清学的検査〔HBs(B 型肝炎ウイルス表面：hepatitis B virus surface)抗体，HBc(B 型肝炎ウイルス核：hepatitis B core)抗体，HBs 抗原〕	B 型肝炎に免疫のある患者をみつける(HBs 抗体)。あるいは慢性のキャリア(HBs 抗原)をみつける。もしすべて陰性なら，B 型肝炎ワクチンが必要だ
A 型肝炎血清学的検査〔抗 A 型肝炎ウイルス(hepatitis A virus：HAV)抗体〕	A 型肝炎ワクチンが必要な人をみつける。もし抗 HAV 抗体が陽性なら，すでに免疫がある
G6PD(グルコース 6 リン酸脱水素酵素：glucose-6-phosphate dehydrogenase) スクリーニング	ダプソン(ジアフェニルスルホン)や primaquine★関連の溶血リスクのある患者をみつける
サイトメガロウイルス(cytomegalovirus：CMV)血清学的検査(IgG)	輸血の際に，CMV 陰性あるいは白血球除去したものを使うかどうかを決める
水痘帯状疱疹ウイルス(varicella zoster virus：VZV)血清学的検査(IgG)	水痘(水ぼうそう)のリスクがある患者をみつけ，その場合は水痘患者や帯状疱疹患者との接触を避けさせる。陰性患者で水痘患者との接触があれば，水痘・帯状疱疹免疫グロブリン(varicella

★訳注：熱帯病治療薬研究班保管薬。承認申請中。

(次ページへ続く)

表 2.1 HIV 感染患者のベースラインとなる検査(続き)

検査	理路
水痘帯状疱疹ウイルス血清学的検査(IgG)(続き)	zoster immune globulin : VZIG) を投与する。CD4 が > 350/mm³ なら水痘ワクチンを推奨する者もいる
胸部レントゲン写真	時にベースラインとしてオーダーされる。将来の画像と比較するのだ。治っている肉芽腫性病変などをみつけることがある。ツベルクリン反応陽性の場合は全員必要
HLA-B*5701	アバカビルを使用したい場合は必要。HLA-B*5701 陰性の場合はアバカビルの重篤な過敏反応のリスクはまずない

表 2.2 抗レトロウイルス療法(ART)開始前，開始後の検査モニタリングスケジュール(2013 年 2 月 12 日改定)

	初診	ART 前のフォローアップ	ART 開始，あるいは変更[1]	ART 開始，変更後 2～8 週間
HIV 抗体	✓ もし診断確定していない場合			
CD4	✓	3～6 か月おきに	✓	
ウイルス価	✓	3～6 か月おきに	✓	✓
耐性検査	✓		✓	
HLA-B*5701 検査			✓ ABC 使用を検討するなら	
トロピズム検査			✓ CCR5 アンタゴニストを検討するなら	
B 型肝炎血清学的検査[5]	✓		✓ ベースラインで HBs 抗体陰性，HBs 抗原陰性なら，繰り返してもよい	
C 型肝炎血清学的検査，陽性なら確認検査が必要	✓			
生化学[6]	✓	6～12 か月おきに	✓	✓
ALT，AST，総ビリルビン	✓	6～12 か月おきに	✓	✓
血算と分画	✓	3～6 か月おきに	✓	✓ もし ZDV 内服中なら

C. CD4(リンパ球サブセット・アナリシス)

1. 全体像

急性 HIV 感染は CD4 値の低下が特徴だ。その後，だんだん上昇して臨床的にも回復する。慢性 HIV 感染では，治療しなければどんどん CD4 が下がっていく(50 ～ 80 細胞 / 年の減少というところだが，かなり個人差がある)。日和見感染(AIDS 指標疾患)の起きる 1, 2 年前にはもっと減るスピードは速くなる。5%程度の患者では，細胞数は 5 ～ 10 年くらい安定している。逆に，もっと速く(> 300 細胞 / 年)減る者もいる。同じ患者でも検査結果に違いが出ることもあるし，検査室間の違いもある。臨床的に意外な結果が出たときには再検するのがよい。

	3～6 か月おきに	6 か月おきに	12 か月おきに	治療失敗時	臨床的に必要
	✓	臨床的に安定しており，ウイルスが抑えられていたら，CD4 は 6 ～ 12 か月おきにモニターしてよい(本文参照)		✓	✓
	✓			✓	✓
				✓	✓
				✓ CCR5 アンタゴニストを検討する場合，あるいは CCR5 アンタゴニストベースの治療で失敗したとき	✓
					✓
					✓
	✓				✓
	✓				✓
	✓				✓

(次ページへ続く)

表 2.2 抗レトロウイルス療法(ART)開始前，開始後の検査モニタリングスケジュール(2013 年 2 月 12 日改定)（続き）

	初診	ART 前のフォローアップ	ART 開始，あるいは変更[1]	ART 開始，変更後 2～8 週間
空腹時脂質検査	✓	もし正常なら年 1 回	✓	✓ 新たな ART 開始後 4～8 週後に考慮
空腹時血糖か，ヘモグロビン A1c	✓	もし正常なら年 1 回	✓	
尿検査[7]	✓		✓	
妊娠検査			✓ EFV 開始時に	

[1] この表は ART レジメンを選んだり治療反応や ART 毒性をモニターするためのものである。他の検査については HIV プライマリ・ケアのガイドラインを参照。これは HIV 患者のプライマリ・ヘルス・ケアのメンテナンスでの一般推奨事項である〔Aberg JA, Gallant JE, Ghanem KG, et al. Primary care guidelines for the management of persons infected with HIV : 2013 update by the HIV medicine association of the Infectious Diseases Society of America. Clin Infect Dis 2014 ; 58 : e1-34(www.ncbi.nlm.nih.gov/pubmed/24235263)〕。

[2] ART は治療失敗，副作用，レジメンの簡略化のために変更してもよい。

[3] もし，HIV RNA が治療 2～8 週間経っても検出されるなら，200 コピー /mL 未満に抑制されるまでは 4～8 週おきに繰り返すこと。その後は 3～6 か月。

[4] ウイルス価は ART 内服中の患者では，典型的に 3～4 か月おきに測定する。しかし，アドヒアランスがしっかりしており，ウイルス価が抑えられ，2，3 年以上免疫状態が安定している患者なら，6 か月おきのチェックも考慮できる。

[5] ART ナイーブな患者では，受診時に耐性検査がなされていれば，その検査の繰り返しはオプションではある。例外は妊婦であり，この場合は繰り返したほうがよい。ウイルスが抑えられていて，治療薬を毒性や利便性のために変更する場合は，ウイルスの増殖はできず，耐性検査も行うべきではない。過去の耐性検査結果は新しいレジメン検討の際に役に立つ。

[6] ベースラインで，あるいは ART 開始前に HBs 抗原が陽性なら，TDF と(FTC か 3TC)を ARV レジメンに入れて HBV，HIV 感染の両者を治療する。もし，ベースで HBs 抗原，HBs 抗体，抗 HBc 抗体が陰性なら，B 型肝炎ワクチンを接種する。

表 2.3 HIV 感染患者の症状と徴候の解釈のための CD4 値の活用

CD4 (/mm^3)	関連する状況
＞500	ほとんどの疾患は HIV 陰性患者と似ている。細菌感染(肺炎球菌による肺炎や副鼻腔炎)，帯状疱疹，結核，皮膚疾患のリスクが若干増す
200～500*	細菌感染症(特に肺炎球菌による肺炎。副鼻腔炎)。皮膚 Kaposi 肉腫，カンジダ腟症，ITP
50～200*	鵞口瘡，口腔内毛状白斑症，古典的な HIV の関連の日和見感染 ― 例：ニューモシスチス肺炎〔*Pneumocystis jirovecii* (*carinii*) *pneumonia* : PCP〕，クリプトコッカス髄膜炎，トキソプラズマ症 ―。予防投与を受けている患者では，ほとんどの日和見感染は CD4 が＜100 / mm^3 にならないと起きない(Ann Intern Med 1996 ; 124 : 633-42)
＜50*	「最終の，そして唯一の道」日和見感染〔播種性 MAC (*Mycobacteirum avium* complex) 症，CMV 網膜炎〕，HIV 関連消耗，神経疾患(ニューロパチー，脳症)。

* 患者はその前のステージに記載されているすべてのリスクもまだもっている。

	3～6 か月おきに	6 か月おきに	12 か月おきに	治療失敗時	臨床的に必要
		✓ もし最後に測ったとき異常なら	✓ もし最後に測ったとき正常なら		✓
	✓ もし最後に測ったとき異常なら	✓ もし最後に測ったとき正常なら			✓
		✓ もし TDF 内服中なら[8]	✓		✓
					✓

[7] 血清 Na，K，HCO_3，Cl，BUN，クレアチニン，グルコース(できれば空腹時)。エキスパートによっては，TDF 内服中はリン(P)もモニターすべきとする者もいる。腎機能では，Cockcroft-Gault 式を用いたクレアチニン・クリアランスか，MDRD 式を用いた糸球体濾過量などを用いる。

[8] 腎疾患のある患者では次を参照："Guidelines for the Management of Chronic Kidney Disease in HIV-infected Patients : Recommendations of the HIV Medicine Association of the Infectious Diseases Society of America"(Gupta SK, Eustace JA, Winston JA, et al. Guidelines for the management of chronic kidney disease in HIV-infected patients : recommendations of the HIV Medicine Association of the Infectious Diseases Society of America. Clin Infect Dis 2005；40　：1559-85(www.ncbi.nlm.nih.gov/entrez/query.fcgi?cmd=Retrieve&db=PubMed&dopt=Citation&list_uids=15889353))。

[9] 腎疾患がある患者(例：蛋白尿，糸球体機能低下)，腎不全リスクの高い患者(例：糖尿病，高血圧患者)では，もっと頻繁にモニターしたほうがよいかもしれない。

略語：3TC ＝ラミブジン，ABC ＝アバカビル，ALT ＝アラニンアミノトランスフェラーゼ，ART ＝抗レトロウイルス療法，AST ＝アスパラギン酸アミノトランスフェラーゼ，CCR ＝ CC ケモカインレセプター，CDC ＝血算，EFV ＝エファビレンツ，FTC ＝エムトリシタビン，HBs 抗体＝ B 型肝炎表面抗体，HBs 抗原＝ B 型肝炎表面抗原，HBV ＝ B 型肝炎ウイルス，MDRD ＝ modification of diet in renal disease (equation)，TDF ＝テノホビル，ZDV ＝ジドブジン

(Guidelines for the Use of Antiretroviral Agents for HIV-1-infected Adults and Adolescents : Recommendations of the Panel on Clinical Practices for Treatment of HIV Infection ; aidsinfo.nih.gov より改変)

2. CD4 の使い方

a. 免疫抑制状態というコンテクストを与えてくれる。症状や徴候の解釈に有用(表 2.3)。

b. 治療のガイドに使える。今では，米国では CD4 に関係なく HIV 治療が推奨されている。が，＜ 200/mm^3 だと治療の緊急性がずっと増す。米国以外では，CD4 が 350/mm^3 以上で無症状なら治療を開始しないのが普通だ。PCP，トキソプラズマ症，MAC / CMV 感染に対する予防内服では，CD4 はそれぞれ，＜ 200/mm^3，＜ 100/mm^3，そして＜ 50/mm^3 が開始の基準となっている。

c. 日和見感染のリスクや死亡の予測に。CD4 が＜ 50/mm^3 だと死亡のリスクはかなり上がる(治療なしでは生存中央値は 1 年間だ)。もっとも，低い CD4 でも抗レトロウイルス療法(ART)なしで 3 年以上生きている患者もいるが。予後は特に HIV RNA，日和見感染や悪性疾患の存在あるいは既往，パフォーマンス・ステイタス(performance status：PS)，ART に対する免疫反応などに強く影響される。

Chapter 3
HIV 感染の治療[★1]

★1 訳注：日本で承認されていない HIV / AIDS 治療薬や日和見感染治療薬は，熱帯病治療研究班かエイズ治療薬研究班(それぞれ略称)で入手可能である。

熱帯病治療薬研究班の保持するエイズ関連薬提供医療機関については，HP 参照のこと(trop-parasit.jp/index.html)。閲覧日：2015 年 7 月 29 日

以下，承認されているが日本にない剤形はカナ(原語)，未承認の薬剤は原語(カナ)で示した。

・nitazoxanide(ニタゾキサニド：クリプトスポリジウム症)
・pyrimethamine(ピリメタミン：トキソプラズマ症)
・sulfadiazine(スルファジアジン：トキソプラズマ症)

エイズ治療薬研究班の保持するエイズ関連薬については，HP 参照のこと(labo-med.tokyo-med.ac.jp/aidsdrugmhlw/pub/portal/top/top.jsp)。閲覧日：2015 年 7 月 29 日

・ジドブジン(zidovudine)点滴薬(HIV 感染症)
・ジドブジン(zidovudine)シロップ(HIV 感染症)
・ラミブジン(lamivudine)経口液剤(HIV 感染症)
・アバカビル(abacavir)経口液剤(HIV 感染症)
・amprenavir 経口液剤(アンプレナビル：HIV 感染症)
・ネビラピン(nevirapine)シロップ(HIV 感染症)
・ST 合剤経口液剤(ニューモシスチス肺炎)
・pyrimethamine(ピリメタミン：トキソプラズマ症)
・sulfadiazine(スルファジアジン：トキソプラズマ症)
・cidofovir(シドフォビル：サイトメガロウイルス感染症)

抗レトロウイルス療法(ART)開始(表 3.2)

複数併用の抗レトロウイルス療法(antiretroviral therapy：ART)は，重度の免疫抑制のある患者(CD4 < 200/mm^3)や，以前に AIDS 指標疾患になった患者の HIV 関連の死亡率や合併症(morbidity and mortality)を劇的に減らしてきた(N Engl J Med 1997；337：725-33)。HIV 疾患にもいろいろな状態があるが，今や無症状患者の治療も推奨されている。このような治療は，HIV 関連，もしくは非 HIV 関連合併症のリスクを減らし，さらには HIV 感染のリスクも減らすというエビデンスがどんどん増えているからだ。比較的高い CD4 値で ART を開始するメリットとしては，HIV RNA の減少，免疫不全の予防，AIDS 発症の遅延，非 AIDS 合併症の減少(心血管系，肝，悪性疾患)，薬物毒性リスクの減少，ウイルス伝播や耐性ウイルス選択の減少がある。2009 年に発表されたコホート研究では，CD4 が< 500/mm^3 に落ち込むまで ART が遅れると，死亡リスクがほぼ 2 倍になると発表された(N Engl J Med 2009；360：1815-26)。別の研究では，CD4 が 350/mm^3 に達する前に治療を開始した場合にアウトカムの改善が認められたが，それより CD4 が多いと利益は認められなかった(Lancet 2009；373：352-63)。多国籍ランダム化臨床試験を CD 4350 ～ 550/mm^3 の無症状患者に行ったところ，すぐに ART を始めることに 2 つの利益が見いだされた。(1) 非感染パートナーへの HIV 伝播が 96%減った。(2) HIV 関連のイベントの有意な減少，特に結核(N Engl J Med 2011：365：493-505)。早期 ART の想定されるリスクとは，QOL の低下(副作用や不便さから)，早期薬物耐性の獲得(その結果，耐性ウイルスの伝播)，将来の抗レトロウイルス薬の選択肢が減る，抗レトロウイルス薬の長期使用による(まだわかっていない)毒性，そして治療のコスト，だ。

治療の第 1 のゴールは，ウイルス複製をずっと抑制し，検出感度以下にもっていくこと(HIV RNA < 20 ～ 75 コピー /mL。検査方法による)，免疫機能の回復と維持，臨床アウトカムの改善，である。いったん ART を開始したら，これを生涯継続する。間欠的に治療を中断すると，HIV 関連，非 HIV 関連の合併症リスクが増す(N Engl J Med 2006；355：2283-96)。ART を使わないという手も一部の患者には考慮される。まだ薬を飲む覚悟ができていない，治療を始めたくない，というもので，特に CD4 値が比較的高い場合である(> 350/mm^3)。このような未治療の患者では，定期的な診察と検査によるモニターが重要だ。

表 3.1 HIV 感染に用いる抗レトロウイルス薬★1

薬(略称，商品名，製造会社)	剤形	成人の通常投与量*
ヌクレオシド / ヌクレオチド逆転写酵素阻害薬(NRTI)		
アバカビル硫酸塩(ABC；ザイアジェン®，GlaxoSmithKline；ジェネリックもあり)	300 mg 錠；20 mg/mL 経口液剤	300 mg 1 日 2 回か，600 mg 1 日 1 回
ラミブジン・アバカビル硫酸塩(エプジコム®，GlaxoSmithKline)	600 / 300 mg 錠	600 / 300 mg 錠 1 日 1 回
abacavir sulfate / lamivudine / zidovudine(Trizivir®，GlaxoSmithKline)	300 / 150 / 300 mg 錠	300 / 150 / 300 mg 錠 1 日 1 回

* 肝腎機能不全における投与量調節については Chapter 9 参照。特に言及しない限り，薬は食事とともに，あるいは空腹時に内服できる。

★1 訳注：各薬剤の製造販売元等は，原著どおりの記載としたが，日本と社名が異なる場合は翻訳時の日本の製造販売元等を訳注で記した。

表 3.1　HIV 感染に用いる抗レトロウイルス薬(続き)

薬(略称，商品名，製造会社)	剤形	成人の通常投与量*
ヌクレオシド / ヌクレオチド逆転写酵素阻害薬(NRTI)(続き)		
ジダノシン(ddI；ヴァイデックス EC®，Bristol-Myers Squibb：Oncology / Immunology；ジェネリックあり★2)	125, 200, 250, 400 mg カプセル，徐放剤；100, 167, 250 mg 粉末	カプセル： 体重＜60 kg：250 mg 1 日 1 回， 体重≧60 kg：400 mg 1 日 1 回。 テノホビルと併用するなら(しないほうがよいが)250 mg 1 日 1 回 粉末： 体重＜60 kg：167 mg 1 日 2 回 体重≧60 kg：250 mg 1 日 2 回 というところだろう 内服法： 空腹時に。食事最低 30 分前か，食後 2 時間以上経ってから
エムトリシタビン(FTC；エムトリバ®，Gilead Science★2)	200 mg カプセル	200 mg 1 日 1 回
ラミブジン(3TC；エピビル®，GlaxoSmithKline)	150, 300 mg 錠；10 mg/mL 経口液剤	150 mg 1 日 2 回か，300 mg 1 日 1 回
ジドブジン・ラミブジン(コンビビル®，GlaxoSmithKline；ジェネリックあり★2)	150 / 300 mg 錠	150 / 300 mg 錠を 1 日 2 回
サニルブジン(d4T；ゼリット®，Bristol-Myers Squibb：Virology)	15, 20, 30, 40 mg カプセル；1 mg/mL 経口液剤	体重＜60 mg：30 mg 1 日 2 回 体重≧60 kg：40 mg 1 日 2 回
テノホビル ジソプロキシルフマル酸(TDF；ビリアード®，Gilead Sciences★3)	300 mg 錠	300 mg 1 日 1 回
エムトリシタビン・テノホビル ジソプロキシマルフマル酸塩(ツルバダ®，Gilead Sciences★3)	300 /200 mg 錠	300 / 200 mg 1 日 1 回
ジドブジン(ZDV；レトロビル®，GlaxoSmithKline；ジェネリックあり★2)	100 mg カプセル；300 mg 錠；10 mg/5 mL 経口液剤；10 mg/mL 点滴薬	200 mg 1 日 3 回あるいは 300 mg 1 日 2 回(あるいは 3TC とともにコンビビル® として，アバカビルと 3TC とともに Trizivir® として) 5～6 mg/kg/ 日
非ヌクレオシド逆転写酵素阻害薬(NNRTI)†		
dejavirdine mesylate(DLV；Rescriptor®，Agouron‡)	100, 200 mg 錠	400 mg 1 日 3 回(100 mg 錠は水に溶かすことができる。200 mg 錠はそのまま飲まねばならない)。ddI や制酸薬とは 1 時間はあけて飲む。薬は食事とともに，あるいは空腹時に内服できる

† ネビラピンとエファビレンツはチトクローム p450 CYP3A4 の誘導大，デラビルジンは阻害薬，エトラビリンは誘導と阻害の両方の作用がある。添付文書を参照してすべての薬物相互作用をチェックすること。

‡ 薬物相互作用すべてについて添付文書参照のこと。

★2　訳注：日本には，ジェネリックなし。

★3　訳注：日本の製造販売元は日本たばこ産業株式会社，販売元は鳥居薬品株式会社，提携は GILEAD。

(次ページへ続く)

表 3.1 HIV 感染に用いる抗レトロウイルス薬(続き)

薬(略称，商品名，製造会社)	剤形	成人の通常投与量*
非ヌクレオシド逆転写酵素阻害薬(NNRTI)† (続き)		
エファビレンツ(EFV；Sustiva, Bristol-Myers Squibb Oncology / Immunology；米国以外ではストックリン® として知られている)‡	50, 100, 200 mg カプセル；600 mg 錠	600 mg 1 日 1 回；就寝前に内服して中枢神経副作用を減らすのが最良の飲み方
エトラビリン(ETR；インテレンス®, Janssen Therapeutics)	100, 200 mg 錠	100 mg 錠 2 錠 1 日 2 回を食後に。あるいは 200 mg 錠 1 錠を 1 日 2 回食後に
ネビラピン(NVP；ビラミューン®, Boehringer Ingelheim；ジェネリックあり★2)	200 mg 錠；50 mg / 5 mL 経口液剤(小児用)	200 mg 1 日 1 回を 2 週間，次いで 200 mg 1 日 2 回
nevirapine 徐放剤(NVP XR, Viramune® XR, Boehringer Ingelheim)	400 mg 錠	200 mg 通常のビラミューン® を 1 日 1 回 14 日間，その後，400 mg の XR を 1 日 1 回
リルピビリン(RPV；エジュラント®, Janssen Therapeutics)	25 mg 錠	1 錠食事とともに 1 日 1 回
配合 NRTI / NNRTI		
efavirenz / emtricitabine / tenofovir (Atripla®, Bristol-Myers Squibb と Gilead)	600 / 200 / 300 mg 錠 1 錠を空腹時に。通常，就寝前に 1 回飲む	600 / 200 / 300 mg 錠 1 日 1 回
tenofovir / emtricitabine / rilpivirine (Complera®, Glead, Janssen)	300 / 200 / 25 mg 錠	1 錠を食事とともに 1 日 1 回
プロテアーゼ阻害薬(PI)§		
アタザナビル硫酸塩(ATV；レイアタッツ®, Bristol-Myers Squibb Virology)‡	100, 150, 200, 300 mg カプセル	400 mg 1 日 1 回か，300 mg 1 日 1 回をリトナビル 100 mg とともに 1 日 1 回。治療経験者か，テノホビルやエファビレンツ，ネビラピンと併用するときは 300 mg にリトナビル 100 mg と。食事とともに
ダルナビル(DRV；プリジスタ®, Janssen Therapeutics)	400, 600, 800 mg 錠	治療経験者では，600 mg 1 日 2 回をリトナビル 100 mg 1 日 2 回と 治療ナイーブなら，800 mg 1 日 1 回とリトナビル 100 mg 1 日 1 回
ホスアンプレナビル(FPV；レクシヴァ®, GlaxoSmithKline)‡	700 mg 錠	PI ナイーブ患者： 1,400 mg 1 日 2 回か，700 mg 1 日 2 回をリトナビル 100 mg 1 日 2 回と併用，あるいは 1,400 mg 1 日 1 回をリトナビル 100 ～ 200 mg 1 日 1 回と PI 経験者： 700 mg 1 日 2 回をリトナビル 100 mg 1 日 2 回と
インジナビル硫酸塩(IDV；クリキシバン®, Merck★4)‡	200, 333, 400 mg カプセル	800 mg 1 日 3 回か，800 mg 1 日 2 回をリトナビル 100 ～ 200 mg

§ すべてのプロテアーゼ阻害薬はチトクローム p450 系により肝代謝される。また，CYP3A4 の阻害薬でもあり，他の酵素の誘導作用もある。添付文書を参照してすべての薬物相互作用をチェックすること。

表 3.1　HIV 感染に用いる抗レトロウイルス薬（続き）

薬（略称，商品名，製造会社）	剤形	成人の通常投与量*
プロテアーゼ阻害薬（PI）§		
インジナビル硫酸塩（IDV；クリキシバン®，Merck★4））‡（続き）		1 日 2 回と 内服方法： ・ブーストしない場合：食前 1 時間か，食後 2 時間で。スキムミルクや低脂肪食となら内服可 ・ブーストする場合：食事と関係なく ・ddI とは 1 時間あけて
ロピナビル・リトナビル（LPV / r；カレトラ®，Abbott★5））‡	200 / 50 mg 錠； 80 / 20 mg/mL 経口液剤	2 錠（400 / 100 mg）1 日 2 回 5 mL 経口液剤 1 日 2 回。4 錠（800 / 200 mg）1 日 1 回も治療ナイーブなら選択肢 EFV や NVP と併用： 3 錠（600 / 150 mg）1 日 2 回あるいは 6.7 mL 1 日 2 回
ネルフィナビルメシル酸塩（NFV；ビラセプト®，Agouron / Pfizer★6））	250，625 mg 錠；50 mg/g 経口粉末	750 mg 1 日 3 回か，1,250 mg 1 日 2 回。食事とともに
リトナビル（RTV；ノービア®，Abbott★5））	100 mg 錠かカプセル；600 mg / 7.5 mL 経口液剤；80 mg/mL 経口液剤	600 mg 1 日 2 回（単独の PI として）；100 ～ 400 mg/ 日を 1 ～ 2 回に分けて。他の PI の薬理学的ブースターとして 内服方法： 食事とともに，あるいは食後 2 時間以内に内服すると飲みやすい
サキナビル（SQV；インビラーゼ®，Roche★7））	200，500 mg ハードジェルカプセル	1,000 mg 1 日 2 回をリトナビル 100 mg 1 日 2 回と。食事とともに
tipranavir（TPV；Aptivus®，Boehringer Ingelheim）	250 mg ソフトジェルカプセル	500 mg 1 日 2 回をリトナビル 200 mg 1 日 2 回と。食事とともに
フュージョン阻害薬		
enfuvirtide（T-20；Fuzeon®，Roche）	注射薬（親液性粉末）。シングルユースのバイアルに 108 mg の enfuvirtide が入っており，1.1 mL の蒸留水と混ぜて注射薬にする。およそ 90 mg/mL となる	90 mg 1 日 2 回点滴。上腕，大腿全部，腹部に皮下に注射
CCR（CC ケモカイン受容体）5 アンタゴニスト		
マラビロク（MVC；シーエルセントリ®，Pfizer★8））	150，300 mg 錠	150，300 mg，あるいは 600 mg を 1 日 2 回。併用薬による。食事と関係なく
インテグラーゼ・ストランド移行阻害薬		
ラルテグラビル（RAL；アイセントレス®，Merck★4））	400 mg 錠	400 mg 1 日 2 回。食事と関係なく

★ 4 訳注：日本の製造販売元は MSD 株式会社。
★ 5 訳注：日本の製造販売元はアッヴィ合同会社。
★ 6 訳注：日本の製造販売元は日本たばこ産業株式会社で，販売は中外製薬株式会社。
★ 7 訳注：日本の製造販売元は中外製薬株式会社。
★ 8 訳注：日本の製造販売元（輸入）はヴィーブヘルスケア株式会社で，販売はグラクソ・スミスクライン株式会社。

（次ページへ続く）

表 3.1 HIV 感染に用いる抗レトロウイルス薬(続き)

薬(略称，商品名，製造会社)	剤形	成人の通常投与量*
インテグラーゼ・ストランド阻害薬(続き)		
ドルテグラビル(DTG；テビケイ®，ViiV★8)	25 mg 錠	インテグラーゼ阻害薬耐性なし：25 mg 1 日 1 回 インテグラーゼ阻害薬耐性あり：25 mg 1 日 2 回
配合 NRTI / インテグラーゼ阻害薬		
エルビテグラビル・コビシスタット・エムトリシタビン・テノホビル ジソプロキシルフマル酸塩(TDF / FTC / EVG / c；スタリビルド®，Gilead Sciences★3)	300 / 200 / 150 / 150 mg 錠	1 錠 1 日 1 回食事とともに

最適な初期抗レトロウイルス療法(表 3.2, 3.3)

初期抗レトロウイルス療法を最適化するには，抗ウイルス効果，飲みやすさ，安全性を考慮に入れねばならない。米国保健社会福祉省(Department of Health and Human Services：DHHS)とIAS(International Antiviral Society)-USA のガイドライン(表 3.3, 3.4)では，すべての推奨レジメンは 3 つの活性のある薬から成っている。NRTI 2 剤(なかには 3TC か FTC のどちらかが入っている)，さらに NNRTI かリトナビルブーストした PI だ。そのようにして，特にレジメンの選択肢は 4 種類まで減らされた(表 3.2 参照)。

表 3.2 初期抗レトロウイルス療法レジメン選択の大切な意思決定*

意思決定	コメント
3TC あるいは FTC と対をなす最適な NRTI は何か？	1 日 1 回で 1 回投与分が入った剤形があり，リポアトロフィーのリスクが小さい薬がすでに出回っている。なので，TDF(これは FTC とともにツルバダ® となる)か，ABC(3TC とともにエプジコム® となる)のどちらかを選ぶべきだ。ABC を用いる前に，HLA-B*5701 を調べ，ABC 過敏反応リスクを減らすこと。ある研究によれば，ABC 治療は心筋梗塞の増加に関連しているという(Lancet 2008；371：1417-26；AIDS 2008；22：F17-24)。さらに，ABC / 3TC は TDF / FTC に比べ，HIV RNA のベースラインが＞10 万コピー /mL だった場合，ウイルスの失敗率が高かった(N Engl J Med 2009；361：2230-40)。このようなデータに基づき，DHHS ガイドラインでは，TDF / FTC を好ましい NRTI ペアとしている。IAS-USA ガイドラインでは，両者を推奨薬としている。ただし，HIV RNA が 10 万コピー /mL 未満の場合だ。もし，HIV RNA が＞10 万コピー /mL であれば，TDF / FTC が推奨される
第 3 の薬は NNRTI か？ PI か？ それともインテグラーゼ阻害薬か？	NNRTI ベースのレジメン，特に EFV は一般的に PI ベースの治療よりもシンプルだ。それに，EFV ベースのレジメンは前向き臨床研究でよりよい抗ウイルス活性を示している(N Engl J Med 2008；358：2095-106)。もっとも，興味深いことに，免疫学的反応はブーストした PI のほうがよかったが。PI ベースのレジメンはちょっとだけピルバーデンが大きいし，薬物相互作用も多い。ただし，ウイルスの失敗の際には耐性リスクは低い。インテグラーゼ・ストランド移行阻害薬(integrase strand transfer inhibitor：INSTI)のラルテグラビルとエルビテグラビル(これは PK ブーストのためにコビシスタットを併用する)は，ともに EFV と同様の効果を前向き臨床試験で示しており，かつ薬の副作用は少なかった(Lancet 2009；37：796-806, Lancet 2012；379：2439-

* すべての推奨レジメンは 3 つの活性のある薬から成っている。NRTI 2 剤(なかには 3TC か FTC のどちらかが入っている)，さらに NNRTI か PI だ。薬の副作用や薬物相互作用情報が，個々の薬の主な違いを反映している。表 3.3 に「好ましい」または「代替」と書かれていない組み合わせは，通常避けるべきだ。

表 3.2　初期抗レトロウイルス療法レジメン選択の大切な意思決定*(続き)

意思決定	コメント
第 3 の薬は NNRTI か？ PI か？ それともインテグラーゼ阻害薬か？(続き)	48)。前向きランダム化研究で，ドルテグラビルは EFV や DRV / r よりもよく，RAL とは非劣勢であった(N Engl J Med 2013；369：1807-19；Lancet 2013；381：735-43)。
NNRTI ベースのレジメンを選ぶのであれば，どれを使うべきか？	一般的に EFV が好ましい NNRTI である。前向き臨床試験で他に比べて同等，もしくは優れた抗ウイルス活性を示しているからだ。それに，EFV は TDF と FTC と配合して 1 錠のトリプルレジメンとして使うことができる。しかし，EFV は妊娠可能性があり，妊娠を望んでいる女性では避けるべきだ。それと，精神疾患のある患者では飲むのは難しいかもしれない。こういうことに鑑み，リルピビリンも TDF と FTC と一緒に 1 錠でのレジメンとして使える。比較臨床試験では，EFV と比べてリルピビリン(RPV)はより飲みやすく(皮疹と中枢神経副作用が少なく)，しかしウイルスの失敗のリスクは高かった(特にウイルス価が＞10 万コピー /mL の患者では)(Lancet 2011；378：229-37)。NVP は重篤な過敏反応を起こすことがある(これは CD4 が女性では 250/mm^3 未満，男性だと 400/mm^3 未満でまれになる)。NVP は量を漸増せねばならず，EFV よりも効きが悪そうだ。その結果，米国では今日，これを初期治療として選ぶことはまれになっている
もし PI ベースのレジメンを選ぶのなら，どの PI を使うべきか？	比較臨床試験の示すところによると，LPV / r より飲みやすくて効果が高いのは ATV ＋ RTV，DRV ＋ RTV である(Lancet 2008；372：646-55；AIDS 2008；22：1389-97)。したがって，治療ガイドラインでは，ATV ＋ RTV と DRV ＋ RTV を好ましいとしている
単一の(配合)錠剤レジメンを使うべきか？	あるデータによると，1 錠 1 日 1 回レジメンを複数の錠数を必要とするレジメンと比較すると，アドヒアランスと臨床アウトカムが改善するという(AIDS 2010；24：2835-40. PLos One 2012；7：e31591)。3 つの配合錠が HIV 初期治療に承認されている：TDF / DTC / EFV，TDF / FTC / RPV，そして TDF / FTC / EVG / c だ。この 3 つはすべて，前向き臨床試験におけるウイルス抑制率は素晴らしかった。TDF / FTC / EFV の歴史がいちばん長い一方，精神疾患や妊娠可能な女性には向いていないこともある。TDF / FTC / RPV は HIV RNA が＞10 万コピー /mL のときは避けるべきだ。TDF / FTC / EVG / c は推定糸球体濾過量(glomerular filtration rate：GFR)が＜70 mL/ 分の患者には用いるべきではない

表 3.3　米国保健福祉省(DHHS)ガイドライン：抗レトロウイルス療法を受けたことがない(ナイーブな)患者への好ましい，あるいは代替の抗レトロウイルス療法レジメン(2013 年 10 月 31 日更新)

レジメンの選択は，ウイルスへの効果，薬剤毒性，ピルバーデン，投与頻度，薬物相互作用の可能性，耐性検査結果，併存する基礎疾患などを勘案して個別化すべきだ。それぞれのカテゴリーのなかにあるレジメンはアルファベット順に並べた。

(Panel of Clinical Practices for Treatment of HIV Infection, Guidelines for the use of Antiretroviral Agents in HIV-infected Adults and Adolescents, Department of Health and Human Services, 2013 年 10 月 31 日を転載)

抗レトロウイルス療法(ART)の組み合わせ(レジメン)は，一般的に 2 つの NRTI ともう 1 つ以下のクラスからの活性ある薬剤を 2 つ加えてできる：NNRTI，PI(通常，RTV でブースト)，INSTI あるいは CCR5 アンタゴニスト。レジメンの選択は個別化すべきで，ウイルスへの効果，薬剤毒性，ピルバーデン，投与頻度，薬物相互作用の可能性，耐性検査結果，併存する基礎疾患などを勘案する。

推奨度 A ＝強く推奨, B ＝中くらいの推奨, C ＝オプションとして。エビデンス I ＝ランダム化比較試験のデータに基づく；II ＝デザインのよい非ランダム化試験や観察コホート研究で長期臨床アウトカムを吟味したもの；III ＝エキスパートオピニオン

(次ページへ続く)

表 3.3 米国保健福祉省(DHHS)ガイドライン：抗レトロウイルス療法を受けたことがない(ナイーブな)患者への好ましい，あるいは代替の抗レトロウイルス療法レジメン(2013 年 10 月 31 日更新)（続き）

好ましいレジメン(最良の，長期の効果があり，飲みやすく，副作用も少なく，使いやすい) **非妊婦の好ましいレジメンは各薬の米国食品医薬品局(FDA)承認の順番に並べられている(ただし，NRTI は除く)。つまり，臨床経験が長い順**	
NNRTI ベースのレジメン： ・EFV / TDF / FTC[a](AI)	コメント： ・EFV は非ヒト霊長類で催奇形性がある。妊娠したい女性や，性的活動性があり効果的な避妊をしていない女性には，EFV のないレジメンを強く推奨すべきだ
PI ベースのレジメン(アルファベット順に)： ・ATV / r + TDF / FTC[a](AI) ・DRV / r(1 日 1 回) + TDF / FTC[a](AI)	・TDF は腎不全がある患者では注意して用いる ・ATV / r は 1 日 > 20 mg のオメプラゾール(かそれに相当する PPI)を必要とする患者では使ってはならない
INSTI ベースのレジメン： ・RAL + TDF / FTC[a](AI) ・EVG / COBI / TDF / FTC(AI) ・DTG + ABC / 3TC(HLA-B*5701 陰性患者に)（AI) ・DTG + TDF / FTC(AI)	・EVG / COBI / TDF / FTC は CrCL が < 70 mL/ 分と見積もられる患者に用いてはならない。CrCL が治療中に 50 mL/ 分以下に落ちたら他のレジメンに変更すること ・COBI は強い CYP 3A 阻害薬だ。この経路で代謝される他の薬の濃度を上げるかもしれない ・EVG / COBI / TDF / FTC は他の抗レトロウイルス薬や腎毒性のある薬と併用してはならない
代替レジメン(効果的で飲みやすいが，好ましいレジメンに比べると欠点がある。代替レジメンは特定の患者には好ましいレジメンである可能性はある)	
NNRTI ベースのレジメン(アルファベット順に)： ・EFV + ABC / 3TC[a](BI) ・RPV / TDF / FTC[a](BI) ・RPV + ABC / 3TC[a](BIII) PI ベースのレジメン(アルファベット順に)： ・ATV / r + ABC / 3TC[a](BI) ・DRV / r + ABC / 3TC[a](BII) ・FPV / r(1 日 1 回か 2 回) + ABC / 3TC[a] あるいは TDF / FTC[a](BI) ・LPV / r(1 日 1 回か 2 回) + ABC / 3TC[a] あるいは TDF / FTC[a](BI) INSTI ベースのレジメン： ・RAL + ABC / 3TC[a](BIII)	コメント： ・RPV は治療前の HIV RNA が > 10 万コピー / mL なら推奨しない ・ART 前の CD4 が < 200/mm^3 だとウイルスの失敗率が高まることが報告されている ・ABC は HLA-B*5701 陽性患者には用いてはならない ・ABC は心血管疾患リスクが高いとわかっている患者や治療前の HIV RNA が > 10 万コピー /mL の場合は注意して用いる ・妊婦には 1 日 1 回の LPV / r は推奨しない

[a] 3TC は FTC に替えてもよいし，その逆もあり。

上記の推奨リストのうち，以下の組み合わせは配合剤として入手可能。ABC / 3TC，EFV / TDF / FTC，EVG / COBI / TDF / FTC，LPV / r，RPV / TDF / FTC，TDF / FTC，ZDV / 3TC。

略語：3TC = ラミブジン，ABC = アバカビル，ART = 抗レトロウイルス療法，ARV = 抗レトロウイルス薬，ATV / r = アタザナビル + リトナビル，COBI = コビシスタット，CrCL = クレアチニン・クリアランス，DRV / r = ダルナビル + リトナビル，DTV = ドルテグラビル，EFV = エファビレンツ，EVG = エルビテグラビル，FPV / r = ホスアンプレナビル + リトナビル，FTC = エムトリシタビン，INSTI = インテグラーゼ・ストランド移行阻害薬，LPV / r = ロピナビル・リトナビル，NNRTI = 非ヌクレオシド逆転写酵素阻害薬，NRTI = ヌクレオシド / ヌクレオチド逆転写酵素阻害薬，PI = プロテアーゼ阻害薬，PPI = プロトンポンプ阻害薬，RAL = ラルテグラビル，RPV = リルピビリン，RTV = リトナビル，TDF = テノホビル，ZDV = ジドブジン

(Panel of Clinical Practices for Treatment of HIV Infection, Guidelines for the use of Antiretroviral Agents in HIV-infected Adults and Adolescents. Department of Health and Human Services, 2013 年 10 月 31 日を改変)

表 3.4　2012 IAS-USA ガイドライン：推奨される，代替の初期抗レトロウイルス療法。推奨度とエビデンスの質も付記 [a]

	推奨レジメン	代替レジメン [b]	コメント
NNRTI ＋ NRTI	エファビレンツ / テノホビル / エムトリシタビン(AIa) エファビレンツ＋ラミブジン・アバカビル [c,d](AIa)(HLA-B*5701 陰性患者で)，ベースラインの HIV-1 RNA が＜ 10 万コピー /mL	ネビラピン＋テノホビル / エムトリシタビンか，ラミブジン・アバカビル(BIa) リルピビリン / エムトリシタビン・テノホビル(か，リルピビリン＋ラミブジン・アバカビル)(BIa)	ネビラピンの重篤な肝毒性と皮疹は，CD4 が，＞ 250 /mm³ の女性か，＞ 400 /mm³ の男性で多い
PI / r ＋ NRTI [c]	ダルナビル / r ＋エムトリシタビン・テノホビル(AIa) アタザナビル / r ＋エムトリシタビン・テノホビル(AIa) アタザナビル / r ＋ラミブジン・アバカビル(AIa)（患者の HIV-1 RNA が＜ 10 万コピー /mL の場合）	ダルナビル / r ＋アバカビル / ラミブジン(BIII) ロピナビル / r [d] ＋エムトリシタビン・テノホビル(BIa)(か，ラミブジン・アバカビル)(BIa)	他の代替 PI としては，ホスアンプレナビル / r，サキナビル / r があるが，これらのオプションを初期治療に用いるのはまれだ
INSTI ＋ NRTI [c]	ラルテグラビル＋エムトリシタビン・テノホビル(AIa)	ラルテグラビル＋ラミブジン・アバカビル(BIIa) エルビテグラビル・コビシスタット・エムトリシタビン・テノホビル(BIb)	ラルテグラビルは 1 日 2 回

略語：INSTI ＝インテグラーゼ・ストランド移行阻害薬，NRTI ＝ヌクレオシド / ヌクレオチド逆転写酵素阻害薬，NNRTI ＝非ヌクレオシド逆転写酵素阻害薬，PI ＝プロテアーゼ阻害薬，/ r ＝リトナビルブーストのある

[a] 推奨度とエビデンスの強さの順位づけは eBox に示されている。配合薬が可能で適切なら推奨されている。現行の配合薬は，エファビレンツ / テノホビル / エムトリシタビン(日本にはない)；エムトリシタビン・テノホビル；ラミブジン・アバカビル；リルピビリン・エムトリシタビン・テノホビル ジソプロキシフマル酸塩；ロピナビル・リトナビル；ジドブジン・ラミブジン；エルビテグラビル・コビシスタット・エムトリシタビン・テノホビル ジソプロキシフマル酸塩である。

[b] ジドブジン・ラミブジンは NNRTI，PI/r，ラルテグラビルベースのレジメンの代替の NRTI であるが，ジドブジン毒性がこの有用性を減らしている。

[c] HLA-B*5701 スクリーニングがアバカビル開始前に推奨される。過敏反応リスクを減らすためだ。

[d] アバカビルやロピナビル・リトナビルは，心血管疾患のリスクが高い場合は回避したほうがよいかもしれない。

(JAMA 2012 ; 308 : 387-402 より改変)

表 3.5　初期治療に推奨されている抗レトロウイルス薬の利点，欠点(2013 年 2 月 12 日更新)

ARV クラス	ARV 薬	利点	欠点
NNRTI(アルファベット順に)		NNRTI クラス利点： ●半減期が長い	NNRTI クラス欠点： ●PI に比べ，治療失敗時に耐性リスクが高い ●交差耐性の可能性 ●皮疹 ●CYP450 薬物相互作用の可能性
			●PI に比べて NNRTI の場合は耐性ウイルスの伝播が多い
	EFV	●ウイルスへの効果は現在までどの薬と比べても同等か，より優れている ●1 日 1 回投与 ●TDF / FTC との合剤がある(日本にはない)	●神経精神副作用 ●非ヒト霊長類で催奇形性。妊娠第 1 期に EFV 曝露のある女性から生まれた乳児のいくつかの神経管欠損の報告 ●脂質異常

（次ページへ続く）

表 3.5 初期治療に推奨されている抗レトロウイルス薬の利点，欠点(2013 年 2 月 12 日更新)（続き）

ARV クラス	ARV 薬	利点	欠点
NNRTI（アルファベット順に）（続き）	NVP	●食事と関係なく飲める ●脂質への影響は EFV よりも少ない ●1 日 1 回投与が徐放剤で可能(日本にはない)	●他の NNRTI よりも皮疹が多く，まれではあるが重篤な過敏反応(Stevens-Johnson 症候群や TEN)も ●他の NNRTI よりも肝毒性の頻度が高く，重篤で致死的な肝壊死になることも ●中等度，あるいは重度の肝不全(Child-Pugh B か C)では禁忌 ●ART ナイーブな患者で治療前の CD4 値が高い(女性なら＞250/mm^3，男性なら＞400/mm^3)ときは，症状を伴う肝合併症が増える。利益が明らかにリスクを上回るとき以外はこうした患者に NVP は推奨されない ●小規模臨床試験で，NVP ＋ TDF ＋(FTC あるいは 3TC)のウイルスの早期失敗が示されている
	RPV	●1 日 1 回投与 ●TDF / FTC との合剤あり ●これは TDF / FTC / EFV や TDF / FTC / EVG / COBI よりも剤形が小さい ●EFV に比べて， ・中枢神経副作用による中断が少ない ・脂質異常が少ない ・皮疹が少ない ・剤形が小さい	●ART 前の HIV RNA が 10 万コピー / mL を超えるの場合には推奨されない。こういう場合はウイルスの失敗のリスクが高いので ●観察研究では，ART 前の CD4 が＜200/mm^3 の場合もウイルスの失敗が高かった ●EFV と 2 つの NRTI 組み合わせのレジメンよりも，NNRTI，TDF，3TC 関連の突然変異がウイルスの失敗の時点で多かった ●食事とともに内服必要 ●吸収は胃の pH 低値に依存 ●PPI との併用は禁忌 ●RPV 関連のうつ病が報告されている ●RPV は torsades de points のリスクがある薬との併用は注意して行うこと
PI（アルファベット順に）		PI クラスの利点： ●NNRTI や RAL よりも遺伝子的に耐性に強い ●治療失敗時の PI 耐性はブーストしている場合にまれ	PI クラスの欠点： ●脂質異常，インスリン耐性，肝毒性といった代謝系合併症が多い ●消化器症状が多い ●CYP3A4 阻害薬であり基質でもある。薬物相互作用に注意(RTV ブーストレジメンで特に著明)
	ATV（ブーストなし）	●脂質異常に関しては他の PI より少ない ●1 日 1 回投与 ●ピルバーデンは少ない ●消化器症状は少ない ●特徴的な突然変異(I50L)が他の PI への広い交差耐性に関係していない	●間接ビリルビン高値。時に黄疸，強膜の黄染も ●PR 間隔延長。一般的に ATV を同様の効果のある他の薬と併用しない限りは害がない ●ブーストしていない ATV は TDF / EFV，NVP と併用してはならない(ATV / r 参照) ●腎結石，胆石 ●皮疹

表 3.5 初期治療に推奨されている抗レトロウイルス薬の利点，欠点(2013 年 2 月 12 日更新)（続き）

ARV クラス	ARV 薬	利点	欠点
PI（アルファベット順に）（続き）	ATV（ブーストなし）（続き）		●食事とともに内服必要 ●吸収は食事と胃の pH 低値に依存
	ATV / r	●RTV ブーストで ATV トラフが高くなり，抗ウイルス効果が高まる ●1 日 1 回 ●ピルバーデン少ない	●ブーストしてない ATV よりも脂質に異常が起こりやすい ●ブーストしてない ATV よりもビリルビン高値と黄疸が多い ●食事とともに内服必要 ●吸収は食事と胃の pH 低値に依存 ●RTV ブーストが TDF, EFV には必要。EFV と併用時は，ATV 400 mg, RTV 100 mg 1 日 1 回(PI ナイーブな患者のみ) ●NVP と併用してはならない ●腎結石，胆石
	DRV / r	●1 日 1 回 ●抗ウイルス効果高い	●皮疹 ●食事とともに内服必要
	FPV / r	●1 日 2 回投与で効果は LPV / r 並 ●1 日 1 回投与は RTV 100 mg か 200 mg ブーストで可能 ●食事と関係なく飲める	●皮疹 ●脂質異常 ●1 日 1 回投与だと 2 回に比べて APV の濃度が下がる ●FPV / r 1,400 / 200 mg は 200 mg の RTV を必要とする ●FPV / r 1,400 / 100 mg の投与法については，DRV / r や ATV / r よりもデータが乏しい
	LPV / r	●合剤である。 ●食事と関係なく飲める ●CD4 は EFV ベースのレジメンよりも増える	●RTV が 1 日 200 mg 必要 ●妊婦では薬の濃度が下がる。妊娠第 3 期では量を増やさねばならないかも ●妊婦では 1 日 1 回投与は推奨されない ●1 日 2 回に比べ，1 日 1 回だとトラフの濃度が下がる ●ずっと LPV / r を使っていると，心筋梗塞のリスクが増すかもしれない ●PR や QT 間隔延長が報告されている。心電導系異常のリスクがあるとか，同様の効果をもつ薬剤を飲んでいる患者では注意すること
	SQV / r	●LPV / r と同様の効果だが，脂質異常は少ない	●PI のなかでピルバーデンは最大(1 日 6 錠) ●200 mg の RTV を必要とする ●食事とともに内服必要 ●PR や QT 延長が健康ボランティアスタディーで観察されている ●治療前の心電図が推奨される ●SQV / r は以下の患者では推奨されない：

（次ページへ続く）

表 3.5 初期治療に推奨されている抗レトロウイルス薬の利点，欠点(2013 年 2 月 12 日更新)（続き）

ARV クラス	ARV 薬	利点	欠点
PI (続き)	SQV / r (続き)		(1) 先天性あるいは後天性の QT 延長 (2) 治療前の心電図で QT が，＞ 450 msec (3) QT を延ばす可能性がある他の薬の使用 (4) 完全房室ブロックで，ペースメーカーが入っていない (5) 完全房室ブロックのリスクがある
INSTI (アルファベット順に)	EVG	● コビシスタットとの合剤あり：(COBI) / TDF / FTC ● 1 日 1 回 ● EFV / TDF / FTC や ATV / r ＋ TDF / FTC と非劣性	● COBI — CYP3A4 の強力な阻害薬 — CYP3A 基質との重大な相互作用 ● COBI は尿細管からのクレアチニンの積極的な分泌阻害を行うため，腎糸球体機能は侵さないのに，CrCL が減る ● 腎不全の発症や増悪の可能性あり ● 患者のベースライン CrCL が＞ 70 mL/ 分の患者にのみ推奨。CrCL が 50 mL/ 分を切ったら治療を中断すること ● 食事とともに内服必要
	RAL	● ウイルスの反応は EFV と非劣性で，4，5 年でこちらのほうがよかった ● 副作用や脂質の異常は EFV よりも少ない ● 食事と関係なく飲める ● EVG / COBI / TDF / FTC，PI，NNRTI，MVC に比べて薬の相互作用が少ない	● 1 日 2 回投与 ● ブーストした PI ベースのレジメンよりも遺伝的耐性のバリアが低い ● クレアチニン・キナーゼ，ミオパチー，横紋筋融解症の増加が報告されている ● 重篤な過敏反応がまれながら報告されている(Steven-Johnson 症候群，TEN 含む)
CCR5 アンタゴニスト	MVC	● ウイルスの反応は EFV と非劣性(MERIT スタディー事後分析で。本文参照) ● EFV よりも副作用少ない	● ウイルス・トロピズム検査が治療開始前に必要。コストがかかるし，治療開始が遅れる懸念も ● MERIT スタディーでは，EFV 群に比べて MVC 群の治療中断が多かった。効果がなかったというのがその理由である ● ブーストした PI や NNRTI ベースレジメンに比べ，ART ナイーブ患者で長期の経験値が乏しい ● ZDV / 3TC 以外での 2 つの NRTI との併用経験が乏しい ● 1 日 2 回 ● CYP3A4 の基質であり，CYP3A4 誘導体や阻害薬との併用で投与量が変わる
NRTI 2 剤合剤 (アルファベット順に)	ABC / 3TC	● ウイルスの反応は ZDV / 3TC と比べて非劣性 ● CD4 の反応は ZDV / 3TC よりよい	● ABC 過敏反応が HLA-B*5701 陽性患者で ● HIV RNA 10 万コピー /mL 以上だと，ウイルスの反応は TDF / FTC より

表 3.5 初期治療に推奨されている抗レトロウイルス薬の利点，欠点(2013 年 2 月 12 日更新)（続き）

ARV クラス	ARV 薬	利点	欠点
NRTI 2 剤合剤（続き）	ABC / 3TC（続き）	●1 日 1 回投与 ●合剤あり ●食事と関係なく飲める ●TAM を介した耐性の蓄積がない	も劣る(ACTG 5202)。ただし，HEAT スタディーではそういう結果は出なかった ●観察コホート研究では，心血管系疾患増加の可能性が示唆された。特に心血管系疾患リスクをもつ患者では
	TDF / FTC	●ウイルスの反応はベースラインのウイルス価が＞10 万コピー / mL の患者では，ABC / 3TC よりベター(ACTG 5202 スタディー)。ただし，HEAT スタディーでは，そうではなかった ●HBV にも活性あり。HIV / HBV 共感染では，この 2 つの NRTI 療法が推奨される ●1 日 1 回 ●食事と関係なく飲める ●合剤あり(TDF / FTC，EFV / TDF / FTC(日本に合剤なし)，EVG / COBI / TDF / FTC，RPV / TDF / FTC) ●TAM を介した耐性の蓄積がない	●腎不全の可能性がある。近位尿細管疾患や急性 / 慢性の腎不全 ●NVP ＋ TDF ＋(FTC か 3TC)でウイルスの失敗が早期に起きることが小規模臨床試験で示唆されている ●骨密度低下の可能性
	ZDV / 3TC	●合剤あり〔ZDV / 3TC，ZDV / 3TC / ABC(日本に合剤なし)〕 ●食事と関係なく飲める(ただし，食事と一緒のほうが飲みやすい) ●妊婦では好ましい NRTI	●骨髄抑制。特に貧血と好中球減少 ●消化器症状，頭痛 ●ミトコンドリア毒性。リポアトロフィー，乳酸アシドーシス，脂肪肝 ●TDF / FTC に比べ，EFV と組み合わせると効果が低い ●ABC / 3TC に比べると CD4 の上がりが悪い ●1 日 2 回

略語：3TC ＝ラミブジン，ABC ＝アバカビル，APV ＝ amprenavir，ART ＝抗レトロウイルス療法，ARV ＝抗レトロウイルス薬，ATV ＝アタザナビル，ATV / r ＝アタザナビル＋リトナビル，COBI ＝コビシスタット，CrCL ＝クレアチニン・クリアランス，CYP ＝チトクローム P450，d4T ＝サニルブジン，ddI ＝ジダノシン，DRV / r ＝ダルナビル＋リトナビル，EFV ＝エファビレンツ，EVG ＝エルビテグラビル，FPV ＝ホスアンプレナビル，FPV / r ＝ホスアンプレナビル＋リトナビル，FTC ＝エムトリシタビン，HBV ＝ B 型肝炎ウイルス，INSTI ＝インテグラーゼ・ストランド移行阻害薬，LPV / r ＝ロピナビル・リトナビル，MVC ＝マラビロク，NNRTI ＝非ヌクレオシド逆転写酵素阻害薬，NRTI ＝ヌクレオシド / ヌクレオチド逆転写酵素阻害薬，NVP ＝ネビラピン，PI ＝プロテアーゼ阻害薬，PPI ＝プロトンポンプ阻害薬，RAL ＝ラルテグラビル，RPV ＝リルピビリン，RTV ＝リトナビル，SQV / r ＝サキナビル＋リトナビル，TAM ＝チミジンアナログ突然変異，TDF ＝テノホビル，TEN ＝中毒性表皮壊死症，ZDV ＝ジドブジン

(Panel of Clinical Practices for Treatment of HIV Infection, Guidelines for the use of Antiretroviral Agents in HIV-infected Adults and Adolescents, Department of Health and Human Services, 2013 年 10 月 31 日を改変)

訳注 1：新しい HIV 治療ガイドライン

治療薬の選択についてはどんどん進歩している。以下のブログも参照のこと。
Paul Sax のブログ “HIV and ID Observations”2015 年 4 月 8 日より（blogs.jwatch.org/hiv-id-observations/index.php/new-hiv-treatment-guidelines-and-the-end-of-an-era/2015/04/08/）

新しい HIV 治療ガイドライン，一時代の終わり

新しい米国保健社会福祉省（DHHS）HIV 治療ガイドラインが出た。Alice Pau の技工に満ちた監修もあり，これは “must-read” な文献だ。まぁ，288 ページもあるんだけど。

いくつかの大きな変更点がある。だから，まずスタートとしては，最重要項目の “What's New in the Guidelines” サマリーページから読むことだ。特にむちゃくちゃ大きな変更点が “What to Start” のところにある。

- 「推奨レジメン」はよりコンパクトになった。なんとたった 5 つしかない。特に，TDF / FTC と DTG あるいは EVG / c あるいは RAL（これで 3 つ），ABC / 3TC / DTG（4 つ），さらに TDF / FTC に DRV / r だ（5 つ）
- HIV RNA 量が低い患者に限定されていたレジメンは今回は「代替薬」の TDF / FTC / RPV か，「その他」（ABC / 3TC に EFV，ABC / 3TC に ATV / r）に移された
- TDF / FTC に ATV / r は今回，「代替」レジメンに降格。これはまぁ，ACTG5257 のせいだ
- TDF / FTC / EFV は今回「代替」レジメンに降格。これは飲みやすさのところが大きい

ぼくはガイドライン作成委員なので，そこは差し引いて考えてほしいんだけど，とりあえず個人的な意見をここでは書くね（委員会のではなく）。特に最後のやつにはいくつかコメントしとこう。エファビレンツの「推奨」から「代替」への降格だ。ぼくにとっても，これはけっこうでかい話だ。

最初に EFV のいいとこ。この薬は 1998 年という大昔に FDA に承認されたんだよね。

1．臨床試験では，EFV はウイルス学的に，他の薬に比べていつもベターか引き分けだった。何年も，何年も

ぼくは今でも覚えているんだけど，EFV がインジナビルを打ち負かしたときはショックだったな。インジナビルは強力なプロテアーゼ阻害薬。こんな結果を誰が想像しただろう？　その後，EFV は数多くのガチンコ勝負（head-to-head studies）で勝ち，あるいは引き分けてきた。この成功は EFV がインテグラーゼ阻害薬（特にドルテグラビル）と比較されるまで続いた。でも，着目すべきは，この比較ですら EFV のウイルス失敗率はやはり低かったってことだ。ベースで HIV RNA が高く，CD4 が低い患者にこんなに一貫してよかった薬がほかにあるだろうか？

2．エファビレンツは半減期が長く，毎日飲むことを忘れていても，それを（実に親切に）許してくれる

EFV は実に寛大で，実際研究によると，週にたぁった 5 日飲むだけでも，あるいは 1 日服薬量を減らしたって大丈夫みたいなんだ。もちろん，ぼくらはそういう戦略をお薦めするわけではない。でも，EFV ベースのレジメンにのってて，時々飲み忘れちゃうって外来で告白する患者っているよね（たいていは副作用のせいだが，まぁそれはまた別の話だ）。それでも彼らはウイルスのコントロールはうまくいっている。

3．HIV 治療はどれも安くないが，TDF / FTC / EFV は，今日あるほとんどの他の初期治療レジメンよりも安い

4．エファビレンツは（TDF / FTC か TDF / 3TC とともに），地球規模ではデフォルトの初期治療薬だ

たいていは単一の錠剤に収まっており，1

日 1 錠飲むだけでよい。この意味するところは大きくて，当たり前なんだけど，HIV 感染者の大多数は米国に住んでるわけじゃないんだよね。

で，何が問題かって？　それじゃなんで今回は「代替」で，「推奨」じゃなくなったのか？　ぼくの考えでは，ぼくらが進歩して「副作用を改善する」モードに入ったからだと思う。今や選択肢はたくさんあり，これらは患者により優しい。医者としても，治療前の副作用に関する教育や対策をスキップできるし。特に，以下参照：

1．EFV とインテグラーゼベースのオプションを比較した臨床試験は全部，中枢神経副作用が後者において有意に少なかったと報告している

すでに述べたように，ドルテグラビルとのガチンコ勝負では，副作用による薬剤中止という点で DTG に軍配が上がった。同じことは，EFV が RPV と比較されたときも起きた。ウイルス価が低いグループにおいては，RPV はベターだった。飲みやすかったからだ。

2．EFV を始めた患者のほとんど全員が，開始 1，2 週で，重症度はまちまちながらなんらかの中枢神経副作用を起こしている

でかいプレゼンの前日(いや，1 週間でも)とか，旅行とか，他の人生の大事なイベントではこれは困る。ほとんどの患者では，こうした中枢神経系副作用は数週間でなくなってしまう。でも，少数派ながらへんてこな感じが長く残ってしまう人もいる。浮動感，変な夢，朝のフラフラ感。患者のなかには，こういう症状に慣れてしまって，生活の一部として受け入れている人もいるけど，薬をやめてみて，どれだけ自分がおかしかったかわかるって人もいる(ちょっと話は外れるけど，EFV を昼間に飲む少数派はどうなってんだろ？　いつも不思議に思うな)。

3．まれだけどもっと深刻な中枢神経副作用が起きることがある。特にうつ病だ

4 つのランダム化臨床試験を後から分析してみると，EFV ベースのレジメンに振り分けられた患者は 2 倍以上の自殺か自殺念慮のリスクが比較群に比べてあったのだ。全体では絶対リスクは低かったけど，十分に重大な副作用で，うつ病の既往がある患者にこの薬を使うときには特に注意が必要だ。観察コホート研究や副作用報告データは同様の関連性を見いだしていないけれど，そういうデータからみつけるにはトリッキーなんだよね。実臨床ではぼくらは EFV を精神疾患のある患者には使っていない。

4．ID / HIV の医者はみんな，この薬を飲めなかった患者を，とにかく飲めなかった患者を知ってるはずだ。しかもそれは，うつのためではない

はいはい，個人的体験タイムだよ。ぼくのはこんなのだ。仕事が運転な人なんだけど，すぐに EFV 飲んだら運転中に注意散漫になるってわかったっていうんだ。あと，他の人は夢があまりに鮮明すぎて，幻覚(それも不快なやつ)と区別できないっていうんだ。とてもよくできる科学者なのに仕事に集中できない。とにかくできない。(数人ではあるが)ひどい皮疹と発熱。もちろん，とても楽しい鮮明な夢だってある。ぼくのお気に入りは，自分のキッチンが抜群にリフォームされたって夢だ。戸棚や電化製品まで全部特別なものを選んだんだそうだ。彼女が階下に降りたとき，汚れた古いキッチンがそのまんまだったのをみつけてどんなにがっかりしただろうね。

はいはい，ぼくにもまだ EFV ベースの治療にのってる患者さんはいるよ。とても元気だし，他の薬に変えたくもない。そりゃ，いいんだ。変える理由もないしね。でも，要するにぼくは TDF / ETC / EFV をこれから HIV 治療を始めようって人にもう 3 年近くも出してないんだ。ほかにももっとたくさんよい選択肢があるんだもの，今は。

進歩するのはよいことなんだよね！

治療の代謝，体型的合併症

代謝，体型の変化はHIV治療で起きることがあり，時にはそういうものを「リポジストロフィー症候群」と総称することがある。特徴的なのは，**皮下のリポアトロフィー**。これは顔，四肢，臀部によくみられる。さらに，局在する脂肪の蓄積。これは頸部前後，それに体幹部(内臓脂肪蓄積のためだ)。著明なリポアトロフィーを示すこともあれば，脂肪蓄積を示すこともあれば，その両方のこともある。リポアトロフィーはあまりみられなくなってきた。主な原因はサニルブジンとジドブジンで今日ではめったに使われないからだ。こうした体型の変化は代謝異常を伴うことが多い。脂質異常〔中性脂肪，総コレステロール増加や，高密度リポ蛋白(high-density lipoproteins：HDL)コレステロールの減少〕，そしてインスリン抵抗性だ。リポジストロフィー症候群の原因はよくわかっていないが，明らかにホスト(患者)および治療の両方が関与している。

A. リポアトロフィー

1. 全体像

いちばん重要なリスク因子はHIV疾患のステージである。進行するHIV関連免疫抑制ほどリスクが高い。治療関連の因子としては，いちばん有力な仮説はNRTIが誘発したミトコンドリア毒性，そしてそれが引き起こした脂肪細胞のアポトーシスである。NRTIによる*in vitro*のミトコンドリアの酵素，ポリメラーゼγの阻害が最もリスクが高い。この仮説に基づいて，治療関連のリポアトロフィーのリスクの順番は以下のようである：

- **いちばん高い**：ジデオキシヌクレオシド(サニルブジン，ジダノシン，そしてzalcitabine★2)
- **中等度に高い**：ジドブジン
- **いちばん低い**：テノホビル，アバカビル，ラミブジン，エムトリシタビン

ある研究によると，軽度のリポアトロフィーはロピナビル・リトナビルよりもエファビレンツで多かった(AIDS 2009；23：1109-18)が，一般的にNNRTIクラスはこの疾患に関係ない。

2. 治療

リポアトロフィーの治療戦略としては，薬を替えること，インスリン感性を増すアゴニスト，そして形成手術がある。テノホビルやアバカビルに，サニルブジンやジドブジンから替えると，ゆっくりと四肢の脂肪が増えてきて，主観的にも顔の見た目がよくなる(AIDS 2006；20：2043-50)。そんな改善は抗レトロウイルス薬を変更してからゆっくりと起きる。患者にはっきりとわかるまでに数か月かかることもあれば，さっぱりわからないこともある。テノホビル変更戦略は脂質異常も改善させるかもしれない。PIをNNRTIに替えても一貫した体型変化効果は示されない(AIDS 2005；19：917-25)。インスリン感性薬がリポアトロフィーをひっくり返すという楽観が初期にはあったが，たくさんの前向きデータはこのようなアプローチを支持しない。医学的な適応がはっきりしないままにそういう薬を使うことは推奨されない(例：高血糖)★3。最後に，形成外科手術を顔面のリポアトロフィーに施すと，しばしば劇的な見た目の改善につながる。いちばん多いアプローチは，生物学的に不活性な物質，たとえばポリ乳酸の注射だ(Sculptra®)。ポリ乳酸注射後の患者満足度はとても高く，これまでのところ，手技は安全なようだ。この治療の主な欠点は，長期の効果安全のデータ，比較的高額であること，腕や脚のリポアトロフィーに効果がないことだ。ほとんどの保険会社や州が財源となっているプログラムはポリ乳酸注射のコストをカバーしないということを，患者に知らせておくべきだ。

B. 脂肪蓄積

1. 全体像

脂肪蓄積は見た目をかなり悪くすることがある。内臓脂肪が溜まった結果としての脂肪蓄積だと，心血管疾患のリスクも増す。首，上半身，

★2 訳注：日本では，2007年販売中止。
★3 訳注：メトホルミンなど。

表 3.6 抗レトロウイルス療法に関連した体型変化の治療と予防

治療	・チミジンアナログをテノホビルやアバカビルに替える ・ポリ乳酸注射を顔面のリポアトロフィーに ・減量，運動を脂肪蓄積に ・脂肪吸引を後頸部の脂肪蓄積に ・tesamorelin を体幹部の脂肪蓄積に
予防	・HIV 疾患が進行する前に治療開始 ・初期 NRTI バックボーンをリポアトロフィーを起こしにくいものに(すなわち，エムトリシタビン・テノホビルか，ラミブジン・アバカビルに) ・まだチミジンアナログ(ZDV や d4T)を内服中の患者を積極的にテノホビル ジソプロキシマル酸塩(DF)やアバカビルにスイッチ

腹(内臓)がよく侵される部位だ(首の後ろ側に起きる脂肪蓄積はしばしばバッファロー・ハンプと呼ばれる)。Cushing 症候群に似ているが，血中コルチゾールは上昇しない。脂肪蓄積症候群は，噂のレベルで PI ベースの治療に関連があるといわれてきたが，PI がなくても発症することがある。ある前向き研究ではアタザナビル + RTV で治療された場合，エファビレンツに比較して脂肪蓄積がより大きかった(Clin Infect Dis 2011 ; 53 : 185-96)。

2. 治療

一貫して改善を示すような治療法は存在しない。運動は体幹部の脂肪蓄積を減らすかもしれない。体重減少は首の脂肪を減らすかもしれないが，その改善はほどほどといったところである。リコンビナント成長ホルモンは体幹部の脂肪蓄積を減らすが，治療は高額で他の副作用のリスクが増す。たとえば，グルコース不耐容や手根管症候群である。注射成長ホルモン放出因子，tesamorelin は安全でこの目的のためにもほどほど効果があるようだ(J Clin Endocrinol Metab 2010 Jun 16)。2 mg 1 日 1 回の使い方でこの目的のために承認がとれている。tesamorelin の内臓脂肪を減らす利点は本薬を中止するとすぐに消え失せてしまう。したがって，最適な治療期間は不明である。患者によってはずっと続ける者もいる。脂肪吸引を首の脂肪蓄積に行うのがいちばん手っ取り早いテクニックだが，再発もありうる。保険会社のカバーについては，医学的な必要性があるときに限定されることもある。たとえば，首の痛みや睡眠時無呼吸といった医学問題だ。

C. リポジストロフィーの予防

体型の変化はゆっくりとしか戻らず，患者によっては永続する。いちばんよいのは異常をいちばんきたしにくい治療を選択することである。現在好まれる NRTI の組み合わせ，エムトリシタビン・テノホビル ジソプロキシマル酸塩やラミブジン・アバカビルは，ジドブジン・ラミブジンより比較的リポアトロフィーを起こしにくい(表 3.6)。また，治療者は積極的に薬を替えるという戦略を考慮してもよい。長期にジドブジン・ラミブジンを投与されている患者に別の薬を使うのだ。サニルブジンの入ったレジメンはほかに代替案がない場合を除き避けるべきである。

D. 脂質異常

HIV 感染患者では，複数の脂肪代謝異常が報告されてきた。抗レトロウイルス併用療法以前の時代のことだ。たとえば，コレステロールや中性脂肪の上昇，HDL コレステロールや低密度リポ蛋白(low-density lipoprotein：LDL)コレステロール，アポリポタンパク B の低下だ(JAMA 2003 ; 289 : 2978-82)。しかし PI が導入されてから，中性脂肪の劇的な上昇，そしてそれほどでもないが，総コレステロール上昇が PI 治療の患者でみられるようになった。

1. 抗レトロウイルス療法と脂質異常

PI すべてが，程度の差はあるが，臨床的に重要な脂質異常に関連している。推奨されているブースト PI のなかで，アタザナビルとダルナビルがいちばん高脂質血症のリスクが低いようだ。おそらくは，リトナビルを 100 mg しか使っていないせいかもしれない。脂質異常を起こしうる抗レトロウイルス薬には，ほかにも d4T，ZDV，ABC があり，テノホビルよりも脂質を上げやすい。エファビレンツも脂質，特に中性脂肪をネビラピン，エトラビリン，リルピビリンよりも上げる。ラルテグラビル，マラビロク，エルビテグラビル / コビシスタット，ドルテグラビルはエファビレンツよりも脂質を上げない。HIV 治療は HDL コレステロールを上げるのに効果があるかもしれない。特に，ネビラピン，エファビレンツだ。

2. 脂質異常の治療

PI 関連の脂質異常治療にはいろいろな手がある。HIV 陰性患者同様，最初にやるのは治療的ライフスタイルの変更だ。食事のカウンセリング，減酒，禁煙，有酸素運動を増やすこと。残念なことに，ライフスタイルの変更だけでは，たいてい HIV 患者の脂質異常をひっくり返すには不十分だ。薬物療法で 2 つよく使われるのは，有害と思われる抗レトロウイルス薬を別のものにするか，脂質を治療する薬物療法を行うことだ。ウイルスを抑制しており，抗レトロウイルス薬の耐性がないかほとんどないと思われる場合，前者のほうが一般的には安全だが，理想的なレベルまで脂質を下げないかもしれない(AIDS 2005；19：1051-8)。抗レトロウイルス薬のスイッチにおいては，新しい治療に関連した毒性，ウイルスのリバウンド，薬物相互作用の懸念，脂質を下げる治療にまつわる毒性のリスクを勘案しなくてはならない。表 3.7 は，そのようなスイッチ療法の可能性を挙げたものである。1 つ以上問題となる薬を使っている場合は，順番に薬を変えて，最初の変更に患者が耐えられるか吟味する。HIV 感染患者に脂質異常治療薬を用いると，比較的効きにくく，薬物相互作用が多いことが知られている。特にスタチンと PI の相互作用だ。しかし，脂質異常は HIV 陰性患者同様，アグレッシブに治療すべきだ。他の新リスク因子があるときはなおさらだ。

LDL コレステロールの上昇時は通常，スタチン治療を必要とする。ほとんどのスタチン(例外はプラバスタチン，フルバスタチン，ピタバスタチン，そしてロスバスタチンだが)は，チトクローム P450 系，3A4 アイソフォーム(CYP3A4)で代謝される。ほとんどの PI とコビシスタットは CYP3A4 を阻害するので，スタチンの濃度を上げてスタチンによる毒性，たとえば，横紋筋融解症を増やす可能性がある(Clin Infect Dis 2002；35：e111-2)。我々は通常，最初のスタチンとしてアトロバスタチンを好む。治療開始量は低めにして，患者をよくモニターし，肝臓や筋肉毒性をチェックする。スタチン -ART 相互作用が全部 CYP3A4 を介するわけではない。ロスバスタチン濃度はロピナビル・リトナビル併用で有意に上昇することがある。ただし，この理由はわかっていない。ダルナビルはプラバスタチン濃度を上げるようだ。HIV 陰性関連中性脂肪高値の最適な治療は

表 3.7 薬物による脂質異常とスイッチ治療

原因	どれにスイッチ？	コメント
プロテアーゼ阻害薬(PI)：リトナビル，インジナビル，サキナビル，ネルフィナビル，ロピナビル・リトナビル，tipranavir，ホスアンプレナビル	アタザナビルかアタザナビル＋リトナビル，ダルナビル＋リトナビル，リルピビリン，ラルテグラビル，ドルテグラビル	アタザナビルはテノホビルと使うときはリトナビルブーストをすること。ブーストしないアタザナビルは PI 耐性の既往や PI 関連治療失敗があるときは使ってはならない。リルピビリンは，NRTI 耐性の既往があるときは使わない。プロトンポンプ阻害薬を使っているときは，アタザナビルとリルピビリンは通常避けるべきだ
d4T か ZDV	テノホビル	腎機能低下があるときは注意して使うこと。必要なら，添付文書の推奨に基づいて投与量を減らすこと
エファビレンツ	ネビラピンかリルピビリンか，エトラビリン	NVP は CD4 が ＞ 250 mm^3 の女性や，＞ 400/mm^3 の男性には避けること。肝毒性のリスクのためである

いまだ不明だ。> 500 mg/dL になると，アグレッシブな食事介入とフィブラートの使用が必要になる。膵炎のリスクを減らすためだ。

抗レトロウイルス療法の副作用

抗レトロウイルス療法の飲みやすさや安全性は劇的に改善したが，すべての薬で副作用は報告されている。さらに，主観的な副作用は薬物アドヒアランス低下と治療失敗の最大の原因の 1 つである。d4T や ddI，インジナビルみたいな薬は，今や先進国ではほとんど使われない。副作用が比較的多いからだ。それでもリソースが乏しいセッティングでは今でも使うかもしれない。そういうところでは新しい薬へのアクセスがないから。最近承認された合剤は副作用に関する包括的なデータがない。とてもまれか，あるいは長期使用をしないと起きないからだろう。

医師は可能性のある副作用には十分に気を遣うべきだ。すでに基礎疾患のある患者なのだからなおさらだ。複数の薬の仕様による副作用の重複もありうるし。たとえば，B 型，C 型肝炎と共感染している患者は一般的に肝毒性の頻度が高い。精神疾患をもつものはエファビレンツの中枢神経効果が出やすい。もともと腎疾患があれば，テノホビル腎毒性を経験しやすいかもしれない。表 3.8 は DHHS ガイドライン(Use of Antiretroviral Agents in HIV-1 Infected Adults and Adolescents，2013 年 2 月更新)から引用したものだ。

表 3.8　抗レトロウイルス療法関連のよくある，あるいは重篤な副作用(2013 年 2 月 12 日最終更新)

副作用	NRTI	NNRTI	PI	INSTI	EI
出血			すべての PI： 自然出血が増える 血友病では血尿 TPV：脳内出血の報告あり。リスクとしては，中枢神経病変，外傷，手術，高血圧，アルコール依存，凝固異常，抗凝固療法，抗血小板療法(ビタミン E 含む)		
骨髄抑制	ZDV：貧血，好中球減少				
心血管系疾患	ABC と ddI：心筋梗塞との関連を示す研究があるが，すべてのコホート研究が一貫しているわけではない。リスクは一般的な心血管疾患リスク因子をもつもので多い		PI：心筋梗塞や脳卒中の関連を示すコホート研究もある。リスクが大きいのは，一般的な心血管疾患リスク因子をもつものである。新しい PI に関してはデータに乏しい(ATV，DRV，TPV) SQV / r，ATV / r，LPV / r：PR 間隔延長。器質的心疾患，電導障害，心筋症，虚血性心疾患，PR 間隔を延長する薬の併用がリスク SQV / r：QT 延長が健康なボランティアの研究で指摘されている。基礎疾患としての心疾患，もともと QT 延長や不整脈があ		

(次ページへ続く)

表 3.8 抗レトロウイルス療法関連のよくある，あるいは重篤な副作用(2013 年 2 月 12 日最終更新)(続き)

副作用	NRTI	NNRTI	PI	INSTI	EI
心血管系疾患(続き)			る，他の QT を延ばす薬の使用がリスク。SQV 使用前の心電図が推奨されている。治療中も心電図を検査してよい		
中枢神経への影響	d4T：急速進行性上行性神経筋力低下(Guillain-Barré 症候群に似る)。まれ	EFV：眠気，不眠，異常な夢，浮動感(めまい)，集中力低下，うつ，精神病，自殺念慮。ほとんどの症状は 2 〜 4 週間の使用で消えていく。寝るときに飲むと症状は減る。リスクとしては，精神疾患の既往，神経精神効果のある薬の併用，遺伝的要素や吸収の違い(すなわち食べ物関係)による EFV 濃度の上昇がある		RAL：うつ(まれ)	
胆石			ATV： ・腎結石の既往はリスクを増す。胆石と腎結石両方もってプレゼンする患者も ・通常，腹痛というプレゼンが多い ・報告された合併症としては，胆嚢炎，膵炎，胆石症，胆管炎など ・発症までの中央値は 42 か月(範囲：1 〜 90 か月)。		
糖尿病 / インスリン抵抗性	ZDV，d4T，ddI		・PI でも(IDV，LPV / r)報告あり。しかしすべての PI において研究されているわけではない ・ATV ± RTV はインスリン感受性を変じるという知見はない		
脂質異常	d4T ＞ ZDV ＞ ABC： ・LDL や TG の増加	EFV で，TG，LDL，HDL すべて増加	RTV ブースト PI ですべて LDL，TG，HDL 増加 TG：LPV / r ＝ FPV / r。LPV / r ＞ DRV / r や ATV / r		
消化器症状	悪心・嘔吐：ddI と ZDV ＞その他の NRTI 膵炎：ddI		消化器症状(下痢，悪心・嘔吐) 下痢：NFV で多い LPV / r ＞ DRV / r や ATV / r	悪心・下痢：EVG / COBI / TDF / FT	
肝障害	ほとんどの NRTI で報告あり ddI：長期曝露で	NPV ＞他の NNRTI NVP： ・重篤な肝障害が皮疹や過敏反応の症状とともに	すべての PI：薬剤による肝炎や肝不全(まれに死亡)。すべての PI で起きるが頻度にばらつきがある。TPV / r はいちばん頻度が高い		

表 3.8　抗レトロウイルス療法関連のよくある，あるいは重篤な副作用(2013 年 2 月 12 日最終更新)（続き）

副作用	NRTI	NNRTI	PI	INSTI	EI
肝障害(続き)	肝硬変のない門脈高血圧。食道動脈瘤も 脂肪肝：いちばん多いのが ZDV，d4T，ddI フレア(急性増悪)：B 型肝炎ウイルス共感染患者で重篤なフレアの可能性。TDF，3TC，FTC 中止のときや，HBV 耐性が生じたとき	・ARV ナイーブな患者においては，NVP 曝露前の CD4 が ＞ 250/mm³ の女性や ＞ 400/mm³ の男性でリスク大。女性のほうがリスクは大きい ・NVP の 2 週間での漸増は皮疹のリスクを下げ，肝毒性も下げてくれるかも。特に過敏性に関係していれば ・免疫機能が残っている場合はリスクが高いので，HIV 非感染者への曝露後予防に NVP は用いない ・NPV は Child-Pugh の B や C では禁忌	IDV / ATV：間接ビリルビン血症による黄疸 TPV / r：中等度から重症肝不全では禁忌(Child-Pugh B や C)		
過敏反応(HSR)：皮疹だけや Stevens-Johnson 症候群は除く	ABC： ・HLA-B*5701 スクリーニングを ABC を開始する前に。もし陽性なら開始してはならない ・HSR の症状は(よくある順に)，発熱，皮疹，気分不良，悪心，頭痛，筋肉痛，悪寒，下痢，嘔吐，腹痛，呼吸困難，関節痛，呼吸器症状である ・ABC を継続すると増悪する	NVP： ・肝毒性や皮疹を伴う過敏症候群は，発熱，気分不良，疲労感，筋肉痛，関節痛，水疱，口腔病変，結膜炎，顔面浮腫，好酸球増加，顆粒球減少，リンパ節腫脹，腎不全を伴うこともある ・ARV ナイーブな患者では，NVP 開始前の CD4 が女性では ＞ 250/mm³，男性だと ＞ 400/mm³ でリスクが高くなる。リスクは女性で高い ・NVP を漸増するとリスクが下がる			
	・発症中央値は 9 日間。90％が最初の 6 週間で起きる ・再度用いる(リチャレンジ)では投与数時間で発症				

（次ページへ続く）

表 3.8 抗レトロウイルス療法関連のよくある，あるいは重篤な副作用(2013 年 2 月 12 日最終更新)(続き)

副作用	NRTI	NNRTI	PI	INSTI	EI
乳酸アシドーシス	NRTI, 特に d4T, ZDV, ddI： ・オンセットはゆっくり。消化器症状，体重減少，倦怠感。急速進行も。頻脈，頻呼吸，黄疸，筋力低下，意識変容，呼吸不全，膵炎，その他の臓器不全 ・死亡率は最大 50%とある症例シリーズにはある。特に血中乳酸値が > 10 mmol/L だと高い ・リスクを高めるのは，女性，肥満 検査所見： ・乳酸値上昇(しばしば > 5 mmol/L)，アニオンギャップ，AST，ALT，PT，ビリルビン上昇 ・アミラーゼやリパーゼは膵炎患者で上昇 ・動脈 pH，血中重炭酸，アルブミンの低下				
リポジストロフィー	リポアトロフィー：チミジンアナログ(d4T > ZDV) ブースト PI に比べ，EFV 併用のほうがリスクが高いかも	リポハイパートロフィー：体幹脂肪の増加。EFV，PI，RAL のあるレジメンで観察されているが，因果関係ははっきりしていない			
ミオパチー / CK 上昇	ZDV：ミオパチー			RAL：CK 上昇，筋力低下，横紋筋融解症	

表 3.8 抗レトロウイルス療法関連のよくある，あるいは重篤な副作用(2013 年 2 月 12 日最終更新)（続き）

副作用	NRTI	NNRTI	PI	INSTI	EI
腎毒性／腎結石	TDF：血中クレアチニン上昇，蛋白尿，低リン血症，尿中リン喪失，尿糖，低カリウム血症，非アニオンギャップ代謝性アシドーシス PI 併用でリスクが上がるかも		IDV：血中クレアチニン上昇，膿尿，水腎症や腎萎縮 IDV，ATV：腎結石，結晶形成，適切な補液でリスクは減るかも	EVG／COBI／TDF／FTC： ・COBI は臨床的には意味の小さい CrCL 低下を示すかも ・TDF 関連腎毒性を増すかも	
骨減少／骨粗鬆症	TDF：ZDV，d4T，ABC と比べて骨密度(BMD)の低下と関連	いろいろな研究で，NNRTI や PI と組み合わせたさまざまな NRTI のレジメンで骨密度低下が観察されている			
末梢ニューロパチー	末梢ニューロパチー(痛み，感覚鈍麻。下肢＞上肢)：d4T ＞ ddI や ddC(不可逆的になることも) d4T：急速進行性の上行性神経筋性筋力低下。Guillain-Barré 症候群に似る(まれ)				
皮疹		すべての NNRTI	ATV，DRV，FPV		MVC
Stevens-Johnson 症候群(SJS)／中毒性表皮壊死症(TEN)	ddI，ZDV：ケースレポート	NVP ＞ DLV，EFV，ETR：NVP では，女性，黒人，アジア人，ヒスパニックでリスクは増す	FPV，DRV，IDV，LPV／r，ATV：ケースレポート		

略語：3TC＝ラミブジン，ABC＝アバカビル，ALT＝アラニンアミノトランスフェラーゼ，ARV＝抗レトロウイルス薬，AST＝アスパルギン酸アミノトランスフェラーゼ，ATV＝アタザナビル，ATV／r＝アタザナビル＋リトナビル，BMD＝骨密度，CK＝クレアチニンキナーゼ，COBI＝コビシスタット，CrCL＝クレアチニン・クリアランス，d4T＝サニルブジン，ddC＝ザルシタビン，ddI＝ジダノシン，DLV＝デラビルジン，DM＝糖尿病，DRV＝ダルナビル，DRV／r＝ダルナビル＋リトナビル，EFV＝エファビレンツ，EI＝エントリー阻害薬，ETR＝エトラビリン，EVG＝エルビテグラビル，FPV＝ホスアンプレナビル，FPV／r＝ホスアンプレナビル＋リトナビル，FTC＝エムトリシタビン，HBV＝B 型肝炎ウイルス，HDL＝高密度リポ蛋白，HSR＝過敏反応，IDV＝インジナビル，INSTI＝インテグラーゼ・ストランド移行阻害薬，LDL＝低密度リポ蛋白，LPV／r＝ロピナビル・リトナビル，MVC＝マラビロク，NFV＝ネルフィナビル，NNRTI＝非ヌクレオシド逆転写酵素阻害薬，NRTI＝ヌクレオシド／ヌクレオチド逆転写酵素阻害薬，NVP＝ネビラピン，PI＝プロテアーゼ阻害薬，PT＝プロトロンビン時間，RAL＝ラルテグラビル，RPV＝リルピビリン，RTV＝リトナビル，SJS＝Stevens-Johnson 症候群，SQV＝サキナビル，SQV／r＝サキナビル＋リトナビル，TDF＝テノホビル，TEN＝中毒性表皮壊死症，TG＝中性脂肪，TPV＝tipranavir，TPV／r＝tipranavir＋リトナビル，ZDV＝ジドブジン

(Guidelines for the Use of Antiretroviral Agents in HIV-infected Adults and Adolescents ; Recommendations of the Panel on Clinical Practices for Treatment of HIV Infection ; aidsinfo.inh.gov を改変)

文献リスト，参考文献

AACE Diabetes Mellitus Clinical Practice Guidelines Task Force. American Association of Clinical Endocrinologists medical guidelines for clinical practice for the management of diabetes mellitus. *Endocr Pract*, 2007. 13 (Suppl 1):1–68.

American Diabetes Association. Clinical Practice Recommendations 2008. *Diabetes Care*, 2008. 31 (Suppl 1): S1–104.

Ann Intern Med, 2009. Mar 3;150(5):301–13.

Baylor MS, Johann-Liang R. Hepatotoxicity associated with nevirapine use. *J Acquir Immune Defic Syndr*, 2004. 35(5):538–9.

Bersoff-Matcha SJ, Miller WC, Aberg JA, et al. Sex differences in nevirapine rash. *Clin Infect Dis*, 2001. 32(1):124–9.

Bolhaar MG, Karstaedt AS. A high incidence of lactic acidosis and symptomatic hyperlactatemia in women receiving highly active antiretroviral therapy in Soweto, South Africa. *Clin Infect Dis*, 2007. 45(2):254–60.

Cazanave C, Dupon M, Lavignolle-Aurillac V, et al. Reduced bone mineral density in HIV-infected patients: prevalence and associated factors. *AIDS*, 2008. 22(3): 395–402.

D:A:D Study Group, Sabin CA, Worm SW, et al. Use of nucleoside reverse transcriptase inhibitors and risk of myocardial infarction in HIV-infected patients enrolled in the D:A:D study: a multi-cohort collaboration. *Lancet*, 2008. 371(9622):1417–26.

Dear Health Care Provider letter. Important safety information: intracranial hemorrhage in patients receiving Aptivus[a] (tipranavir) capsules. Boehringer Ingelheim Pharmaceuticals, Inc. June 30, 2006.

denBrinker M, Wit FW, Wertheim-van Dillen PM, et al. Hepatitis B and C virus co-infection and the risk for hepatotoxicity of highly active antiretroviral therapy in HIV-1 infection. *AIDS*, 2000. 14(18):2895–902.

De Wit S, Sabin CA, Weber R, et al. Incidence and risk factors for new-onset diabetes in HIV-infected patients: the Data Collection on Adverse Events of Anti-HIV Drugs (D:A:D) study. *Diabetes Care*, 2008. 31(6):1224–9.

Dieterich DT, Robinson PA, Love J, Stern JO. Drug-induced liver injury associated with the use of nonnucleoside reverse-transcriptase inhibitors. *Clin Infect Dis*, 2004. 38 (Suppl 2):S80–9.

Dube MP, Stein JH, Aberg JA, et al. Guidelines for the evaluation and management of dyslipidemia in human immunodeficiency virus (HIV)-infected adults receiving antiretroviral therapy: recommendations of the HIV Medical Association of the Infectious Disease Society of America and the Adult AIDS Clinical Trials Group. *Clin Infect Dis*, 2003. 37(5):613–27.

European AIDS Clinical Society. Prevention and Management of Non-Infectious Co-Morbidities in HIV. November 1, 2009; http://www.europeanaidsclinicalsociety.org/guidelinespdf/2_Non_Infectious_Co_Morbidities_in_HIV.pdf.

Fagot JP, Mockenhaupt M, Bouwes-Bavinck J-N, for the EuroSCAR study group. Nevirapine and the risk of Stevens-Johnson syndrome or toxic epidermal necrolysis. *AIDS*, 2001. 15(14):1843–8.

Falcó V, Rodríguez D, Ribera E, et al. Severe nucleoside-associated lactic acidosis in human immunodeficiency virus-infected patients: report of 12 cases and review of the literature. *Clin Infect Dis*, 2002. 34(6):838–46.

Fisac C, Fumero E, Crespo et al. Metabolic benefits 24 months after replacing a protease inhibitor with abacavir, efavirenz or nevirapine. *AIDS*, 2005. 19: 917–25.

Fleischer R, Boxwell D, Sherman KE. Nucleoside analogues and mitochondrial toxicity. *Clin Infect Dis*. 2004; 38(8):e79–80.

Geddes R, Knight S, Moosa MY, et al. A high incidence of nucleoside reverse transcriptase inhibitor (NRTI)-induced lactic acidosis in HIV-infected patients in a South African context. *S Afr Med J*, 2006. 96(8):722–4.

Guyader D, Poinsignon Y, Cano Y, Saout L. Fatal lactic acidosis in a HIV-positive patient treated with interferon and ribavirin for chronic hepatitis C. *J Hepatol*. 2002;37(2):289–291.

Hare CB, Vu MP, Grunfeld C, Lampiris HW. Simvastatin-nelfinavir interaction implicated in rhabdomyolysis and death. *Clin Infect Dis*, 2002. 35:e111–2.

Hammer SM, et al. A controlled trial of two nucleoside analogues plus indinavir in persons with human immunodeficiency virus infection and CD4 cell counts of 200 per cubic millimeter or less. *N Engl J Med*, 1997 Sep 11. 337(11):725–33.

Haubrich RH, Riddler SA, DiRienzo AG, Komarow L, Powderly WG, et al. AIDS Clinical Trials Group (ACTG) A5142 Study Team. *AIDS*, 2009 Jun 1. 23(9):1109–18.

HIV Neuromuscular Syndrome Study Group. HIV-associated neuromuscular weakness syndrome. *AIDS*, 2004. 18(10):1403–12.

J Clin Endocrinol Metab, 2010 Jun 16.

Keiser O, Fellay J, Opravil M, et al. Adverse events to antiretrovirals in the Swiss HIV Cohort Study: effect on mortality and treatment modification. *Antivir Ther*, 2007. 12(8):1157–64.

Kitihata MM, et al. NA-ACCORD. *N Engl J Med*, 2009. 360:1815–26. *Lancet*, 2008. 372:646–55.

Lafeuillade A, Hittinger G, Chadapaud S. Increased mitochondrial toxicity with ribavirin in HIV/HCV coinfection. *Lancet*, 2001. 357(9252):280–1.

Mallal S, Phillips E, Carosi G, et al. HLA-B*5701 screening for hypersensitivity to abacavir. *N Engl J Med*, 2008. 358(6):568–79.

Molina J-M, Andrade-Villanueva J, Echevarria J, et al. Conference on Retroviruses and Opportunistic Infections; February 3–6, 2008. Boston, MA. Abstract 37.

Molina J-M, Andrade-Villanueva J, Echevarria J, et al. Efficacy and safety of once-daily atazanavir/ritonavir compared to twice-daily lopinavir/ritonavir, each in combination with tenofovir and emtricitabine in ARV-naïve HIV-1-infected subjects: The CASTLE Study, 48-week results. Lancet, 2008 Aug 23. 372(9639): 604–6.

Moyle GJ, Sabin CA, Cartledge J, et al. A randomized comparative trial of tenofovir DF or abacavir as replacement for a thymidine analogue in persons with lipoatrophy. *AIDS*, 2006. 20:2043–50.

National Heart, Lung and Blood Institute. Third Report of the Expert Panel on Detection, Evaluation, and Treatment of High Blood Cholesterol in Adults (Adult Treatment Panel III). Available at http://www.nhlbi.nih.gov/guidelines/cholesterol/index.htm.

National Osteoporosis Foundation. Clinician's Guide to Prevention and Treatment of Osteoporosis. Available at http://www.nof.org/professionals/Clinicians_Guide.htm.

O'Brien ME, Clark RA, Besch CL, et al. Patterns and correlates of discontinuation of the initial HAART regimen in an urban outpatient cohort. *J Acquir Immune Defic Syndr*, 2003. 34(4):407–14.

Ortiz R, Dejesus E, Khanlou H, et al. Efficacy and safety of once-daily darunavir/ritonavir versus lopinavir/ritonavir in treatment-naive HIV-1-infected patients at week 48. *AIDS*, 2008. 22:1389–97.

Pozniak AL, Gallant JE, DeJesus E, et al. Tenofovir disoproxil fumarate, emtricitabine, and efavirenz versus fixed-dose zidovudine/lamivudine and efavirenz in antiretroviral-naïve patients: virologic, immunologic, and morphologic changes–a 96-week analysis. *J Acquir Immune Defic Syndr*, 2006. 43(5):535–40.

Qaseem A, Snow V, Shekelle P, et al. Screening for osteoporosis in men: a clinical practice guideline from the American College of Physicians. *Ann Intern Med*, 2008. 148(9):680–4.

Raffi F, Rachlis A, Stellbrink HJ, et al. Once-daily dolutegravir versus raltegravir in antiretroviral-naïve adults with HIV-1 infection: 48 week results from the randomised, double-blind, non-inferiority SPRING-2 Study Group. *Lancet* 2013;381 (9868):735–43.

Riddler SA, Smit E, Cole SR, et al. Impact of HIV infection and HAART on serum lipids in men. *JAMA*, 2003. 289:2978–82.

Rodriguez-Novoa S, Barreiro P, Rendón A, et al. Influence of 516G>T polymorphisms at the gene encoding the CYP450-2B6 isoenzyme on efavirenz plasma concentrations in HIV-infected subjects. *Clin Infect Dis*, 2005. 40(9):1358–61.

Saag M, Balu R, Phillips E, et al. High sensitivity of human leukocyte antigen-b*5701 as a marker for immunologically confirmed abacavir hypersensitivity in white and black patients. *Clin Infect Dis*, 2008. 46(7):1111–8.

Saves M, Raffi F, Clevenbergh P, et al. and the APROCO Study Group. Hepatitis B or hepatitis C virus infection is a risk factor for severe hepatic cytolysis after initiation of a protease inhibitor-containing antiretroviral regimen in human immunodeficiency virus-infected patients. Antimicrob Agents Chemother, 2000. 44(12): 3451–5.

Schambelan M, Benson CA, Carr A, et al. Management of metabolic complications associated with antiretroviral therapy for HIV-1 infection: recommendations of an International AIDS Society-USA panel. *J Acquir Immune Defic Syndr*. 2002;31(3):257–275.

SMART Study Group; El-Sadr WM, Lundgren JD, Neaton JD, et al. CD4+ count-guided interruption of antiretroviral treatment. *N Engl J Med*, 2006. 355(22): 2283–96.

Smith KY, Patel P, Fine D, Bellos N, Sloan L, Lackey P, Kumar PN, Sutherland-Phillips DH, Vavro C, Yau L, Wannamaker P, Shaefer MS; HEAT Study Team. *AIDS*, 2009 Jul 31. 23(12):1547–56.

Smith KY, Weinberg WG, Dejesus E, et al. Fosamprenavir or atazanavir once daily boosted with ritonavir 100 mg, plus tenofovir/emtricitabine, for the initial treatment of HIV infection: 48-week results of ALERT. *AIDS Res Ther*, 2008. 5(1):5.

Sulkowski MS, Thomas DL, Chaisson RE, Moore RD. Hepatotoxicity associated with antiretroviral therapy in adults infected with human immunodeficiency virus and the role of hepatitis C or B virus infection. *JAMA*, 2000. 283(1):74–80.

Thompson, MA, Aberg, JA, Cahn, P, et al. Antiretroviral treatment of adult HIV infection: 2010 recommendations of the International AIDS Society USA Panel. *JAMA*, 2010. 304(3):321–33.

Tien PC, Schneider MF, Cole SR, et al. Antiretroviral therapy exposure and incidence of diabetes mellitus in the Women's Interagency HIV Study. *AIDS*, 2007. 21(13):1739–45.

Van Leth F, Phanuphak P, Ruxrungtham K, et al. Comparison of first-line antiretroviral therapy with regimens including nevirapine, efavirenz, or both drugs, plus stavudine and lamivudine: a randomised open-label trial, the 2NN Study. *Lancet*, 2004. 363(9417):1253–63.

Walmsley S, Antela A, Clumeck N, et al. Dolutegravir plus abacavir-lamivudine for the treatment of HIV-1 infection. *N Engl J Med* 2013; 369:1807–18.

When to start consortium timing of initiation of antiretroviral therapy in AIDS-free HIV-1-infected patients: a collaborative analysis of 18 HIV cohort studies. *Lancet*, 2009. 373:1352–63.

Wohl DA, McComsey G, Tebas P, et al. Current concepts in the diagnosis and management of metabolic complications of HIV infection and its therapy. *Clin Infect Dis*. 2006;43(5):645–653.

Chapter 4
治療失敗と耐性検査

抗レトロウイルス治療失敗(表 4.1)

抗レトロウイルス治療失敗はいろいろに定義できる。たとえば，**ウイルスの失敗**(ウイルス抑制を達成できないとか，ウイルスのリバウンドがある)，**免疫の失敗**(どんどん CD4 が下がっていく)，そして**臨床的失敗**(HIV 疾患の進行)だ。治療失敗の原因は，不適切なアドヒアランス，もともと薬剤耐性をもっていた，レジメンの複雑さ，副作用，最適以下の薬物動態，などだ。こうした要素すべてが持続的ウイルスの複製と薬剤耐性の出現につながりかねない。

治療経験患者でウイルスの失敗をしたレジメンは個別化する。耐性検査が有用だ。このような検査で，過去に治療失敗した患者でも活性があるだろう薬をみつけることができる。ただし，薬の飲みやすさ，相互作用，達成できる血中濃度など他の要素も重要だ。個別化された抗レトロウイルス薬のレジメン(理想的には少なくとも 2 つの活性のある薬が入っているもの)は，ウイルス抑制のチャンスを最大にするのにとても重要だ。

薬のアドヒアランスがよくないのが治療失敗の最大の原因だ(J Infect Dis 2005；191：339-47)。アドヒアランスがよくないと，薬の濃度がウイルス抑制できない程度に低くなり，ウイルスの複製が続くのを許し，耐性ウイルスすら発生する。そのような耐性バリアントはもともと存在した突然変異体だったのだろう。薬によるコントロールやホストの免疫を逃れたのだろう。治療失敗を防ぐために必要なアドヒアランスのレベルは使っているレジメンによる。初期のプロテアーゼ阻害薬(protease inhibitor：PI)時代，治療失敗率が急に増加したことがあった。アドヒアランスは 95% 以下に低下した(Ann Intern Med 2000；133：21-30)。近年の解析によると，非ヌクレオシド逆転写酵素阻害薬(non-nucleoside reverse transciptase inhibitor：NNRTI)，ブーストした PI，インテグラーゼベースの場合は，昔の PI に比べて血中半減期が長いため(Clin Infect Dis 2006；43：939-41)，また，非ブーストに比べブーストのほうが耐性への障壁が高いため(J Infect Dis 2005；191：2046-52)，もっと低いアドヒアランスでも大丈夫みたいだ。

アドヒアランスの低下によるウイルスの失敗があった患者では，最初にやるのは，どのくらい薬を飲んでいるか確認することだ。薬局で処方してもらっている頻度をチェックするのがアドヒアランスをチェックするのに信頼できる方法だとわかっている。これは患者の自己申告よりもよいとされる(J Infect Dis 2006；194：1108-14]★。しばしば，患者は「飲みにくい」とか精神社会問題で薬を全部いっぺんにやめてしまう。この場合，ウイルスの失敗は，抗レトロウイルス薬の耐性獲得**なしに**起きるのが普通だ。抗ウイルス薬の選択圧を受けることなくウイルス血症が起きているからだ。新しいレジメン(もっと少ない副作用のものを目指して)を始めるか，同じレジメンを再開する。アドヒアランスの重要性は強調する。そうすれば，ウイルス抑制は治療でうまくいくかもしれない。

A. 治療失敗のタイプ

1. ウイルスの失敗

これはウイルス抑制を達成，維持できないことと厳密に定義されている。HIV RNA は治療後 24 週間で＜200 コピー /mL であり，48 週で＜50 コピー /mL でなければならない。ほとんどの患者はこうしたベンチマークを 24 週までに達成する。例外はベースラインの HIV RNA がとても高い場合だ。ウイルスのリバウンドは，治療ナイーブであれ治療経験者であれ，ウイルスが抑制された後で何度も HIV RNA が＞200 コピー /mL 認められることだ。

2. 免疫の失敗

以前は CD4 を治療最初の年に 25 〜 50/mm^3 以上上昇できないこと，あるいは治療にのっているのにベースラインよりも CD4 が下がってしまうこと，と定義されていた。しかし，現在では，ウイルス抑制にもかかわらず，少数の患

★ 訳注：米国では 1 枚の処方箋で何度か薬を処方(refill)してもらうことができる。

者で CD4 がほとんど，あるいは全く増えない患者がいることがわかっている。こういう場合，免疫の失敗の定義にコンセンサスが存在しない。あるいは HIV RNA が抑制されている場合の，免疫反応を改善させるような証明された治療戦略もない。

3. 臨床的失敗

効果のある抗レトロウイルス療法を少なくとも 3 か月使用した後に，HIV 関連の合併症が発症，あるいは再発したものを指す。ただし，例外は免疫再構築炎症症候群(immune reconstitution inflammatory syndrome：IRIS。以下に述べる D の定義を参照)関連である。IRIS 関連の合併症を除外すれば，抗レトロウイルス薬にアドヒアラントな患者での臨床的失敗はきわめてまれである。この場合，医師は強く薬の非アドヒアランスを疑うべきである。

4. 治療失敗のよくある結果

ウイルスの失敗は通常，最初に起きる。その後，免疫の失敗と続き，最後に臨床的進行が起きる(J Infect Dis 2000；181：946-53)。これらは数か月か数年離れて起きることもあるし，すべての患者で同じ順番で起きるとは限らない。

B. ウイルスの失敗が起きたときのゴール

患者が治療にのっていて，かつ HIV RNA が検出されたとき，反応がみられない原因を医師はみつけるべきだ。そして，ウイルスを完全に抑制するという治療のゴールを設定せねばならない。耐性ウイルスに対する効果が高まった古いクラスの薬のニューバージョンや，全く新規のクラスの新薬のおかげで，ほとんどすべての治療経験患者においてこのゴールは達成可能になっている(Clin Infect Dis 2009；49：1441-9)。臨床，免疫面のアウトカムの改善のみならず，この戦略はさらなる耐性突然変異の選択を予防してくれる(Ann Intern Med 2000；133：471-3；J Acquir Immune Defic Syndr 2005；40：34-40)。薬のアドヒアランスやレジメンの飲みやすさがきちんと検討されていれば，レジメンはなるたけ早く変更すべきだ。

まれに，かつてあれこれと治療歴のある患者で，HIV RNA を検出感度以下にするのが不可能なことがある。こうした患者のゴールは HIV RNA を部分的な抑制であり，治療前のベースラインよりも HIV RNA を下げることになる。そうすれば免疫機能は維持され，臨床的な進行は予防できる。なぜこのようなことが起きるのかというと，耐性が存在するなかで抗レトロウイルス療法を継続すると，より「フィットしない(活動性が低い)」ウイルスを選択するからで，そうするとすぐには免疫能が落ちないのだ(J Infect Dis 2000；181：946-53；AIDS 2004；18：1539-48)。こうした患者が治療を受けていると，治療を受けていない患者でワイルドタイプのウイルスをもっている場合よりも CD4 の下がりは遅いことについて明確な記録がある(Lancet 2004；364：51-62)。そのため，薬剤耐性がたくさんあり，ウイルスがリバウンドしたとしても，抗ウイルス療法は続けるべきなのだ。治療をやめると疾患が進行する可能性が高いのである(J Infect Dis 2002；186：189-97；N Engl J Med 2003；349：837-46)。

C. ウイルスの失敗の後の，抗レトロウイルス薬レジメン

1. スイッチのタイミング

ウイルスの失敗の後，HIV RNA を検出感度以下にする。複数の耐性突然変異が蓄積される前に治療が変更されたときにうまくいきやすい。その後の治療がうまくいくためにはさらに 2 つ，重要なポイントがある。ウイルスのリバウンドの程度と，CD4 の減り具合だ(J Acquir Immune Defic Syndr 1999；22：132-8；HIV Clin Trials 2005；6：281-90)。たとえば，TORO スタディーでは，enfuvirtide＋最適化されたバックグラウンドのレジメンを，最適化されたバックグラウンドのレジメンだけの群と比較した。研究参加者で CD4 が＞100/mm^3，かつ / あるいは，HIV RNA が＜10 万コピー /mL だった場合は enfuvirtide があろうとなかろうと治療に反応しやすかった(HIV Clin Trials 2005；6：281-90)。さらに予測因子としては，最適化されたバックグラウンドのレジメンにいくつ活性をもつ薬が入っているか，がある。

2. スイッチを遅らせる戦略

たくさんの耐性がある患者でも臨床的には安定

していることもある。比較的 CD4 が保たれているのだ。もし，2 つの完全に活性のある薬が選択できない場合，スイッチをあえてやめて活性のある薬のクラスをとっておくと，続けて単一治療を行ってさらに耐性を選択するリスクを減らしてくれる。このスイッチを遅らせる戦略は CD4 が臨床的に安全な範囲(＞ 200/mm^3)で，患者がこれを受け入れてくれ，診察検査のモニタリングを順守してくれる場合には正当化できる。このアプローチのリスクとしては，さらに耐性突然変異の選択をしかねないことで，未来の選択肢がなくなってしまいかねない。それに，スイッチを遅らせると臨床アウトカムがより悪いことが示されている(AIDS 2008；22：2097-106)。レジメン失敗の後，スイッチを遅らせるのは一般的にはやめておいたほうがよい。2008 年以降，耐性ウイルスにも活性のある新しい薬が出ているのだから。もし，スイッチを遅らせることが不可避の場合，たとえば，患者が変更を拒んでいる等の場合，医療者はレジメンがさらに耐性突然変異を選択しにくいものであることを確認すべきだ(以下，レジメンを「ホールドする(保っておく)」やり方を参照)。

3. レジメンを「ホールドする(保っておく)」やり方

患者が治療をスイッチ(変更)できないとき(アドヒアランス，経済的な問題，2 つの活性のある薬が手に入らない)，臨床的安定を維持するために現行のレジメンを続けることはリーズナブルである。これを「ホールドする」と呼ぶときがある。ウイルス抑制が不完全なため，「ホールドする」レジメンは以下のようでなければならない：(1) 少なくとも 2 つのヌクレオシド / ヌクレオチド(nucleoside / nucleotide reverse transcriptase inhibitor：NRTI)，その 1 つは 3TC か FTC，(2) ブースト PI で飲めるもの。ウイルス抑制が完全でないとき，NRTI は特に HIV RNA を低く保つのに重要である(J Infect Dis 2005；192：1537-44)。NNRTI が抗ウイルス効果やその他の利益を耐性獲得後にもたらすというエビデンスはない。続けると，さらなる NNRTI 突然変異を選択し，このクラスの新しい薬(たとえばエトラビリン)が出たときに治療成功の可能性を損ねてしまいかねない。同様に，インテグラーゼ阻害薬も通常はやめるべきだ。ラルテグラビルやエルビテグラビル耐性株のなかには，ドルテグラビルに感受性があるものもあるからだ。

4. ブリップ(blips)

一過性の，低値の HIV RNA が検出されることがある。このことは強調しておきたい。時に「ブリップ」と呼ばれるが，ウイルスの失敗を意味しないことが多い。ある研究では，ウイルス抑制した 10 人の患者(HIV RNA ＜ 50 コピー / mL)で徹底的に 36 回の受診を 3 か月くらいに行い，分析した(JAMA 2005；293：817-29)。ウイルス価は 700 回以上測定したが，26 のサンプルで一過性の低値なウイルス血症がみられた。しかし，ブリップは将来の治療失敗を示唆せず，そこに耐性があることも意味しなかった。1 回のウイルス価で検出感度以上になったからといって，医師はそこでアクションを起こすべきではない。治療変更前には再確認が必要だ。対照的に，低い値のウイルス血症が持続している場合(＞ 200 コピー /mL で＜ 1,000 コピー /mL の HIV RNA)で，免疫能は回復している場合は，ウイルス耐性獲得のリスクが高く，将来ウイルスの失敗を起こしやすい(AIDS 2004；18：981-9)。最新の検出力の高い HIV RNA アッセイだと，低い値の HIV RNA(20 ～ 200 コピー /mL)をみつけることが多くなっている(J Acquir Immune Defic Syndr 2009 Feb 25)。こうした 20 ～ 200 コピー /mL の HIV RNA が繰り返し検出される患者において，研究のなかには将来のウイルスの失敗リスクが高まることを示唆するものもあるが，こういう患者をどうやって治療すべきかはわかっていない。今のところ，我々は新しい検査で HIV RNA が＜ 200 コピー /mL くらい新たに検出された患者では，繰り返し同じことが起きないかぎり治療を変更していない。

D. 免疫の失敗，臨床的失敗

免疫の失敗，臨床の失敗のほとんどはウイルスのリバウンドの後に起きる。特に，患者が完全に抗レトロウイルス療法をやめてしまった場合に多い。しかし，ウイルス抑制がうまくいっていても CD4 反応がほとんどない，それどころか下がってしまうこともまれにはある。免疫反応が芳しくない現象に寄与しているのは，加齢，C 型肝炎ウイルス共感染，肝硬変，PI ではなく NNRTI を使用している，ジドブジンの使用(これで白血球数全体が減ることがある)，そしてテノホビルとジダノシンの併用，である(J Infect Dis 2006 ; 193 : 259-68 ; Clin Infect Dis 2005 ; 41 : 901-5)。こうした，ウイルスが抑えられているのに CD4 の反応が芳しくないケースでは，たいていは患者の側に何か原因があるもので，特別な抗レトロウイルス療法がどうこういうことではない(Ahuja et al. Nat Med 2008 ; 14 : 413-20)。ウイルス抑制ができているのに CD4 反応が芳しくない患者のマネジメントに定見はない。これといった戦略が CD4 を改善させるというものも確立されていない。我々はどうしているかというと，抗レトロウイルス療法の変更は，そのどれかが CD4 反応を減じているとわかっている場合のみである(例：テノホビルと ddI とか，ZDV による白血球減少)。重要なのは，こうしたウイルス抑制がなされている患者は CD4 増加があまりなくても，臨床予後は同様の CD4 患者でウイルス血症が抑制されていない患者よりもよいことだ(Ann Intern Med 2000 ; 133 : 401-10)。ウイルス抑制があるのに AIDS 関連の合併症を起こすまで疾患が進行するのはまれである。たまにみられるとしても，それは免疫再構築炎症症候群(IRIS)である。つまり，すでに起こっている日和見感染に対する免疫反応は高められているのであり，新しい感染の獲得ではないのだ(Clin Infect Dis 2006 ; 42 : 418-27)。IRIS の場合は現行の抗レトロウイルス療法は継続すべきで，日和見感染も治療し，必要ならばステロイドなど炎症の治療を IRIS の症状に行う。

表 4.1 抗レトロウイルス治療失敗のマネジメント

失敗のタイプ	推奨アプローチ	コメント
ウイルスの失敗 過去の治療はほとんどないか，そんなに治療していない場合	アドヒアランスをチェック。レジメンの飲みやすさに問題がないかチェック。ジェノタイプ検査を行う。耐性検査結果や飲みやすさに応じてレジメンを新しくする	通常は耐性がないか，少ししかない。もし，耐性がみつからなければ，抗ウイルス薬再開後 2 ～ 4 週間で耐性検査リピートを考慮。NNRTI の場合，もし耐性がみつかったら中止すること。アドヒアランスがよければウイルス抑制できることが多い
以前にかなり治療歴がある	アドヒアランスをチェック。レジメンの飲みやすさに問題がないかチェック。耐性検査を行う。耐性の可能性が高い場合，特にプロテアーゼ阻害薬の場合は，フェノタイプや「バーチャル・フェノタイプ」，フェノタイプ・ジェノタイプのコンビネーションも考慮。CCR5 アンタゴニスト使用の可能性を考え，ウイルスのトロピズム・アッセイを行う。少なくとも 2 つの新しい活性のある薬を用い，新たなレジメンを選択する。もし，2 つの活性のある新しい薬がないときは，「ホールドして」治療を続ける	NRTI，NNRTI，PI に耐性がある場合，新しいレジメンは一般的に以下のようなものだ：(1) 少なくとも 1 つ，できれば 2 つの新しい薬を新たなクラスから選ぶ(インテグラーゼ阻害薬，CCR5 アンタゴニスト，あるいはフュージョン阻害薬)，(2) 耐性ウイルスに活性があるブースト PI(ダルナビルは通常，tipranavir より好まれる) PI 耐性が確認されている患者では，いくつかの研究で他の PI に比べてダルナビルがよかった(Lancet 2007 ; 369 : 1169-78 ; Lancet 2007 ; 370 : 49-58)。例外が 1 つあり，ウイルスでダルナビル耐性が明確に示され，かつ tipranavir への感受性が残っている場合である ホールドするレジメンは通常，3TC か FTC とブーストした PI からなる。NNRTI やインテグラーゼ阻害薬は絶対使ってはならない
HIV RNA ウイルス低値(20 ～ 200 コピー /mL)	アドヒアランスをチェック，薬物相互作用，この間に起きた他の疾患，最近の予防接種をチェック。3 ～ 4 週後に再検を検討	HIV RNA が検出感度以下になった後の低値ウイルス血症(「ブリップ」)では，治療の変更は必要ない。繰り返し検査して，それでも HIV RNA が検出され，＞ 200 コピー /mL のときは，

(次ページへ続く)

表 4.1 抗レトロウイルス治療失敗のマネジメント(続き)

失敗のタイプ	推奨アプローチ	コメント
HIV RNA ウイルス低値(20 〜 200 コピー/mL)(続き)		上記のように耐性検査を行い，結果に応じて治療する。繰り返し検査して，20 〜 200 コピー/mL のときは，最良のマネジメント戦略は不明である。我々は現在のところ，治療を変えたりはしていない
免疫の失敗 HIV RNA 検出できる	アドヒアランスをチェック。レジメンの飲みやすさに問題がないかチェック。もしアドヒアレントでなければ，それを阻んでいる障壁を取り除いてから同じ治療を再開。もしアドヒアレントなら，耐性検査して，上述のように治療変更	HIV RNA が治療前のベースラインまで戻ったら，アドヒアランスの欠如がいちばんありがちな原因
HIV RNA は抑制されている	CD4 反応が芳しくない原因として説明可能で介入可能なものを探す(慢性 HCV，ZDV や TDF + ddI で治療)。もし介入可能なものがなければ，現行治療を続行	HIV RNA が抑制されている患者で免疫の失敗が起きている場合の予後は，同様の CD4 でウイルスが検出されている場合よりもよい
臨床的失敗 HIV RNA が検出できる	適切な治療薬で OI を治療。抗レトロウイルス療法のアドヒアランスをチェック。レジメンの飲みやすさに問題がないかチェック。耐性検査を行い，検査結果と治療のその他のオプションに基づき，新しいレジメンを選択	OI(ただし IRIS は除く)は抗レトロウイルス療法にのっていない患者に起こるのが常だ。その原因はアドヒアランスの悪さか，レジメンの飲みにくさか，あるいはその両方だ
HIV RNA は抑制されている	現行の抗レトロウイルス薬は続行。OI を適切な治療薬で治療。症状が続き，IRIS らしければ追加でステロイドを使用	ベースラインの CD4 が低ければ(200/mm^3 未満)，IRIS がいちばん可能性が高い。効果あるレジメンを開始してから週，月の単位で発症するのが普通だ。IRIS はほとんどすべての OI で報告されている。HIV RNA が抑制されたままで真に疾患が進行するのは普通ではない。IRIS は抗レトロウイルス療法の失敗の徴候と考えるべきではない

CCR = CC ケモカインレセプター，IRIS =免疫再構築炎症症候群，OI =日和見感染

耐性検査の原則

HIV 薬剤耐性は普通，ウイルスを抑制できていない抗レトロウイルスレジメンの結果起きる。たまに，耐性株の伝播によって起きる耐性もある。ウイルス増殖が続いている患者で，抗レトロウイルス薬を飲んでいる場合，薬物耐性頻度は高い。HIV 感染した米国の成人のランダムなサンプルによると，NRTI 耐性は 71% のサンプルに，PI 耐性が 41% に，NNRTI 耐性が 25%に，そして 3 つのクラスすべての耐性が 13% にみられた(AIDS 2004；18：1393-401)。研究によると，新たな抗レトロウイルス薬レジメンを始める前に耐性があると，そのレジメンが失敗する可能性が高くなる。耐性検査の情報を得てから選択した治療では，短期でのウイルス的アウトカムは耐性検査なしに比べてベターだった。

耐性検査は非常に複雑な診断戦略で，その効果を最大にするには患者の治療歴を徹底的に洗い出すこと，耐性検査の強みや弱みも理解しておくことが必要だ。耐性のジェノタイプやフェ

ノタイプ両方の耐性基準は絶え間ない評価と更新が行われている。だから，最新のガイドラインを参照することが大切だ。たとえば，国際エイズ学会(International AIDS Society)が出しているものなど(www.iasusa.org/tam/article/update-drug-resistance-mutations-hiv-1-march-2013；Appendix 1 を参照)。

患者の耐性検査の履歴では，特定の突然変異が意味するところは，その耐性が薬の選択圧がなくなっても続くであろうということで，さらにはその突然変異は通常の耐性検査ではもうみつからないだろう，ということである。たとえば，M184V 突然変異は 3TC や FTC 治療で選択されるが，こうした薬をやめてしまうと，もう耐性検査では捕まらない。しかし，こうした突然変異をもっているウイルスは「そこに残っていて」，こうした薬を再開すると再び顕在化するのだ。文字どおり何百もの突然変異が記述されているが，ある特定の突然変異や，突然変異のいくつかのパターンが，ほかのものよりもより多くみられ，また重要である。そういうのが以下に論じられている。

耐性の存在と特定の薬への反応はいつも絶対というわけではない。たとえば，たとえウイルスがいくつかの重要な PI 耐性突然変異を起こしたとしても，リトナビルでブーストした PI だとしっかりと抗ウイルス効果を残しているかもしれない。これは，達成した薬の濃度が，こうしたウイルス株を阻害するのに必要な濃度を超えているためだ。また，ある薬(特に，ダルナビル，エトラビリン，tipranavir)は，同じクラスの他の薬に耐性がある多くのウイルスに活性を残すよう開発されている。NRTI では，3TC(おそらく FTC も)が重大な *in vitro* の耐性を獲得した後も，HIV RNA は減らし続けることがわかっている(Clin Infect Dis 2005；41：236-42)。というわけで，またほかにもいろいろな要素があるのだが，抗ウイルス薬の耐性が広がっても抗レトロウイルス療法を継続していても，ウイルス，免疫，臨床アウトカムはよくなったりするのだ。

耐性検査の種類

2 種類の耐性検査をオーダーできる。ジェノタイプとフェノタイプだ。ジェノタイプ検査は特定の薬の耐性に関係した突然変異を説明するものだ。フェノタイプ検査は個々の薬が患者から得られたウイルスを阻害できるかどうか測定するものだ。2 種類の耐性検査の利点，欠点は表 4. 2 に説明している。

A. ジェノタイプ検査

耐性検査の適応があるとき，ほとんどの診療現場では，ジェノタイプ検査がフェノタイプ検査よりも好まれる。より多くの研究でジェノタイプ検査の的中率が検証されており，治療に寄与するからだ。ジェノタイプ検査は比較的容易に検査室間で標準化されており，比較的安価で，結果も速く出る。標準化されたジェノタイプ耐性検査は，NRTI，NNRTI，PI の結果を提供できる。インテグラーゼ阻害薬のジェノタイプ耐性検査は別オーダーである。

B. フェノタイプ検査

フェノタイプ検査は通常，ジェノタイプと同時に行われるが，以下の臨床シナリオで特に価値がある：(1) 特定のウイルス株で，検査室でのシークエンシングが困難な場合；(2) ジェノタイプの結果が非常に複雑だったり矛盾する場合。特に，複数の PI 耐性のケース；(3) PI の治療薬物モニタリングと一緒に使う場合(現在米国ではめったに用いない)。フェノタイプ検査は tipranavir やダルナビルを使うかどうか決めるときに特に有用だ。PI にかなり耐性な株でもいちばん活性があるからだ。そのような場合，tipranavir とダルナビルの活性をジェノタイプ検査をもとに予測するのはしばしば困難である。対照的に，フェノタイプ検査が出す臨床カットオフは，ある薬が十分活性があるか，部分的に活性があるか，活性がないか詳細を出すことができる。

表 4.2 耐性検査：ジェノタイプ vs. フェノタイプ

方法	利点	欠点
ジェノタイプ検査	・迅速(1～2週間) ・フェノタイプより安価 ・フェノタイプ(表現形)としての耐性よりも早く突然変異をみつけることができる ・多くの商用，学術施設でできる ・耐性ウイルスとワイルドタイプの混在している場合，フェノタイプよりも感度がよい。特に治療を受けていないとき ・FDA が承認した 2 つの検査がある(TRU-GENE™，ViroSeq®)	・耐性の間接的な検査である ・突然変異のなかには意味がわかっていないものもある ・少数派のウイルスでは(サンプルの＜20～25%)検出できない ・突然変異の複雑なパターンは解釈困難なときがある ・結果の解釈は検査施設によって違う
フェノタイプ検査	・直接定量的に耐性を検査できる ・どの抗レトロウイルス薬にもこの方法は使える。ジェノタイプと関連する耐性がはっきりしない新しい薬でも使える ・突然変異同士の相互作用も見積もることができる ・非 B の HIV サブタイプでも正確である ・ワイルドタイプ株と比べて今後増えるであろう耐性ウイルスの増殖能も見積もることができる	・検査法ごとに，感受性のカットオフが標準化されていない ・臨床的なカットオフが決定されていない薬もある ・少数派のウイルスでは(サンプルの＜20～25%)検出できない ・技術的に複雑で時間がかかる(3～4 週間) ・ジェノタイプより高価 ・米国では 2 か所でしかできない(Monogram と Virco)

C. 耐性検査のその他のオプション

フェノタイプ検査を行っている会社の 1 つ(Monogram)は，フェノタイプ / ジェノタイプを組み合わせた検査を提供している。これを「フェノセンス GT®(PhenoSense GT®)」という。この検査はいちばん完全な耐性状況を出すことができ，みつかった突然変異と *in vitro* の感受性の関係も直接出している。組み合わせ検査は商用の検査で現在販売しているなかでいちばん高額である。他の会社(Virco)は，時に「バーチャル」フェノタイプ(“virtual” phenotype)と呼ばれる検査を提供している。“VircoType HIV” と呼ばれており，標準的なジェノタイプの結果を使って，データベースでのフェノタイプとみつかった突然変異の関係をもとに薬剤感受性を予測している。ただし，2013 年 12 月にこの会社は検査の提供を中止した。

D. コレセプター・トロピズム・アッセイ

CD4 細胞に入る HIV は CD4 レセプターと，CCR5 レセプター(R5 指向性ウイルス)あるいは CXCR4 レセプター(X4 指向性ウイルス)のどちらかを使っている。R5 指向性ウイルスが通常伝播され，早期の感染では大部分を占めている。時間が経つと，ウイルスは両方のレセプターを使うようになる(デュアル指向性)。あるいは R5 と X4 ウイルスの混成体となる。CCR5 アンタゴニスト薬のマラビロクは R5 指向性ウイルスにしか活性がない。その結果，これを使いたいときは，コレセプター・トロピズム・アッセイを検査すべきだ。マラビロクを使っていてウイルスの失敗を経験した患者であれば，この検査を繰り返すのも理にかなっている。

現在使われているトロピズム・アッセイは Monogram フェノタイプの応用である。結果は 3～4 週間で返ってきて，R5 指向性ウイルスか，デュアルあるいは混在の指向性(D / M)か，あるいは X4 指向性かを教えてくれる。報告書はまた，CCR5 アンタゴニストが活性があるかどうかのサマリーも教えてくれる。このアッセイの第 2 バージョンが，ウイルス抑制を達成した患者でも可能である。マラビロクを含むレジメンに，副作用のために変更しなければならないとき，かつ以前にトロピズムを検査していない場合に有用だ。重要なのは，この第 2 のアッセイの臨床的なバリデーションが行われていないことだ。最後に，ジェノタイプ・トロピズム・アッセイが Quest Laboratories から出ている。これはフェノタイプアッセイと似たような情報を提供するが，1～2 週間で結果が出て，フェノタイプよりも安価である。

耐性検査の適応とアプローチ

1990 年代後半から耐性検査が導入されたが，耐性検査の適応は劇的に広がった（表 4.3）。耐性検査は今やほとんどすべてのセッティングで，患者が治療を始めたり変更するときや，HIV RNA が検出されたときに適応となる。HIV 薬物耐性検査のアプローチの一法が図 4.1 に示されている。

表 4.3 耐性検査が推奨される臨床のシチュエーション・サマリー

臨床セッティング	コメント
治療開始前 プライマリー（急性早期）感染	耐性検査が推奨される。耐性検査結果が出る前に治療を始める場合は，初期治療は耐性検査結果をみて変更できる
慢性 HIV-1 感染の初期評価	耐性検査が推奨される。治療を遅らせる場合も必要だ。治療しないで時間が経つと，ワイルドタイプ株（野生株）が薬剤耐性株を乗っ取ってしまうかもしれないからだ
慢性 HIV-1 感染の治療開始時	耐性検査は推奨される。治療されていないベースラインで HIV-1 薬剤耐性をもつ慢性感染患者が増えているからだ。ただし，すでにデータがあったり，サンプルが検査のために保存されている場合は別だ
抗レトロウイルス薬で治療している患者のウイルスの失敗	耐性検査が推奨される。治療変更の決定は治療歴，新しい，そして（もし入手できるなら）過去の耐性結果，アドヒアランスの評価や可能性ある薬の相互作用を総合的にみて決める
妊婦で[a]	母体を治療し，母子感染を防ぐための，効果的な治療を開始する前に耐性検査が推奨される
その他の検討事項と一般的な推奨	曝露後予防では，治療歴とソースからの耐性データ（入手できれば）を参照する HIV-1 血中 RNA が急に上がった場合は重複感染かもしれない。それは薬剤耐性ウイルスかもしれない 薬剤耐性を検査するサンプルは少なくとも 500 HIV-1 RNA コピー /mL ないと，シークエンシングに必要な PCR 増幅がうまくできない 耐性検査の血液は，可能ならば失敗しているレジメンにのっているときに採血したほうがよい 耐性検査は適切な研修を受け，資格を得て，定期的にチェックしている検査室で行うべきだ ジェノタイプとフェノタイプ検査の結果は抗レトロウイルス療法と薬剤耐性パターンの知識がある人物が解釈すべきだ
	阻害定数（inhibitory quotient）を用いた検査は臨床意思決定に推奨されない★

[a] もし耐性検査が妊娠前に行われていれば，耐性検査の再検が必要かは臨床的判断を必要とする。

(Antiretoroviral Drug Resistance Testing in Adult HIV-1 Infection : 2008 Recommendation of an International AIDS Society-USA panel. Clin Infect Dis 2008 ; 47 : 266-85. より改変)

★ 訳注：トラフの濃度を半数阻害濃度（IC50）で除したもの。

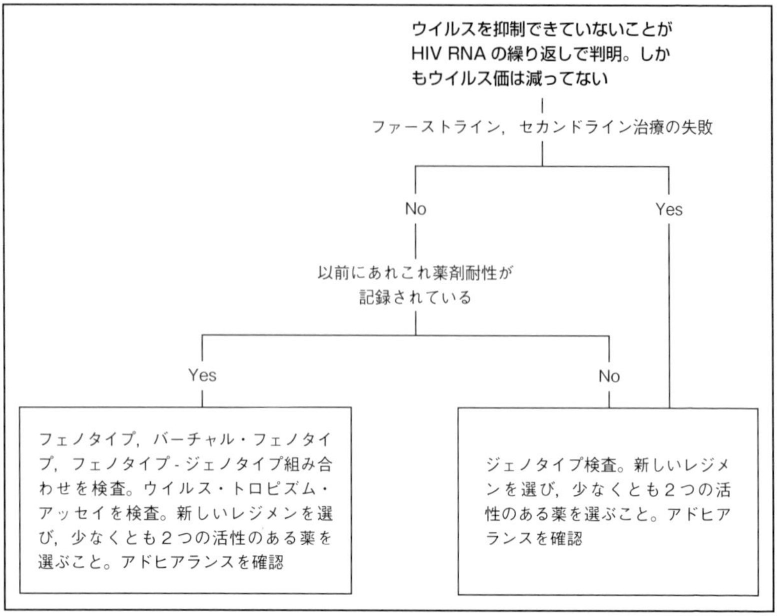
ウイルスを抑制できていないことがHIV RNA の繰り返しで判明。しかもウイルス価は減ってない
ファーストライン，セカンドライン治療の失敗
No
Yes
以前にあれこれ薬剤耐性が記録されている
Yes
No
フェノタイプ，バーチャル・フェノタイプ，フェノタイプ - ジェノタイプ組み合わせを検査。ウイルス・トロピズム・アッセイを検査。新しいレジメンを選び，少なくとも２つの活性のある薬を選ぶこと。アドヒアランスを確認
ジェノタイプ検査。新しいレジメンを選び，少なくとも２つの活性のある薬を選ぶこと。アドヒアランスを確認

図 4.1 HIV 薬剤耐性検査のアプローチ

重要なジェノタイプ耐性パターン

〔Appendix 1：HIV-1 の薬剤耐性突然変異（225 ページも参照）〕

A. ヌクレオシド / ヌクレオチド逆転写酵素阻害薬（NRTI）

1. 3TC / FTC：M184V

・M184V は抑制できていない治療レジメンで急速に現れる（日, 週の単位で）。このために，3TC や FTC に対するウイルスの耐性がどんどん増えていく。M184V だけで，ウイルスのアバカビルや ddI に対する感受性も減らすが，こうした薬の場合は M184V があっても臨床的には意味のある抗ウイルス効果を残している。研究のなかには（例：N Engl J Med 2006；43：535-40），治療失敗の M184V の出現率は FTC で 3TC より低かったと示唆するものもある。おそらくは FTC の長い半減期とより強い抗ウイルス作用のためである

・この耐性にもかかわらず，3TC / FTC のあるレジメンでは，意味のある抗ウイルス活性がしばしば長期間残っている。よくある説明としては，以下がある：(1) M184V が他の NRTI，特に ZDV，d4T，テノホビルのウイルス感受性を増すから；(2) M184V のあるウイルスはワイルドタイプのウイルスに比べ，増殖能が低くなっているから；(3) 高レベルのフェノタイプの耐性があっても，3TC / FTC は抗ウイルス効果を発揮しているから

・3TC / FTC 耐性の速い獲得，M183V 突然変異の別の利益の可能性，こうした薬が実に飲みやすいことを組み合わせると，臨床的なジレンマが生じてくる。耐性があっても 3TC / FTC は続けるべきか？ 我々の実臨床では普通，患者に高度耐性があっても

3TC / FTCを続けている。ウイルスのフィットネスがM184V突然変異により減ることの利益があるかもしれない。このようなやり方を支持するデータは，3TCを飲んでM184Vのある患者は，3TCをやめるとHIV RNAが激増する，というものである（Clin Infect Dis 2005；41：236-42；AIDS 2006；20：795-803）

2. ZDV / d4T：チミジンアナログ突然変異（TAM）

- チミジン関連の突然変異は，M41L，D67N，K70R，L210W，T215Y，そしてK219Q，である
- TAMsはZDVやd4Tを含んでいるレジメンでゆっくりだんだんと発現する。ZDVとd4Tを3TCやFTCと組み合わせて初期治療を行うと，M184V突然変異はTAM出現の前に起きるのが普通だ
- 他の抑制できていないレジメン同様，普通，患者がZDVかd4Tを含むレジメンにのり，かつHIV RNAが検出されている時間が長いほど，TAMの数は増えていく
- ZDVとd4Tの耐性の程度は，他のNRTI同様，TAMの総数による。1，2個のTAMはZDVやd4Tの感受性を下げるかもしれない。3つ以上のTAMがABC，ddI，TDFの感受性（そしてウイルスの反応）を減らすのには普通必要だ（注意：M184Vと1つだけのTAMでは，ABCのウイルス感受性は落ちる）
- しばしば，患者は2つのTAM経路のどちらかをたどる：(1) M41L，L210W，T215Y：よく起きるタイプのTAMで，他のNRTI全部（TDF含む）など広い耐性に関係する。(2) D67N，K70R，K219Q：耐性レベルは低い。TDFだと治療効果は残っている

3. テノホビル：K65R

- K65Rは*in vitro*でのテノホビル，3TC，ddI，アバカビル感受性を減らす。以前，ZDVやd4Tで治療して関連するTAMがある場合，K65Rが起きるのはまれだ
- 上記のTAM同様，典型的なレジメンでTDF，3TCやFTC，それにEFVを使っている場合，最初に起きる突然変異はM184Vだ（3TCやFTCに選択される）。次いでNNRTI関係の突然変異が起きる。抑制されていない治療を続けていると，K65Rもまた発生する可能性があるのだ
- M184VやK65R突然変異があると，NRTIの広範な耐性となる（複数のTAMと同じだ）。K65R突然変異をもつウイルスはZDVには感受性を保つ。時にそれは「過度に感受性がある（hypersusceptible）」であり，ZDVはワイルドタイプに比べ，K65R突然変異があったほうがより活性があるのだ
- HIVサブタイプCとBでは，K65Rはとても出やすい。サブタイプCはアフリカで多く，Bは北米や西ヨーロッパで多い
- M184V同様，*in vitro*のデータでは，K65Rは増殖能が落ちており，両方あると，単独よりもさらに増殖能が落ちている
- K65Rは治療ナイーブな患者がアバカビル，ddI，d4Tを含む初期レジメンを投与されると発生することもある。しかし，実際に多いのはd4Tが選択するTAMであり，ddIやアバカビルが選択するL74Vである

4. アバカビル，ddI：L74V

- アバカビルやddIの初期治療（3TCかFTCが入っている）でのウイルスの失敗は第1にM184V突然変異だが，次に多いのはL74Vだ
- L74VはABCやddIの感受性を下げる。ZDVは完全に感受性のままだ。TDF活性に関するデータはまちまちだ

5. 複数のヌクレオシド耐性パターン：Q151MとT69ins

- 3剤併用時代以前には，Q151MとT69挿入変異パターン（T69ins）がZDV / ddIやd4T / ddIのあるレジメンに長く曝露されていると発生し，ウイルスの失敗につながっていた
- こうした突然変異パターンは今日ではまれだ
- Q151Mはテノホビルを除くすべてのNRTIの感受性を減らす
- T69insが1つかそれ以上のTAMと併存すると，すべてのNRTI（TDF含む）の感受性が落ちる

B. 非ヌクレオシド逆転写酵素阻害薬（NNRTI）

NNRTIでの治療失敗はすぐにNNRTI関連耐

性変異を選択する。こうした変異は，一般的に2つの重要な特徴をもつ：(1) ほとんど完全な抗ウイルス活性の喪失(3TCやFTC耐性とは異なる)，(2) ネビラピン，デラビルジン，エファビレンツの交差耐性が多い。その結果，こうした古いNNRTIを続けることは，耐性が発生した後は不可能になるのだ。エファビレンツで選択される，いちばん多い耐性変異はK103Nである。ネビラピンはしばしばY181Cを選択する。例外はZDVと投与しているときだけだ。NNRTIを使っていて，比較的少ない変異は，L100I，V106A / M，Y181C / I，Y188L，G190S / A，M230L，である。

エトラビリンは，NNRTI耐性ウイルスのいくつかに臨床的に効くことが初めてわかったNNRTIである。DUET研究では，治療経験のある患者でNNRTI耐性がわかっている場合に，エトラビリンかプラセボが投与された。彼らはまた，最適化されたバックグラウンドのレジメンを投与され，そこにはDRV ＋ RTVと研究者が選択した他の薬が入っていた。24週後，ウイルス価とCD4値のデータはエトラビリンが入っていたほうがプラセボより有意によかった(Lancet 2007；370：39-48)。この研究では，エトラビリンの効果は少なくとも以下の3つの突然変異があるとなくなってしまった。これはIAS-USAのセットにも記載があるが，V90I，A98G，L100I，K101E / P，V106I，V179D / F，Y181C / I / V，そしてG190A / S，である。さて，ベースラインにK103N突然変異がある場合 ── これはエファビレンツの治療失敗のときにいちばんみられる変異であるが ── エトラビリンの薬効は減らさないことは大切だ。

最新のNNRTIであるリルピビリンがいちばん選択しやすいのはE138K耐性変異だ。この突然変異は他のすべてのNNRTIの感受性を下げてしまい，エトラビリンも例外ではない。E138K突然変異のある患者の治療戦略は，少なくとも2つの活性のある薬をNNRTIクラス以外から選ぶこと，になる。

C. プロテアーゼ阻害薬(PI)

1. ネルフィナビル：D30N

・ネルフィナビルのあるレジメンのウイルスの失敗は，D30N変異がいちばん多く，時にN88Dを伴う。NFV高度耐性がこれで確定してしまうが，他のPIはウイルスへの活性を残している。
・他のPI，特にリトナビルで「ブースト」した場合はD30N変異でのウイルスの失敗の後でのサルベージ療法として使えることが臨床試験でわかっている。この戦略の理論的な欠点としては，3TCや他のNRTIベースの突然変異もしばしば併存していることである
・ネルフィナビルの治療失敗の原因として比較的まれなのは，L90M変異の選択だ。これはD30Nよりも広いPI耐性を起こす。L90M経路はサブタイプB以外のウイルスで多い。米国や西ヨーロッパ以外ではこのサブタイプが多い

2. アタザナビル：I50L

・以前PI治療を受けていない場合，ブーストしてないアタザナビルはI50L変異を選択する。通常は3TCや他のNRTI耐性を獲得した後の話だ。ネルフィナビルのD30N同様，I50LはATVの感受性を減らすが，他のPIは関係ない
・フェノタイプ検査では，I50LのあるウイルスはしばしばほかのPIの感受性が増している。つまり，ATVでないPIはワイルドタイプ株よりもこのウイルスではよく効くのだ。この現象の臨床的な意味は不明である。ATV失敗後のPIを評価した比較試験がないからだ
・PI経験者がATVで治療されたときはI50L選択はまれだ。もっと典型的なPI突然変異が起きる
・治療ナイーブな患者でのブーストしたATVに選択される耐性パターンは今のところわかっていない。ある研究によると，ブーストしたATVでは，PI耐性変異やウイルスのリバウンドはみられなかった。これは他のブーストしたPIでも同様だ(このことは2006年，コロラド州デンバーで行われた第13回CROYで発表された。アブストラクト番号107LB)

3. ホスアンプレナビル：I50V

・ブーストしていないFPVはI50V変異を選択するかもしれない。これは(NFVやATV同様)，ある程度NRTI耐性があるなかで起

きるのが常だ

・I50V は，ロピナビル，リトナビル，ダルナビルの感受性を減らす。他の PI は活性を残している。少なくともフェノタイプで検査した限りでは

・I50V が出た後で PI を使う方法や，他の FPV 失敗パターンは比較対照試験で吟味されていない

・ブーストしていないホスアンプレナビルは，ダルナビルとの交差耐性を確定するような突然変異を選択する可能性があり，これは避けたほうがよい(ダルナビルは治療経験患者ではいちばん大事な PI なのだ)。

4. 一般的なプロテアーゼ阻害薬耐性変異：L10F / I / R / V，V32I，M46I / L，I54V / M / L，V82A / F / T / S，I84V / A / C，L90M

・上記の変異がだんだん増えてくると，米国食品医薬品局(FDA)が承認するすべての PI に対して広範な PI 耐性を獲得することが多い

・上記の 4 つ未満の変異では，リトナビルブーストしたアタザナビルやロピナビルは似たようなウイルス活性をもっていた。4 つ以上では，ロピナビルのほうがより活性があった(AIDS 2006 ; 20 : 847-53)

・どのような PI 耐性がある患者でも新しいレジメンを考慮する場合は，一般的にフェノタイプ検査のほうがより好ましい。「バーチャル・フェノタイプ」もフェノタイプが使えないときは許容範囲内の選択肢だ。tipranavir とダルナビルは現在のところ，PI 耐性ウイルスに対していちばん活性が高い。ダルナビルのほうが好まれることが多く，それは飲みやすい，安全，薬物相互作用が少ない，といった理由のためである

・ダルナビル関連の耐性変異は，V11I，V32I，L33F，I47V，I50V，I54L / M，T74P，L76V，I84V，L89V，である。患者がこのような変異を全くもっていないときは，1 日 1 回のダルナビル / リトナビルで治療することが可能である(800/100 mg 1 日 1 回。AIDS 2011 ; 25 : 929-39)。こうした変異が 1 つ以上あるときも，ダルナビルの感受性はフェノタイプでみると，部分的に，あるいは全部残っている。その場合は 1 日 2 回のダルナビル / リトナビルを飲むべきだ(600 / 100 mg 1 日 2 回)

D. インテグラーゼ阻害薬耐性

他の抗レトロウイルス薬のクラス同様，ラルテグラビルやエルビテグラビルの治療失敗は，こうした薬の耐性を決定する突然変異を選択する可能性がある。臨床試験や実臨床でのインテグラーゼ阻害薬の使用が最適な抗レトロウイルス薬使用戦略理解が進んだ後で起き，複数の活性ある薬を導入したため，このクラスの薬での耐

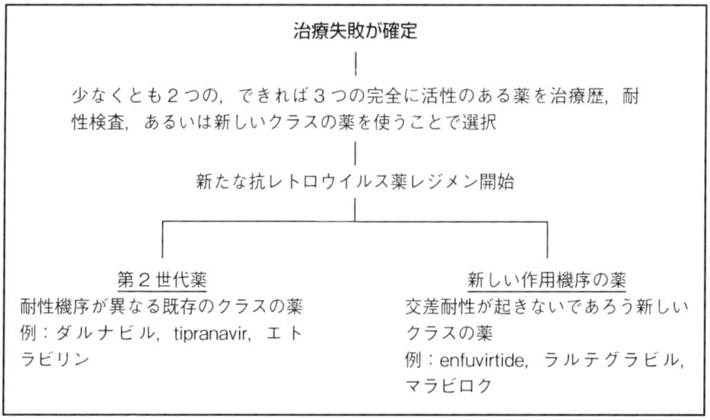

図 4.2　ウイルスの失敗かつ複数クラスの耐性がある場合の患者へのアプローチ

(Department of Health and Human Services Panel on Antiretroviral Guidelines for Adults and Adolescents. Aidsinfo.nih.gov. より改変)

性は相対的にまれである。

ラルテグラビルの耐性パターンは，主な変異が Q148H / K / R，N155H，あるいは Y143R / H / C で起きたときにできる。これにいくつかのマイナーな変異が重なると，感受性はさらに下がる。エルビテグラビル治療失敗でいちばん起きやすい最初の変異は E92Q だ。ラルテグラビルとエルビテグラビルの交差耐性も想定できる。つまり，いったんどちらかで耐性が発生したら，同じクラスの他の薬にスイッチしても実質的な抗ウイルス効果は期待できない，ということだ。対照的に，インテグラーゼ阻害薬のドルテグラビルは，多くのラルテグラビルやエルビテグラビル耐性ウイルスに活性を残している。ドルテグラビルは 148 で突然変異を起こし，ほかにも変異が重なると活性がいちばん落ちやすい。

Chapter 5
日和見感染(OI)の予防と治療[★1]

★1 訳注：日本で承認されていないHIV / AIDS治療薬や日和見感染治療薬は，熱帯病治療研究班かエイズ治療薬研究班(それぞれ略称)で入手可能である。

熱帯病治療薬研究班の保持するエイズ関連薬提供医療機関については，HP参照のこと(trop-parasit.jp/index.html)。　閲覧日：2015年7月29日

以下，承認されているが日本にない剤形はカナ(原語)，未承認の薬剤は原語(カナ)で示した。

・nitazoxanide(ニタゾキサニド：クリプトスポリジウム症)
・pyrimethamine(ピリメタミン：トキソプラズマ症)
・sulfadiazine(スルファジアジン：トキソプラズマ症)

エイズ治療薬研究班の保持するエイズ関連薬については，HP参照のこと(labo-med.tokyo-med.ac.jp/aidsdrugmhlw/pub/portal/top/top.jsp)。閲覧日：2015年7月29日

・ジドブジン(zidovudine)点滴薬(HIV感染症)
・ジドブジン(zidovudine)シロップ(HIV感染症)
・ラミブジン(lamivudine)経口液剤(HIV感染症)
・アバカビル(abacavir)経口液剤(HIV感染症)
・amprenavir経口液剤(アンプレナビル：HIV感染症)
・ネビラピン(nevirapine)シロップ(HIV感染症)
・ST合剤経口液剤(ニューモシスチス肺炎)
・pyrimethamine(ピリメタミン：トキソプラズマ症)
・sulfadiazine(スルファジアジン：トキソプラズマ症)
・cidofovir(シドフォビル：サイトメガロウイルス感染症)

日和見感染の予防

HIV 感染者は免疫抑制のない患者にはみられない感染性の合併症のリスクが高い。こうした日和見感染(opportunistic infection：OI)は，免疫系の破壊の程度(CD4 の低下がそれを示すのだが)に応じて発症する。市中感染(たとえば，肺炎球菌(*Streptococcus pneumoniae*)による肺炎)はどんな CD4 値でも起こりうるが，「古典的な」HIV 関連の日和見感染 ── ニューモシスチス肺炎(*Pneumocystis jirovecii*(*carinii*) pneumonia：PCP)，トキソプラズマ症，クリプトコッカス症，播種性 MAC(*Mycobacteirum avium* complex)症，サイトメガロウイルス(cytomegalovirus：CMV) ── は一般に CD4 がかなり低下しないと起きない。特に，CD4 が $> 200/mm^3$ の HIV 患者で PCP をみることはまれであり，CMV や播種性 MAC 症は CD4 が $50/mm^3$ 未満になって起きるのが典型的だ。さらに，抗レトロウイルス療法(anti-retroviral therapy：ART)にのっている患者では日和見感染はとてもまれであり，CD4 とは無関係にそうなのである。予防の適応と個別の予防法については表 5.1 にまとめ，表 5.2 に詳細を載せた。米国公衆衛生サービス(US Public Health Service)と米国感染症学会(Infectious Diseases Society of America)が，HIV 感染者の日和見感染予防と治療のガイドラインを出している。最新版は 2013 年 7 月 17 日のものである(aidsinfo.nih.gov/guidelines/html/4/adult-and-adolescent-oi-prevention-and-treatment-guideline/318/introduction)。

表 5.1　特に重要な日和見感染予防のまとめ
(詳細は表 5.2 を参照)

感染	予防投与の適応	介入
PCP	CD4 $< 200/mm^3$	ST 合剤(スルファメトキサゾール・トリメトプリム)
結核(*Mycobacterium tuberculosis*)	ツベルクリン反応(ツ反) > 5 mm 以上の硬結(現在，あるいはかつての)，活動性結核との接触	イソニアジド(INH)
トキソプラズマ症	IgG 抗体陽性，かつ CD4 が $< 100/mm^3$	ST 合剤
MAC 症	CD4 $< 50/mm^3$	アジスロマイシン
肺炎球菌(*Streptococcus pneumoniae*)	CD4 $> 200/mm^3$	肺炎球菌多糖体(ポリサッカライド)および結合型ワクチン
B 型肝炎	抗体のない患者	B 型肝炎ワクチン
A 型肝炎	抗体のない患者	A 型肝炎ワクチン
インフルエンザ	すべての患者	毎年のインフルエンザ・ワクチン
水痘帯状疱疹ウイルス(varicella zoster virus：VZV)	CD4 $> 200/mm^3$，VZV 抗体陰性	水痘ワクチン

表 5.2　日和見感染の最初のエピソードを防ぐための予防

病原体	適応	第 1 選択	代替案
ニューモシスチス肺炎 (PCP)	CD4 < 200/mm^3 か，口腔咽頭カンジダ症 CD4 < 14%か，AIDS 指標疾患の病歴 CD4 > 200/mm^3 だが，< 250/mm^3。かつ，CD4 検査を 1 〜 3 か月おきに行うことができない 注意：pyrimethamine[★1] / sulfadiazine[★1] をトキソプラズマ症の治療や二次予防に用いている患者は，追加の PCP 予防は必要ない	ST 合剤 double strength (DS) 1 日 1 錠か，single strength (SS) 1 日 1 錠[★2]	ST 合剤 DS 1 錠を週に 3 回経口 **あるいは** ダプソン（ジアフェニルスルホン）100 mg 1 日 1 回経口か，50 mg を 1 日 2 回経口 **あるいは** ダプソン 50 mg 1 日 1 回経口＋ pyrimethamine 50 mg 週に 1 回＋ロイコボリン 25 mg 週に 1 回経口 **あるいは** ダプソン 200 mg 週に 1 回経口＋ pyrimethamine 75 mg 週に 1 回経口＋ロイコボリン 25 mg 週に 1 回経口 **あるいは** ペンタミジン吸入 300 mg を Respigard II™ ネブライザーを用いて月に 1 回 **あるいは** アトバコン 1,500 mg 1 日 1 回経口 **あるいは** アトバコン 1,500 mg 1 日 1 回経口＋ pyrimethamine 25 mg 1 日 1 回経口＋ロイコボリン 10 mg 1 日 1 回経口
トキソプラズマ (*Toxoplasma gondii*) 脳炎	トキソプラズマ IgG 陽性患者，かつ CD4 が< 100 /mm^3 抗体陰性の患者でトキソプラズマ症に活性のない PCP 予防薬を飲んでいる患者は，CD4 が< 100 /mm^3 に下がったら再度抗体を測ること 抗体陽性化したら予防を始めなければならない	ST 合剤 DS 1 日 1 錠経口（バクタ®2 錠 1 日 1 回）	ST 合剤 DS 週 3 回経口 **あるいは** ST 合剤 SS 1 日 1 錠経口[★2] **あるいは** ダプソン 50 mg 1 日 1 回経口＋ pyrimethamine 50 mg を週に 1 回経口＋ロイコボリン 25 mg を週に 1 回経口 **あるいは** ダプソン 200 mg を週に 1 回経口＋ pyrimethamine 75 mg 週に 1 回経口＋ロイコボリン 25 mg 週に 1 回経口

★ 1 訳注：熱帯病治療薬研究班保管薬剤。
★ 2 訳注：ST 合剤 DS 1 錠が，日本のバクタ® では 2 錠に当たり，SS 1 錠はバクタ® 1 錠と同じ。

（次ページへ続く）

表 5.2 日和見感染の最初のエピソードを防ぐための予防(続き)

病原体	適応	第 1 選択	代替案
トキソプラズマ(*Toxoplasma gondii*)脳炎(続き)			**あるいは** アトバコン 1,500 mg を 1 日 1 回経口＋pyrimethamine 25 mg を 1 日 1 回経口＋ロイコボリン 10 mg を 1 日 1 回経口
結核菌(*Mycobacterium tuberculosis*)感染〔潜伏結核(latent tuberculosis infection：LTBI)の治療〕	LTBI 検査陽性かつ活動性結核がない。そして，以前に活動性および潜伏結核の治療歴がない **あるいは** 感染性のある結核患者との濃厚接触があり，かつ活動性結核がない。スクリーニング検査の結果は問わない	イソニアジド(INH) 300 mg 1 日 1 回経口か，900 mg を週 2 回 DOT★3 で 9 か月。どちらもピリドキシン 25 mg 経口を 1 日 1 回加える **あるいは** 薬剤耐性結核に曝露した場合は，公衆衛生のエキスパートに相談してから薬を選ぶこと	リファンピシン(RIF) 600 mg 1 日 1 回経口を 4 か月 **あるいは** リファブチン(RFB)。併用する ART に応じて投与量を決定。これを 4 か月
播種性 MAC 症	CD4 < 50/mm^3 で，活動性 MAC 感染除外の後	アジスロマイシン 1,200 mg 週に 1 回経口 **あるいは** クラリスロマイシン 500 mg 1 日 2 回経口 **あるいは** アジスロマイシン 600 mg 週に 2 回経口	リファブチン(RFB)。併用する ART に応じて投与量を決定。活動性結核除外を RFB 開始前に行っておくこと
肺炎球菌感染	肺炎球菌ワクチンを全く接種されていない患者。CD4 値関係なし ・もし CD4 が 200/mm^3 以上の場合 ・CD4 が 200/mm^3 未満の場合	13 価肺炎球菌結合型ワクチン(pneumococcal conjugate vaccine：PCV13) 0.5 mL 筋注 1 回 PPV23 0.5 mL 筋注を PCV13 から最低 8 週間離して接種 PPV23 も PCV13 から最低 8 週間離して接種することを提案できる。あるいは CD4 が 200/mm^3 以上になるまで待つこともできる	PPV23 0.5 mL 筋注を 1 回
	肺炎球菌多糖体ワクチン(polysaccharide pneumococcal vaccination：PPV)接種歴のある場合 <u>再接種</u> ・もし 19～64 歳の場合。さらに最初の PPV23 から 5 年以上経っている場合	PCV13 を 1 回，PPV23 から最低 1 年間あけて接種する ・PPV23 0.5 mL 筋注 1 回	

★3 訳注：日本では LTBI に用いることは一般的ではない。

表 5.2　日和見感染の最初のエピソードを防ぐための予防(続き)

病原体	適応	第 1 選択	代替案
肺炎球菌感染(続き)	・もし 65 歳以上で，以前の PPV23 から 5 年以上経っている場合	・PPV23 0.5 mL 筋注 1 回	
A および B 型インフルエンザウイルス感染	すべての HIV 感染者	不活化インフルエンザワクチンを 0.5 mL 筋注 毎年 弱毒生ワクチンは HIV 感染患者では禁忌★4	
梅毒	・1 期，2 期，早期 / 晩期潜伏梅毒と 90 日以内に診断された性的パートナーから曝露を受けた患者 あるいは ・梅毒と診断をされて 90 日以上が経過した性的パートナーからの曝露があり，血清学的検査結果が入手できず，かつフォローアップの機会に不安がある場合	benzathine penicillin G 240 万単位，筋注を 1 回★5	ペニシリンアレルギーがある患者： ・ドキシサイクリン 100 mg 1 日 2 回を 14 日間 あるいは ・セフトリアキソン 1 g 筋注あるいは点滴で，8 ～ 10 日間 あるいは ・アジスロマイシン 2 g 1 回経口。妊婦や男性とセックスする男性(MSM)には推奨されない
Histoplasma capsulatum 感染	CD4 ≦ 150/mm³ で，職業曝露や流行地(ヒストプラズマ症が＞ 100 人口年に 10 例)に住んでいてリスクが高い場合	イトラコナゾール 200 mg 1 日 1 回経口	
コクシジオマイコーシス	IgM か IgG が血清学的検査で陽性の流行地出身患者，かつ，CD4 が＜ 250 /mm³	フルコナゾール 400 mg 1 日 1 回経口	
水痘帯状疱疹ウイルス(VZV)感染	曝露前予防： CD4 が≧ 200/mm³ の患者でワクチン未接種な場合，かつ水痘や帯状疱疹の既往がないか，VZV の抗体陰性 注意：HIV 感染成人のルーチンでの VZV 血清学的検査は推奨されていない	曝露前予防： 1 期水痘ワクチン(Varivax™)，0.5 mL 皮下注 2 回を 3 か月あけて もしワクチンウイルスによる感染症が起きた場合は，アシクロビルによる治療が推奨されている	VZV 感受性あり。感受性をもつ HIV 感染者の家族もワクチン接種を受けるべきで，VZV 伝播を予防する
	曝露後予防： 水痘か帯状疱疹患者と濃厚接触あり，かつ感染性あり(すなわち，ワクチ	曝露後治療： varicella-zoster immune globulin(VariZIG™) 125 IU/10 kg(最大量	曝露後治療代替案： ・アシクロビル 800 mg 経口で 1 日 5 回を 5 ～ 7 日間

★ 4 訳注：鼻から吸入するタイプで，日本では翻訳時未承認。
★ 5 訳注：日本では未承認。アモキシシリン 2 ～ 3 g 1 日 2 回に，プロベネシドを加えて 21 日間の治療で代用することが多い〔青木眞『レジデントのための感染症診療マニュアル 第 3 版』(医学書院，2015)を参照〕。

(次ページへ続く)

表 5.2 日和見感染の最初のエピソードを防ぐための予防(続き)

病原体	適応	第 1 選択	代替案
水痘帯状疱疹ウイルス(VZV)感染(続き)	ン接種歴がないか，水痘や帯状疱疹の既往がない，あるいは VZV 抗体陰性とわかっている)	625 IU)を筋注で。なるたけ早く投与。少なくとも曝露後 10 日以内に 注意：米国においては，VARIZIG® は治験薬としてのみ入手可能(800-843-7477, FFF Enterprises)。毎月 IVIG を＞400 mg/kg 投与されていれば，最後の投与が曝露 3 週間以内であれば，防御される可能性は高い	あるいは ・バラシクロビル 1 g 経口 1 日 3 回を 5 ～ 7 日間 このような代替案は HIV 感染者での研究がない。もし，抗ウイルス薬を用いるのなら，水痘ワクチンは抗ウイルス薬最後の投与から少なくとも 72 時間経つまでは接種すべきではない
ヒトパピローマウイルス(HPV)感染	13 ～ 26 歳の女性 13 ～ 26 歳の男性	HPV4 価ワクチン 0.5 mL 筋注で 0, 1 ～ 2, 6 か月に接種 あるいは HPV2 価ワクチン 0.5 mL 筋注で 0, 1 ～ 2, 6 か月に接種 HPV4 価ワクチン 0.5 mL 筋注で 0, 1 ～ 2, 6 か月に接種	
A 型肝炎ウイルス(HAV)感染	HAV 感受性のある患者で慢性肝疾患がある，あるいは注射薬物使用がある，あるいは MSM である。専門家のなかには CD4 が 200/mm³ 以上に上がるまで予防接種を待つ者もいる	A 型肝炎ワクチン 1 mL を筋注で 0, 6 ～ 12 か月で 2 回★6 IgG 抗体検査をワクチン接種後 1 か月後に行うべきである。反応がない場合(ノンレスポンダー)は CD4 が 200/mm³ 以上になったときに再接種を受けるべきである	HAV と HBV ともに抗体ができていない場合は，HAV と HBV の混合ワクチン(Twinrix®) 1 mL を筋注で 3 回接種(0, 1, 6 か月)か，4 回接種(0, 7, 21, 30 日，および 12 か月)
B 型肝炎ウイルス(HBV)感染	慢性 HBV 感染がなく，HBV に免疫もない(すなわち，抗 HBs 抗体が＜10 IU/mL，抗 HBc 抗体のみ陽性で HBV DNA が陰性) CD4 値が＜350/mm³ になる前の早期予防接種が推奨されているが，CD4 が低くて＞350/mm³ でなくても予防接種を否定するものではない。CD4＜200/mm³ であっても抗体をつくる患者もいるのだ 一般的に CD4 に関係なく	B 型肝炎ワクチン(Engerix-B® 20 μg/mL か Recombivax HB® 10 μg/mL)を筋注で 0, 1, 6 か月に あるいは HAV と HBV 混合ワクチン(Twinrix®) 1 mL を筋注で 3 回接種(0, 1, 6 か月)か，4 回接種(0, 7, 21, 30 日，および 12 か月) 抗 HBs 抗体検査を，ワクチン接種をすべて終えて 1 か月後に測定すること	エキスパートによっては，40 μg のワクチンを推奨する者もいる

★6 訳注：日本の HAV ワクチンは力価が異なるため，0, 1, 6 か月の 3 回接種である。

表 5.2　日和見感染の最初のエピソードを防ぐための予防(続き)

病原体	適応	第 1 選択	代替案
B 型肝炎ウイルス(HBV)感染(続き)	ワクチンは接種すべきだ		
	ワクチン・ノンレスポンダーとは，抗 HBs 抗体がワクチンすべてを打って 1 か月後に< 10 IU/mL である者と定義されている	2 回目のワクチン 3 回接種をやり直す	エキスパートによっては，40 μg の HBV ワクチンを推奨する者もいる
	一連のワクチン接種を行ったときに CD4 が低かった患者では，専門家によっては，ワクチン再接種を CD4 が ART によって増加して維持された後に行う者もいる		
マラリア	流行地への旅行者に	HIV 感染の有無にかかわらず推奨は同じである。旅行地，マラリアのリスク，その地域における薬剤感受性が推奨の根拠となる。以下のウェブサイトを参照し，地域や感受性に応じた最新の推奨を確認すること：www.cdc.gov/malaria/	
ペニシリウム感染症	CD4 が< 100/mm³ の患者で，長期にわたりタイ北部，ベトナム，あるいは中国南部の田舎に住んだり滞在する者	イトラコナゾール 200 mg を 1 日 1 回	フルコナゾール 400 mg 週 1 回経口

略語：HBc = B 型肝炎ウイルスコア，HBs = B 型肝炎ウイルス表面，ART =抗レトロウイルス療法，DOT =直接監視下での内服，INH =免疫グロブリン静注療法，LTBI =潜伏結核

(Guidelines for Prevention and Treatment of Opportunistic Infections in HIV-Infected Adults and Adolescents. Aidsinfo.nih.gov. より改変)

ニューモシスチス肺炎(PCP)

予防投与がなければ，AIDS 患者の 80%が PCP を発症し，初発から 1 年以内に 60 ～ 70%が再発する。ST 合剤による予防でトキソプラズマ症も減らせるし，もしかしたら細菌感染も減らせるかもしれない。命に別状がない ST 合剤の過敏反応をかつて経験した患者も 55%は SS 錠 1 日 1 回で再チャレンジし，無事に飲むことができる。少しずつ ST 液剤を増やしていくやり方なら 80%が再チャレンジ OK だ。8 mg のトリメトプリム，40 mg のスルファメトキサゾールが 1 mL の液剤に入っており，これを 1 mL 3 日間，2 mL を 3 日間，そして 5 mL を 3 日間与えた後，SS 錠(バクタ®)を 1 日 1 回に変更する。抗レトロウイルス療法により，CD4 が> 200/mm³ に 3 か月以上上昇していれば一次予防も二次予防も中断できる。CD4 が< 200/mm³ に減ったら予防を再開しなければならない。

トキソプラズマ症

抗体陰性の場合，トキソプラズマ症の発生率はとても低く，予防投与は必要ない。一次予防は抗レトロウイルス療法により，CD4 が> 200 /mm³ になり，3 か月以上を経過すれば中断できる。二次予防(慢性維持療法)も，初期の治療に反応し，無症状のままで維持でき，かつ抗レトロウイルス療法により CD4 が> 200/mm³ を 6 か月以上維持できた場合は中断できるか

もしれない。もし，CD4 が< 200/mm^3 に低下すれば，予防を再開しなくてはならない。エキスパートによっては，二次予防中止の前に脳の MRI を撮って再評価するかもしれない。

結核(*M. tuberculosis*)

過去あるいは現在の，皮膚テストかインターフェロンガンマ放出アッセイ(interferon gamma release assay：IGRA)陽性の患者に適応がある。また，活動性結核症例との濃厚接触(例：同居していた)にも。皮膚テスト陰性患者でも，過去の結核曝露の可能性が> 10%の場合は予防内服を考慮すること(例：途上国出身の患者，特定都市の注射薬物乱用，囚人)。しかし，このようなやり方を米国で試みた臨床研究では，エンピリックな予防投与の利益を見いださなかった。リファマイシンは PI，非ヌクレオシド逆転写酵素阻害薬(non-nucleoside reverse transcriptase inhibitor：NNRTI)，ラルテグラビル，マラビロクと相互作用があるため注意して用いること。

***M. avium* complex(MAC)**

マクロライド(アジスロマイシン，クラリスロマイシン)のほうがリファブチンよりも好まれる。より効果が高く，飲みやすく，他の呼吸疾患予防もできるからだ。マクロライドでは，アジスロマイシンのほうが好まれる傾向がある。クラリスロマイシンよりも錠剤数が少なく，薬物相互作用が少なく，飲み続けやすいからだ。抗レトロウイルス療法のために CD4 が> 100/mm^3 になり，HIV RNA が抑制されて 3 か月以上過ぎれば，一次予防は中断してもよい。CD4 が< 100/mm^3 に下がれば，MAC 予防を再開する。

肺炎球菌(*S. pneumoniae*)

侵襲性肺炎球菌疾患発生率は，HIV 感染があると 100 倍以上に増す。ワクチンの効果は複数の観察研究で示されているが，前向きランダム化研究では防御効果についてはまちまちの結果である。ワクチンは HIV 患者で CD4 が> 200/mm^3 の患者に提案できよう。23 価の多糖体ワクチンと 13 価の結合型ワクチン両者が推奨されている。

インフルエンザ

毎年接種すること(できれば，10 月から 1 月の間に)。鼻腔内投与の弱毒生ワクチンは免疫抑制患者に禁忌である。

B 型肝炎

3 回接種から 1 ～ 3 か月後で，抗体陽性化を確認すること。HIV 陰性のコントロールよりは陽転率は下がる。もし反応がなければもう 1 回，3 回のシリーズをやり直す。特に CD4 が最初の 3 回のときに低く，ART のおかげで CD4 が増加している場合はそうである。

ワクチン・ノンレスポンダー：ワクチン 3 回接種から 1 か月の後，抗 HBs 抗体が< 10 IU/mL の患者と定義する。最初のワクチン 3 回接種のときに CD4 値が低かった患者では，CD4 が ART によって高値を維持できるまで次のワクチン・シリーズを控えるエキスパートもいる。

A 型肝炎

HIV 陰性コントロール群よりは陽転率は低い。ワクチン接種から 1 ～ 3 か月後に抗体産生を確認すること。医師によっては，CD4 が 200/mm^3 を超えるまで予防接種を遅らせている。

麻疹，ムンプス，風疹(MMR)

重度の免疫抑制成人で，MMR 接種後ワクチン株による麻疹肺炎の症例が 1 例だけ報告されている。よって，重度の免疫抑制(CD4 < 200/mm^3)のある患者では禁忌である。

インフルエンザ菌(*Haemophilus influenzae*)

インフルエンザ菌疾患は HIV 患者では増加する。しかし，65%は非タイプ B によるものだ。ワクチンで防御できるかははっきりしないため，一般的には推奨されていない。

旅行用ワクチン

経口ポリオ，黄熱病，経口腸チフス生ワクチン以外はすべて安全と考えられている。すべて生ワクチンだからだ。CD4 値が高い場合は(> 350/mm^3)，たいていは安全に提供できるだろうが，データは限定的だ。

水痘帯状疱疹ウイルス(VZV)

ワクチン株による疾患が予防接種後に起きたら，アシクロビルによる治療が推奨される。

免疫のない患者が曝露を受けた場合，水痘ワクチンとプリエムプティブなアシクロビル 800 mg 1 日 5 回を 5 日間，あるいはバラシクロビル 1g1日3回を5日間，あるいはファムシクロビル 500 mg 1日3回5日間の投与を検討すること。

日和見感染の治療

抗レトロウイルス療法(ART)と個々の抗菌予防薬のおかげで，HIV関連日和見感染は激減した。今日，日和見感染は基本的にARTを投与されていない患者に起きる(HIV感染と診断されていないか，治療を受け入れていないために)。あるいは，ART開始直後か〔かつて存在しなかったホストの炎症反応のために。すなわち，免疫再構築炎症症候群(immune reconstitution inflammatory syndrome：IRIS)だ〕。実臨床ではウイルスの失敗は起きるが，それでもARVを飲んでいる患者の日和見感染はめったに起きない。ウイルスの失敗があったとしても免疫反応は維持できているからだろう。この現象は耐性HIV株の(病原性の)「フィットネス」を損なうことにも関連している。ARVを飲んでない患者では，CD4の絶対数が日和見感染の最良の指標値となる。

急性のHIV感染患者に関連した日和見感染(OI)が急に発症したときのARTの正しいタイミングについてはいまだ合意が得られていない。そのため，いくつかの臨床試験がなされてきた。ARTを早めに始めるほうがベターと考えられ，免疫状態を改善させるのにとても重要だ。特に効果的な直接的治療がない場合はそうである(例：PMLやクリプトスポリジウム症)，あるいはHIVそのものによる認知症や消耗症候群。OIが安定するまで治療を見送りがちなのは，薬の相互作用やピルバーデン(錠数の多さ)，免疫再構築炎症症候群(IRIS)といった懸念材料があるからだ。結核を除く日和見感染患者を対象にしたランダム化臨床試験では，抗レトロウイルス療法をOI診断2週間以内に開始する戦略が，6～8週間後まで治療を延期するやり方と比較された。この研究結果によると，のちのAIDS合併症や死亡が早期治療群で有意に減ることが示された(PLoS One 2009；4：e5575)。さらに，3つの別の研究では，HIV関連の結核において，早期のARTの利益が示された。特にCD4が< 50/mm³においてそうであった。早期のARTは特定の中枢神経系

侵襲性アスペルギルス症(aspergillosis, invasive)

好ましい治療，治療期間，維持療法	代替案	その他のオプションや問題点
<u>好ましい治療：</u> ボリコナゾール 6 mg/kg12時間おきに1日間点滴，その後，4 mg/kg 12時間おき点滴で。改善がみられたら，ボリコナゾール経口 200 mg 12時間おきに変更。治療期間は，CD4が> 200/mm³になるまで，かつ臨床改善がみられること	<u>代替案：</u> アムホテリシンBデオキシコール酸 1 mg/kg，1日1回点滴 **あるいは** リピッドフォーム アムホテリシンBを5 mg/kg，1日1回点滴 **あるいは** カスポファンギン 70 mg点滴を1回，翌日から 50 mg，1日1回点滴 **あるいは** anidulafungin 200 mg点滴を1回，翌日から 100 mg点滴で1日1回 **あるいは** posaconazole 200 mg経口1日4回，その後，症状改善をみて，400 mg 1日2回経口	ARVのなかには，ボリコナゾールと薬動力学的相互作用をもつものがある。その場合は注意して用いること。必要に応じて，治療薬物モニタリング(therapeutic drug monitoring：TDM)や投与量の調整を行うこと

(CNS)感染症，たとえば，クリプトコッカス髄膜炎や結核性髄膜炎においては有益ではないかもしれない(Clin Infect Dis 2010；50：1532-8)。CNS における IRIS が悪い結果をもたらすからであろうか。

上記のような臨床試験に基づき，急性の HIV 関連日和見感染においては，ART を OI 診断から 2 週間以内に始めることが推奨されている。CNS 感染症，たとえば，クリプトコッカスや結核性髄膜炎においては，感染の治療を始めてから 4～6 週経つまで ART を延期することが推奨される。ART を臨床改善まで待つというのも一手であり，これは肺結核や細菌性肺炎があり，かつ比較的 CD4 値が高い患者においてはまっとうといえよう。

OI 治療のガイドラインは 2013 年 6 月 17 日に改定された(aidsinfo.NIH.gov 参照)。個別の OI についてはアルファベット順に以下に述べた。

臨床像：胸膜痛，喀血，咳が進行 HIV 疾患で。その他のリスク因子としては好中球減少やステロイド使用

診断において考えること：気管支鏡で生検や培養にて診断。開胸生検(通常はビデオガイド下の胸腔鏡手術)が必要になることも。画像では空洞(時には特徴的な「ハロー(halo)」が結節周囲に認められ，air crescent サインといわれる)。結節，時に局所のコンソリデーション。CNS への播種も時には起き，神経学的巣症状を起こす。HIV 陰性患者同様，血清ガラクトマンナン上昇が侵襲性疾患では通常認められる

ピットフォール：進行 HIV 患者の喀痰培養でアスペルギルス(*Aspergillus*)が生えたときは，感染の可能性に留意する。ボリコナゾールとチトクローム p450 系で代謝される抗レトロウイルス薬(ARV：PI や NNRTI)の薬物相互作用に要注意

治療に関して：可能なら，ステロイドを減らすか中止すること。好中球減少があれば，顆粒球コロニー刺激因子(G-CSF)を投与して絶対好中球数を＞1,000/mm^3 にすること。慢性の抑制維持療法を推奨するにはデータが不十分である

予後：免疫抑制が補正されない限り，予後は悪い

細菌性呼吸器感染(bacterial respiratory diseases)

好ましい治療，治療期間，維持療法	代替案	その他のオプションや問題点
<u>好ましいエンピリック外来治療(経口)：</u> βラクタム薬とマクロライド(アジスロマイシンかクラリスロマイシン) 好ましいβラクタム：アモキシシリン高用量か，アモキシシリン・クラブラン酸 代替薬：セフポドキシムかセフロキシム，あるいは ペニシリンアレルギーがある場合：レボフロキサシン 750 mg 経口 1 日 1 回か，モキシフロキサシン 400 mg 経口 1 日 1 回 <u>治療期間</u>：7～10 日(最低 5 日間)。解熱後 48～72 時間経ち，症状が安定してから抗菌薬を止めること	<u>代替のエンピリックな外来治療(経口)：</u> βラクタムにドキシサイクリン 好ましいβラクタム：アモキシシリン高用量か，アモキシシリン・クラブラン酸 代替薬：セフポドキシムかセフロキシム	結核が疑われてかつ治療されていないとき，フルオロキノロンは注意して用いること マクロライド単独では，エンピリックに治療するのは好ましくない。肺炎球菌の耐性が増しているからである マクロライドを MAC 予防に使っている場合は，マクロライド単独治療をエンピリックに細菌性肺炎に用いるべきではない しばしば重篤な細菌呼吸器感染症になる患者では，予防的抗菌薬も考慮できるかも 再発予防のための抗菌薬使用には要注意。耐性菌と抗菌薬の毒性の恐れがあるため
<u>非 ICU 入院患者の好ましいエンピリック治療：</u>	<u>代替エンピリック治療(非 ICU 入院患者)：</u>	

細菌性呼吸器感染(bacterial respiratory diseases)(続き)

好ましい治療，治療期間，維持療法	代替案	その他のオプションや問題点
βラクタム(点滴)に加え，マクロライド(アジスロマイシンかクラリスロマイシン) 好ましいβラクタム：セフォタキシム，セフトリアキソン，あるいはアンピシリン・スルバクタム ペニシリンアレルギーがある場合：レボフロキサシン 750 mg 経口 1 日 1 回 **あるいは** モキシフロキサシン 400 mg 経口 1 日 1 回	βラクタム(点滴)にドキシサイクリン	
<u>**好ましい ICU 入院患者のエンピリック治療：**</u> βラクタム(点滴)に加え，アジスロマイシン点滴か点滴のレスピラトリーキノロン(レボフロキサシン 750 mg 1 日 1 回か，モキシフロキサシン 400 mg 1 日 1 回) 好ましいβラクタム：セフォタキシム，セフトリアキソン，あるいはアンピシリン・スルバクタム	<u>**代替エンピリック治療(ICU 入院患者)：**</u> ペニシリンアレルギーがある場合：アズトレオナム点滴に加え，レボフロキサシン 750 mg 点滴 1 日 1 回かモキシフロキサシン 400 mg 点滴 1 日 1 回	
<u>**(もしリスクがある場合)緑膿菌(*Pseudomonas aeruginosa*)治療する好ましいエンピリックな治療：**</u> 点滴の抗肺炎球菌，かつ抗緑膿菌効果のあるβラクタムに加え，シプロフロキサシン 400 mg 点滴 8～12 時間おきか，レボフロキサシン 750 mg 1 日 1 回点滴 好ましいβラクタム：タゾバクタム・ピペラシリン，セフェピム，イミペネム，あるいはメロペネム <u>**好ましいエンピリックなメチシリン耐性黄色ブドウ球菌(*Staphylococcus aureus*)に対する治療(もしリスクがあれば)：**</u> バンコマイシン点滴を追加(これにクリンダマイシンを加えることも)。あるいはリネゾリドを上記に加え	<u>**緑膿菌に対する代替のエンピリック治療：**</u> 点滴の抗肺炎球菌，かつ抗緑膿菌活性をもつβラクタムに加え，アミノグリコシド追加，さらにアジスロマイシン追加 **あるいは** 上記βラクタムに加え，アミノグリコシド追加，さらにレボフロキサシン 750 mg 点滴 1 日 1 回かモキシフロキサシン 400 mg 点滴 1 日 1 回追加 ペニシリンアレルギーのある患者：βラクタムをアズトレオナムに置換	

臨床像：HIV 感染者の細菌性肺炎は，HIV 感染がない場合に似ている。比較的急性の疾患で数日単位。しばしば悪寒戦慄，胸膜痛，膿性喀痰を伴う。週や月単位であれば，PCP や結核，真菌感染をより疑う。細菌性肺炎は CD4 がいくつであっても起こるため，HIV 疾患の最初の症状だったりする。よって，HIV 検査・診断を促すものなのだ

診断において考えること：いちばん多いのが肺炎球菌で，次に多いのがインフルエンザ菌，緑

膿菌，黄色ブドウ球菌だ。非定型肺炎病原菌(*Legionella pneumophila*，肺炎マイコプラズマ(*Mycoplasma pneumoniae*)，*Chlamydophila pneumoniae*)はめったになく，懸命に検査してもみつからない。とはいえ，HIV 陰性患者同様，こうした病原体もエンピリックにカバーされるべきだ。特定の診断がついていれば別であるが。胸部レントゲン写真の大葉性浸潤影は細菌性肺炎を示唆する。血液培養は抗菌薬開始前にできればとるべきだ。HIV 患者はそうでない場合に比べて菌血症のリスクが高いからだ

ピットフォール：喀痰のグラム染色と培養は，抗菌薬開始前にとられた場合のみ有用なことが多い。それも，単一菌が原因の場合のみだ。HIV 患者の細菌性肺炎ではまれに，もっとゆっくりした日和見感染を合併していることがある。たとえば，PCP や結核だ。フルオロキノロンは注意して用いる。細菌性肺炎を疑っても結核のことがあり，キノロン耐性結核菌を選択するかもしれないからだ

バルトネラ感染(*Bartonella* infections)

好ましい治療，治療期間，維持療法	代替案	その他のオプションや問題点
<u>細菌性血管腫症(bacillary angiomatosis)，肝紫斑病(peliosis hepatis)，細菌血症，骨髄炎の好ましい治療：</u> エリスロマイシン 500 mg 経口あるいは点滴で 6 時間おきに **あるいは** ドキシサイクリン 100 mg 経口か点滴★1 で 12 時間おきに <u>治療期間</u>：少なくとも 3 か月 <u>CNS 感染や重症例：</u> ドキシサイクリン 100 mg 経口か点滴★1 で 12 時間おきに。これに，リファンピシン 300 mg 経口か点滴★2 を 12 時間おきを加えることも **あるいは** エリスロマイシン 500 mg 経口か点滴 6 時間おきに。これに，リファンピシン 300 mg 経口か点滴を 12 時間おきを加えることも <u>治療期間</u>：少なくとも 3 か月 <u>バルトネラ心内膜炎確定例：</u> ドキシサイクリン 100 mg 点滴を 12 時間おきに加え，ゲンタマイシン 1 mg/kg 点滴を 8 時間おきに 2 週間，その後，ドキシサイクリン 100 mg 点滴か経口で 12 時間おきを継続 <u>治療期間</u>：少なくとも 3 か月	<u>細菌性血管腫症，肝紫斑病，菌血症，および骨髄炎の代替の治療：</u> アジスロマイシン 500 mg 経口 1 日 1 回 **あるいは** クラリスロマイシン 500 mg 経口 1 日 2 回	重篤な Jarisch-Herxheimer 様の反応が治療初期 48 時間で起きることがある

★1 訳注：日本では，点滴ドキシサイクリンは未承認。
★2 訳注：日本では，点滴のリファンピシンは未承認

カンピロバクター感染症(campylobacteriosis)

好ましい治療，治療期間，維持療法	代替案	その他のオプションや問題点
軽症例： 数日症状が続かない限り，治療は差し控えておくかも 軽症から中等症： シプロフロキサシン 500～750 mg 経口(あるいは 400 mg 点滴)12 時間おき あるいは アジスロマイシン 500 mg 経口 1 日 1 回(注意：細菌血症のある患者では用いないこと) カンピロバクター(Campylobacter)菌血症に対しては： シプロフロキサシン 500～750 mg 経口(あるいは 400 mg 点滴)12 時間おきに加え，アミノグリコシド 治療期間： ・胃腸炎：7～10 日(アジスロマイシンなら 5 日間) ・菌血症なら 14 日以上 ・菌血症を再発した場合：2～6 週間	軽症から中等症(感受性があるなら)： レボフロキサシン 750 mg 経口か点滴で 1 日 1 回 あるいは モキシフロキサシン 400 mg 経口か点滴★で 1 日 1 回 菌血症では，アミノグリコシドをフルオロキノロンに加えること	経口か点滴の補水が必要なら 止痢薬は用いないこと もし，5～7 日以内に改善しない場合は，追加の便培養，別の診断，耐性菌の存在を考慮すること フルオロキノロン耐性菌が米国で増えている(2009 年で 22%) 抗菌薬は感受性試験に基づいて調整すること 効果的な ART ならカンピロバクター感染の頻度，重症度，そして再発率を減らすかもしれない

★ 訳注：日本では，モキシフロキサシンの注射薬は未承認。

治療において考えること：いったん改善したら，経口治療に変更するのは普通は安全だ。進行 HIV 疾患では，グラム陰性桿菌による菌血症を伴う肺炎を起こすリスクが高い。よって，エンピリックにこれをカバーすること。予防投与(たとえば，毎日 ST 合剤を飲むこと)も頻回に再発する呼吸器感染症を起こす患者なら考慮する

予後：治療に対する反応は普通はよく，全体としては予後はよい

臨床像：皮膚病変は Kaposi 肉腫に似る。肝臓の CT では，肝腫大と低吸収病変を認める。バルトネラはまれに CNS のマス病変としてプレゼンすることもある。トキソプラズマ症のように

診断において考えること：診断は皮膚病変の染色あるいは培養，または遠心後の血液培養をもって行う

ピットフォール：ART により CD4 が 200/mm^3 を超えない限り，生涯抑制療法が必要だ。ルーチンの培養では生えない

治療において考えること：フルオロキノロンは症例報告でも *in vitro* でも効くかどうかはまちまちだ。ひょっとしたら，二番手の治療選択肢かもしれない。アジスロマイシンはエリスロマイシンよりも飲みやすく，薬物相互作用も少ない。再発，再感染時には長期の抑制療法を行うべきだ。特に，CD4 が 200/mm^3 を超えないままの場合は

カンジダ症(caididiasis)(粘膜の)

好ましい治療，治療期間，維持療法	代替案	その他のオプションや問題点
口腔咽頭カンジダ症の好ましい治療：初発例(治療は7～14日)： フルコナゾール 100 mg 1日1回 **あるいは** クロトリマゾールトローチ 10 mg 経口1日5回 **あるいは** ミコナゾール頬粘膜粘着性 50 mg 錠剤を犬歯窩表面に1日1回置くこと(飲み込んだり噛んだりくだいたりしてはだめ)	**口腔咽頭カンジダ症の代替の治療：初発例(7～14日間治療)：** イトラコナゾール経口液剤 200 mg 1日1回 **あるいは** posaconazole 経口液剤 400 mg 1日2回を初日に，次いで，400 mg 1日1回 **あるいは** ナイスタチン液剤 4～6 mL を1日4回あるいは味つきトローチを1日4～5回	慢性的，長期のアゾールの使用は耐性を惹起するかもしれない フルコナゾールに比べて，エキノカンディンは食道カンジダ症の再発が多い
食道カンジダ症の好ましい治療(14～21日間)： フルコナゾール 100 mg(400 mg まで増量可能)経口か点滴で1日1回 **あるいは** イトラコナゾール経口液剤 200 mg 経口1日1回	**食道カンジダ症の代替の治療(14～21日)：** ボリコナゾール 200 mg を経口か点滴で1日2回 **あるいは** posaconazole 400 mg 経口1日2回 **あるいは** カスポファンギン 50 mg 点滴1日1回 **あるいは** ミカファンギン 150 mg 点滴1日1回 **あるいは** anidulafungin 100 mg 点滴1回，次いで，50 mg 点滴を1日1回 **あるいは** アムホテリシンBデオキシコール酸 0.6 mg/kg 点滴1日1回 **あるいは** リピッドフォームアムホテリシンB 3～4 mg/kg 点滴で1日1回	抑制療法は通常，推奨されない。ただし，患者に頻回あるいは重症の再発があれば別だ。もし抑制療法を行うなら： **口腔咽頭カンジダ症：** フルコナゾール 100 mg 経口1日1回か，週3回 **あるいは** イトラコナゾール 経口液剤 200 mg 1日1回 **あるいは** フルコナゾール 100～200 mg 経口1日1回 **食道カンジダ症：** フルコナゾール 100～200 mg 経口1日1回 **あるいは** posaconazole 400 mg 経口1日2回
単純性カンジダ腟症の好ましい治療： 経口フルコナゾール 150 mg 1回 **あるいは** 局所のアゾール(クロトリマゾール，butoconazole，ミコナゾール，tioconazole あるいは terconazole)を3～7日	**単純性カンジダ腟症の代替の治療：** イトラコナゾール経口液剤 200 mg 経口1日1回3～7日	カンジダ腟症： フルコナゾール 150 mg 経口週に1回
重症あるいは再発性カンジダ腟症の好ましい治療 フルコナゾール 100～200 mg 経口1日1回を7日以上 **あるいは** 局所の抗真菌薬を7日以上	**フルコナゾールが効かないときの口腔咽頭カンジダ症や食道カンジダ症の代替の治療：** アムホテリシンBデオキシコール酸 0.3 mg/kg 点滴で1日1回 リピッドフォームアムホテリシンB 3～5 mg/kg 点滴1日1回	

カンジダ症(caididiasis)(粘膜の)(続き)

好ましい治療，治療期間，維持療法	代替案	その他のオプションや問題点
	あるいは anidulafungin 100 mg 点滴で1回，その後，50 mg を1日1回 **あるいは** カスポファンギン 50 mg 点滴1日1回 **あるいは** ミカファンギン 150 mg 点滴1日1回 **あるいは** ボリコナゾール 200 mg 経口あるいは点滴1日2回 フルコナゾールが効かないときの口腔咽頭カンジダ症(が，食道カンジダ症は除く)： アムホテリシンB経口液剤 100 mg/mL(米国にはない)1 mL 経口1日4回	

鵞口瘡〔oral thrush(*Candida*)〕

臨床像：嚥下困難 / 嚥下痛。進行 HIV 疾患では特に多く，重篤でもある

診断において考えること：偽膜(よくある)，紅斑，過形成(白斑)。偽膜(炎症の上に白苔)が頬粘膜や舌，歯肉，口蓋にあり，こするとすぐにとれる。過形成ではとれない。鵞口瘡の診断はたいてい見た目だ。KOH(水酸化カリウム) / グラム染色でこすった所を染めると，酵母・偽菌糸も見える。AIDS における他の口腔病変には，単純ヘルペス，アフタ様潰瘍，Kaposi 肉腫，口腔毛状白斑症がある

治療において考えること：フルコナゾール内服は局所療法に比べ，鵞口瘡再発予防やカンジダ食道炎治療により有効である。フルコナゾールで治療を続けていると耐性を獲得するかもしれない。その場合はまず，イトラコナゾール経口液剤で治療し，もし治療に反応しないなら，点滴のカスポファンギン(あるいはその他のエキノカンディン)，あるいはアムホテリシンで治療する。慢性抑制療法は，たいていの場合，重度に免疫抑制のある患者にしか考慮されないものだ

予後：24～48 時間の治療で通常は症状改善が認められる

カンジダ食道炎(*Candida* esophagitis)

臨床像：嚥下困難 / 嚥下痛。ほとんどが口腔咽頭カンジダを伴っている。発熱はまれ

診断において考えること：HIV ではいちばん多い食道炎の原因。治療してもよくならないときは，内視鏡，生検，培養が推奨されている。診断を確定し，アゾール耐性の有無を確認するためだ

ピットフォール：胃にまで進展することがある。ほかにもよくある食道炎の原因は CMV，単純ヘルペス，アフタ様潰瘍である。まれに，Kaposi 肉腫，非 Hodgkin リンパ腫，ジドブジン，dideoxycytidine や，その他の感染症も食道症状を起こすことがある

治療において考えること：局所療法よりも全身投与のほうが好ましい。エンピリック治療で 24～48 時間以内にすみやかによくならない場合，内視鏡でその他の原因探しが必要だ。特に単純ヘルペスと，アフタ様潰瘍。しばしば再発する場合は，フルコナゾールによる維持療法を検討のこと。もっとも，フルコナゾール耐性

リスクは増してしまうが。フルコナゾール耐性がある場合は，まずはイトラコナゾール経口液剤，さらに反応がない場合は，点滴エキノカンディン(カスポファンギン，ミカファンギン，anidulafungin)，あるいはアムホテリシンBを用いる。フルコナゾール不応性の口腔咽頭カンジダ，カンジダ食道炎患者で，エキノカンディンで治る場合は，ボリコナゾールか posaconazole を用いて二次予防し，ART によって免疫再構築が起きるまで継続する

予後：再発率は，免疫抑制の程度による

シャーガス病〔Chagase disease(アメリカトリパノソーマ症)〕

好ましい治療，治療期間，維持療法	代替案	その他のオプションや問題点
急性期，早期，慢性期，再発例の好ましい治療： benznidazole 5～8 mg/kg/日経口で1日2回に分けて，30～60日間治療〔米国では販売されておらず，CDC の医薬品サービス(CDC Drug Service)── drugservice@cdc.gov または(404)639-3670 ──，あるいは CDC の緊急対応センター(emergencyoperations center)──(770)488-7100)── に連絡〕	代替の治療： nifurtimox 8～10 mg/kg/日を経口で90～120日(CDC の医薬品サービスに連絡のこと，あるいは CDC の緊急対応センターに電話)	治療は寄生虫血症を減らし，臨床症状を抑えるのに有用であり，また進行を遅くすることも可能だ。寄生虫疾患の治癒そのものには効果がない 治療期間は HIV 感染患者では研究されていない ART の開始，調節を Chagas 病治療中の患者に行うときは，臨床的に落ちついてからにすること

偽膜性腸炎(*Clostridium difficile* diarrhea / colitis)

好ましい治療，治療期間，維持療法	代替案	その他のオプションや問題点
軽症例の好ましい治療： メトロニダゾール 500 mg 経口8時間おきを10～14日間。可能であれば，他の抗菌薬を用いないこと 中等症から重症例の好ましい治療： (発熱，白血球増加，大腸炎がある場合)バンコマイシン散 125 mg 経口6時間おきを10～14日間。可能であれば，他の抗菌薬を用いないこと	nitazoxanide 500 mg 1日2回を7～10日間	重症例でイレウス，中毒性巨大結腸症がある場合： 点滴メトロニダゾール あるいは バンコマイシンを経腸 大腸切除術を考慮し，外科コンサルトも

臨床像：下痢，腹痛が抗菌薬治療の後で発生する。下痢は水様性，あるいは血便。プロトンポンプ阻害薬がリスクを増加させる。抗菌薬では，クリンダマイシン，キノロン，そしてβラクタム薬が最も多い。まれに，アミノグリコシド，リネゾリド，ドキシサイクリン，ST 合剤，ダプトマイシン，バンコマイシンの後でも起きる

診断において考えること：米国の HIV 患者で最も多い細菌性下痢症の原因(Clin Infect Dis 2005；41：1620-7)。リスクは CD4 が下がると増す(AIDS 2013 July 19★2)。*C. difficile* トキシンが便検査で陽性だと診断できる。*C. difficile* 便トキシン検査は感度 / 特異度に優れている。一般便培養は有用ではない。患者が臨床的によくなっていれば，治療終了後に検査を繰り返す必要はない。*C. difficile* 強毒株で流行するのがタイプ B1(トキシンタイプ III)であり，これは弱毒株に比べると，20倍ものト

★2 訳注：AIDS 2013 27：2799-807 のことか。

キシン A / B を産生する
ピットフォール：*C. difficile* トキシンは便の中に治療終了後数週間はみつかる可能性がある。症状のない患者の検査陽性を治療しないこと
治療において考えること：軽症例ではメトロニダゾールから用いること。症状は 2, 3 日以内によくなるのが普通。中等症から重症では，あるいは臨床的に大腸炎がある場合(白血球増加，発熱，CT で大腸壁肥厚)があれば，バンコマイシンのほうが好ましい。強毒株の懸念と，いくつかの研究でバンコマイシンの効果のほうが高かったと示唆されているからだ。重症例では，外科コンサルトをすべきだ。全身状態が悪かったり，イレウスが起きている場合は，大腸切除術の適応があるからだ。全身投与の抗菌薬を用いる際，治療期間はこの場合，14 日以上となる。再発は 10 ～ 25％の患者に起きる。HIV 患者ではいろいろな抗菌薬治療の必要が多いため，もっと再発しやすいかもしれない。最初の再発のときは最初の薬(メトロニダゾールかバンコマイシン)を繰り返してもよい。なんども再発する場合は，長期のテーパー(漸減)バンコマイシン療法が適切だ。第 1 週には 125 mg を 1 日 4 回，第 2 週には 125 mg を 1 日 2 回，第 3 週には 125 mg を 1 日 1 回，第 4 週には 125 mg を 1 日おき，第 5, 6 週は 125 mg を 3 日おきに，である。fidaxomicin は非吸収型のマクロサイクリック抗菌薬だが，バンコマイシンと同じくらい *C. difficile* に効果があり，再発はより少なかった。HIV 感染患者における経験は乏しい。普通の食事を再開することと，抗菌薬をなるたけ使わないよう全力をあげるべきだ。プロバイオティク(たとえば，lactobacillus や *Saccharomyces boulardii*) はまだ，再発のリスクを減らすと比較対照試験で示されてはいない。便移植療法が何度も再発する例には考慮される(Annals Int Med 2013 ; 158 : 779-80)
予後：*C. difficile* 腸炎の予後は重症度に依存する

コクシジオイデス症(coccidioidomycosis)

好ましい治療，治療期間，維持療法	代替案	その他のオプションや問題点
軽症例の好ましい治療(びまん性でない肺炎や血清学的検査で陽性なだけ)： フルコナゾール 400 mg 経口 1 日 1 回 あるいは イトラコナゾール 200 mg 経口 1 日 2 回	**軽症(びまん性でない肺炎)で，フルコナゾールやイトラコナゾールがうまくいかなかった場合：** posaconazole 200 mg 経口 1 日 2 回 あるいは ボリコナゾール 200 mg 経口 1 日 2 回	髄膜炎患者のなかには，水頭症を発症し，CSF シャントが必要になる者がいる びまん性肺炎や播種性病変の場合は生涯治療を継続すること。HIV 陰性患者でも，25 ～ 33％では再発する可能性がある。HIV 感染患者であっても，CD4 が ＞ 250 /mm^3 でも再発することもある
重症かつ髄膜炎のない感染の好ましい治療(びまん性の肺炎や重症患者で肺以外に播種した場合)： アムホテリシン B デオキシコール酸 0.7 ～ 1.0 mg/kg 点滴 1 日 1 回 リピッドフォームアムホテリシン B 4 ～ 6 mg/kg 点滴 1 日 1 回 **治療期間**：臨床的によくなるまで。その後はアゾール系に変更	**重症かつ髄膜炎がない場合(びまん性肺炎や播種性病変)：急性期：** 専門家によっては，アゾールをアムホテリシン B に加えて，アムホテリシン B 中止後もそのアゾールは継続する。	髄膜炎患者では治療は生涯行うべきで，HIV 感染患者でアゾール治療をやめてしまうと，80％が再発している
髄膜炎に対する好ましい治療： フルコナゾール 400 ～ 800 mg 経口あるいは点滴で 1 日 1 回	**髄膜炎治療の代替案：** イトラコナゾール 200 mg 経口 1 日 3 回 を 3 日 間，その 後，200 mg 経口を 1 日 2 回 あるいは	イトラコナゾール，posaconazole，ボリコナゾールは ARV のなかで重大な相互作用を起こすことがある。こうした相互作用は複雑で，両者がお互いの濃度に影響

(次ページへ続く)

コクシジオイデス症(coccidioidomycosis)(続き)

好ましい治療，治療期間，維持療法	代替案	その他のオプションや問題点
	posaconazole 200 mg 経口1日2回 あるいは ボリコナゾール 200～400 mg 経口1日2回 あるいは 髄腔内アムホテリシンBデオキシコール酸。これはアゾール系抗真菌薬が効かないとき	することもある。aidsinfo.nih.gov/contentfiles/lvguidelines/AdultOITablesONly.pdf の表5の推奨を参照して投与量を設定すること。治療薬物モニタリング(TDM)と投与量の調整が必要な場合もある。アゾール系抗真菌薬と抗レトロウイルス薬の効果を確実なものとし，濃度依存性の薬物毒性を防ぐためだ
<u>維持療法(全例において)：</u> フルコナゾール 400 mg 経口1日1回 あるいは イトラコナゾール 200 mg 経口1日2回	<u>維持療法の代替案：</u> posaconazole 200 mg 経口1日2回 あるいは ボリコナゾール 200 mg 経口1日2回	髄腔内アムホテリシンBは専門家と相談したうえで投与すること。このテクニックの経験ある者が投与すべきだ

臨床像：典型的には，進行 HIV 感染の合併症で，CD4 が＜200/mm^3 のことが多い。ほとんどの患者は播種性感染としてプレゼンする。発熱，びまん性肺浸潤影，リンパ節腫脹，皮膚病変(多様な病変で，イボ状だったり，グラム染色で菌が見えない膿瘍だったり，潰瘍だったり，結節だったりする)，さらには骨病変がみられることがある。およそ10%は CNS への播種を認め，髄膜炎症状がみられる。発熱，頭痛，意識障害などだ

診断において考えること：進行 HIV 感染で免疫抑制が強く，*C. immitis* 流行地(米国南西部，メキシコ北部など)にいたことがある患者でこの診断を考える。症状は全身性発熱症候群だ。培養検査，組織病理で典型的な小球を見いだす，あるいは補体固定抗体検査陽性(1：16 以上)で診断できる。髄膜炎では，髄液(cerebrospinal fluid：CSF)でグルコース低値，蛋白高値，リンパ球有意の白血球高値が認められる。コクシジオイデス尿抗原検査も使える(Mira-Vista Diagnostics)。これでもっと速く診断できるかもしれない

ピットフォール：来院時は抗体検査はしばしば陰性である。髄膜炎の髄液所見は結核によく似ていることがある。髄液真菌培養が陰性のこともある

予後：感染の進行の程度と免疫抑制の強さによる。治療しても反応はゆっくりになりがちで，HIV 疾患が進行している場合，重症例ではなおさらだ。髄膜炎は生涯フルコナゾール治療を行い，CD4 が回復しても続けること

クリプトコッカス髄膜炎(cryptococcal meningitis)

好ましい治療，治療期間，維持療法	代替案	その他のオプションや問題点
<u>好ましい導入療法：</u> アムホテリシンBリポゾーム製剤 3～4 mg/kg 点滴で1日1回に加え，フルシトシン 25 mg/kg 経口で1日4回(注意：フルシトシン投与量は患者の腎機能に合わせること)	<u>導入療法の代替案：</u> アムホテリシンBデオキシコール酸 0.7 mg/kg 点滴1日1回に加え，フルシトシン 25 mg/kg を経口で1日4回 あるいは アムホテリシンB lipid complex 5 mg/kg 点滴1日1回に加え，フルシトシン 25 mg/kg 経口1日4回	フルシトシンをアムホテリシンBに追加すると，髄液培養陰性化が速まり，今後の再発リスクが低下する フルシトシンでは血中濃度をモニターすること(血中濃度は投与2時間後にピークを迎えるが，それが 30～80 μg/mL を超えないよ

クリプトコッカス髄膜炎(cryptococcal meningitis)(続き)

好ましい治療，治療期間，維持療法	代替案	その他のオプションや問題点
	あるいは アムホテリシンBリポゾーム製剤3～4 mg/kg点滴1日1回に加え，フルコナゾール 800 mg経口あるいは点滴で1日1回 **あるいは** アムホテリシンBデオキシコール酸 0.7 mg/kg 点滴1日1回に加え，フルコナゾール 800 mg経口あるいは点滴で1日1回 **あるいは** フルコナゾール 400～800 mg経口あるいは点滴で1日1回に加え，フルシトシン 25 mg/kg経口1日4回 **あるいは** フルコナゾール 1,200 mg経口か点滴で毎日	うにモニターすること)。あるいは，血算をていねいにモニターし，血球減少が起きないかどうかをみておくこと。投与量は腎不全の場合，調節が必要 腰椎穿刺(lumbar puncture：LP)を行うときは，必ず初圧(opening pressure)を測ること。LPを繰り返したり，CSFシャントが頭蓋内圧亢進管理には重要である ステロイドやマンニトールは頭蓋内圧を下げるのには効果がなく，推奨しない 専門家によっては，短期間ステロイドを投与し，重症のIRIS症状に対峙する者もいる
好ましい地固め療法(導入が少なくとも2週間うまく行われた場合。つまり，臨床的にはっきり改善しており，CSF培養が陰性化している)： フルコナゾール 400 mg経口1日1回を8週間	**地固め療法の代替案(少なくとも2週間導入療法がうまくいった場合)：** イトラコナゾール 200 mg経口1日2回を8週間。これはフルコナゾールよりも効果が低い	
好ましい維持療法(少なくとも8週間の地固め療法の後で)： フルコナゾール 200 mg経口1日1回を少なくとも12か月	**維持療法の代替案：** 特に推奨する代替案はない	

臨床像：しばしばゆっくり型のプレゼンで，発熱，頭痛，軽度の認知障害が起きる。髄膜刺激症状や神経学的巣症状がみられることも時々ある。とはいえ，非特異的なプレゼンがいちばん多い

診断において考えること：血清とか髄液のクリプトコッカス抗原検査で通常は診断する。髄液の墨汁検査は感度が高くない。血清のクリプトコッカス抗原が陰性だったらまずは除外できる(AIDS患者での感度はほぼ100%だ)。血清クリプトコッカス抗原が陽性のとき，CNS感染を伴わない播種性疾患の場合は髄液抗原は陰性かもしれない。脳の画像所見はしばしば正常だが，髄液検査はたいてい異常で，初圧が高い

ピットフォール：髄液初圧を必ず測ること。頭蓋内圧亢進状態を解除することが治療成功にはとても重要なのだ。最初の腰椎穿刺(LP)で十分量の髄液を抜き，終圧を＜200 mmH_2O，もしくは初圧の半分以下までもっていくこと。頭蓋内圧亢進のある場合，毎日腰椎穿刺をして髄液の圧が安定するまで行う。ずっと圧が高い場合は，腰椎からドレナージを行うか，脳室腹腔短絡術(ventriculo-peritoneal shunting：VPシャント)を行う。ステロイドやアセタゾラミドは推奨しないが，重症IRIS治療のときだけが例外だ

治療において考えること：アムホテリシンBの最適な総投与量や治療期間は，治療への臨床的な反応や髄液培養の陰性化次第だ。その後，フルコナゾールにスイッチする。まぁ，2, 3週間というのがよくなっている患者ではいいところだろう。アムホテリシンBにフルシトシ

ンを加えると髄液培養の陰性化が早まり，その後の再発リスクは減る。可能ならば，フルシトシン血中濃度を測定し，ピーク濃度を投与から2時間後に測定すること。これが75 μg/mLを超えないこと。フルシトシン投与量は腎機能に合わせて調節する。イトラコナゾールよりもフルコナゾールのほうが生涯内服の維持療法には望ましい。慢性維持療法は無症状でCD4が100～200/mm^{3}以上をARTによって6か月以上保った場合は中止を検討する。早期の抗レトロウイルス療法が予後を悪くした(おそらくはIRISによって)，という研究が2つある(Clin Infect Dis 2010；50：1532-8；www.niaid.nih.gov/news/newsreleases/2012/Pages/COAT.aspx)。ただ，1つの研究では同じ結果は出ず(PLoS One 2009；4：e5575)，我々の場合は通常，アムホテリシンBとフルシトシンで治療して臨床改善を認め，治療2週間目くらいにARTをスタートする

予後：まちまちだ。死亡率は40%にものぼる。予後悪化因子としては，頭蓋内圧亢進，意識障害だ

クリプトスポリジウム症(cryptosporidiosis)

好ましい治療，治療期間，維持療法	代替案	その他のオプションや問題点
好ましい治療： ARTを始めて免疫再構築を行い，CD4を> 100/mm^{3}にすること 下痢は止痢薬で対症療法を行い，アグレッシブに経口もしくは点滴で補液を行い，電解質の補充を行う	**治療代替案：** ARTなしではどの治療も有効性が示されていない。以下の薬はARTに上乗せするもので，代わりにはならない： nitazoxanide 500～1,000 mg 経口1日2回を14日間 **あるいは** パロモマイシン 500 mg 経口1日4回を14～21日間 **あるいは** 最適のARTに加えて，対症療法と補液，電解質の補充を行う	ロペラミドよりもアヘンチンキのほうが下痢には効くかも★

★ 訳注：日本でも武田薬品工業株式会社や第一三共株式会社が取り扱っている。

臨床像：大量水様便。体重減少や電解質異常を伴う。進行エイズでは特に

診断において考えること：芽胞をつくる原虫。便の抗酸菌染色で特徴的なオーシストがみえる。吸収不良がみられることも

ピットフォール：便中白血球はみられない。標準的な虫卵寄生虫検査では見えないので，特殊染色を依頼する必要がある

治療において考えること：抗菌療法が効いたという逸話的な報告がある。nitazoxanideが有効な場合もあるが，CD4 50/mm^{3}未満では治癒率は上がらない。抗レトロウイルス療法による免疫再構築が最も効果的な治療法だ。長期の寛解，あるいは治癒をもたらす場合もある。止痢薬(Lomotil®，Pepto-Bismol®)は症状を抑えるのに有用だ。重症例には経静脈輸液療法が必要な場合も

予後：ARTの反応や免疫抑制の程度による

サイトメガロウイルス感染症〔cytomegalovirus(CMV) disease〕

好ましい治療，治療期間，維持療法	代替案	その他のオプションや問題点
CMV 網膜炎の好ましい治療： 即座に視力に影響を与えかねない病変が視神経や網膜中心窩近くにある場合： 硝子体内注射でガンシクロビル 2 mg かホスカルネット 2.4 mg を 7～10 日に 1～4 回。これで眼内濃度をすみやかに達成させる 加えて，以下の好ましい全身療法か，その代替案を用いる： **好ましい全身投与導入療法：** ・バルガンシクロビル 900 mg 経口 1 日 2 回を 14～21 日間 小さな末梢の病変なら，好ましい全身療法か，その代替案を 1 つ選んで行う	**CMV 網膜炎治療の代替案：** ガンシクロビル 5 mg/kg 点滴で 12 時間おきを 14～21 日間，その後，5 mg/kg 点滴で 1 日 1 回 **あるいは** ホスカルネット 60 mg/kg 点滴で 8 時間おき，あるいは 90 mg/kg 点滴で 12 時間おきを 14～21 日間 **あるいは** cidofovir 5 mg/kg/ 週を点滴で 2 週間。生食で治療前後に輸液し，プロベネシド 2 g を経口で投与 3 時間前に，治療後 2 時間と 8 時間後に 1 g 経口で投与する(計 4 g) **注意：**サルファアレルギーがある場合は使ってはいけない。プロベネシドと交差反応があるためだ	CMV 網膜炎の初期治療は個別化されるべきだ。病変部位がどこにあるか，患者は重症か，免疫抑制はどのくらいか，あるいは併用薬や薬のアドヒアランス ガンシクロビル眼内インプラントは CMV 網膜炎の治療に効果的だが，米国では入手できない。視力を侵されかねない網膜炎では，硝子体内ガンシクロビルかホスカルネットの注射が眼内濃度をすみやかに高めるのに用いられうる 慢性維持療法の選択(投与経路や薬剤の決定)については眼科医と相談して決めるべし。解剖学的な網膜病変や対側の視力，患者の免疫学的，ウイルス学的状況，ART への反応などを考えること
CMV 網膜炎の好ましい慢性維持療法(二次予防)： バルガンシクロビル 900 mg 経口 1 日 1 回 **あるいは** ガンシクロビル・インプラント(CD4 値が＜100/mm^3 のままであれば 6～8 か月おきに取り替えてもよい)に加え，バルガンシクロビル 900 mg 経口 1 日 1 回を免疫が回復するまで	**慢性維持療法(二次予防)の代替案：** ガンシクロビル 5 mg/kg 点滴週 5～7 回 **あるいは** ホスカルネット 90～120 mg/kg 点滴 1 日 1 回 **あるいは** cidofovir 5 mg/kg 点滴を 2 週に 1 回。上記同様，生食とプロベネシドを与えること	CMV 網膜炎患者で維持療法を中断した場合，定期的に視力検査を行うこと。理想的には 3 か月おきに。早期に再発や免疫回復に伴うぶどう膜炎(immune recovery uveitis：IRU)をみつけるためだ。その後，免疫再構築が起きれば，年 1 回にチェック 免疫再構築時には IRU が発症することがある。 **IRU 治療：** 眼球周囲にステロイド，あるいはステロイド全身投与を短期間
CMV 食道炎や腸炎の好ましい治療： ガンシクロビル 5 mg/kg 点滴で 12 時間おき。経口摂取が可能なら，バルガンシクロビル 900 mg 経口 1 日 2 回にスイッチしてもよい 治療期間：21～42 日か，症状が消失するまで 維持療法は通常不要だが，再発後は考慮すべき	**CMV 食道炎や腸炎：** ホスカルネット 90 mg/kg 点滴 12 時間おきか 60 mg/kg 8 時間おき。ガンシクロビル中断を余儀なくされるような副作用が生じた患者や，ガンシクロビル耐性に **あるいは** バルガンシクロビル 900 mg 経口 12 時間おきに。軽症例や経口摂取が可能な患者に **あるいは** 軽症例に，もし ART がすみやかに提供されるのであれば，CMV を治療しないという手もある 治療期間：21～42 日か，症状が消失するまで	CMV 網膜炎，食道炎，腸炎，肺臓炎の初期治療は ART の開始と最適化に連動させて行うこと
組織学的に確定された CMV 肺臓炎の好ましい治療： CMV 肺臓炎の HIV では，患者に対する治療経験は乏しい。点滴ガンシクロビルか，ホスカルネットはリーズナブルだろう。投与量は網膜炎と同じ 最適な治療期間や経口バルガンシクロビルの役割ははっきりしない		

(次ページへ続く)

サイトメガロウイルス感染症〔cytomegalovirus(CMV) disease〕(続き)

好ましい治療，治療期間，維持療法	代替案	その他のオプションや問題点
CMV 神経疾患の好ましい治療：すぐにガンシクロビル 5 mg/kg 点滴 12 時間おきに加え，ホスカルネット 90 mg/kg 点滴 12 時間おきか，60 mg/kg 点滴を 8 時間おきにスタートし，症状が安定し，治療反応がはっきりみられるまで行う。症状改善まで治療は継続する 最適な治療期間や経口バルガンシクロビルの役割ははっきりしない		

CMV 網膜炎

臨床像：かすみ目，暗点，視野欠損が多い。発症初期に片側であっても，しばしば両側性となる

診断において考えること：特徴的な出血(「トマトスープにミルク」)を伴う網膜炎が眼底検査でみつかる。疑ったら眼科コンサルト

ピットフォール：免疫再構築硝子体炎が，ART 開始後に起きることがある

治療において考えること：経口バルガンシクロビルは，初期治療，維持療法において好ましい。CMV 網膜炎では，CD4 が＜ 100/mm³ の場合，生涯維持療法が必要だが，ART によって CD4 が 100 ～ 150/mm³ 以上を 6 か月以上維持すれば中止できる(眼科の意見も聞くこと)。CMV 網膜炎患者で治療を中断した場合，定期的に目の検査を行い，再発をモニターすること。免疫抑制が続き，CD4 が＜ 100 ～ 150/mm³ のままの場合，ガンシクロビル眼内インプラントは 6 ～ 8 か月おきに交換する必要があるかもしれない。免疫回復に伴うぶどう膜炎(IRU)が ART による免疫再構築で起きることがある。これは眼科医による眼球周辺のステロイド投与や全身ステロイド投与で治療できる

予後：治療への初期反応はよい。ART で CD4 が改善しない限り，再発することが多い

CMV 脳炎 / 多発神経根炎

臨床像：脳炎は 1 ～ 2 週間で進行する発熱，意識障害，頭痛でプレゼン。髄膜刺激症状が本当に起きるのはまれ。CMV 脳炎は進行 HIV 疾患で起きる(CD4 は＜ 50/mm³)。しばしば過去に CMV 網膜炎の既往がある。多発神経根炎は急速に進行する筋力低下や感覚障害が下肢に認められる。しばしば尿失禁，便失禁を伴う。「サドル部位(saddle distribuition)」，つまり陰部，会陰部，肛門周囲に分布する知覚麻痺，肛門括約筋の緊張低下が認められることもある

診断において考えること：髄液ではリンパ球優位，あるいは好中球優位の白血球増加がみられることがある。グルコースはしばしば低値。CMV 脳炎では，脳 MRI で特徴的な融合性の脳室周辺の異常所見が認められ，造影効果はまちまちである。診断は髄液の CMV ポリメラーゼ連鎖反応(polymerase chain reaction：PCR)で確定する(この検査が好ましい)。ほかにも CMV 培養，あるいは脳生検

ピットフォール：CMV 脳炎については，画像所見はいろいろな可能性がある。マス病変が認められることすらある(まれ)。眼科受診をして活動性の網膜炎を除外すること。多発神経根炎については，矢状断の脊髄 MRI をとってマス病変を除外し，CSF 細胞診を出してリンパ腫の関与を除外すること(似たような症状を起こすことがある)

治療において考えること：確定した CMV 疾患ではどれでも，ART の最適化が抗 CMV 治療の開始とともに行われることが重要だ。ガンシクロビルとホスカルネットが初期治療として，重症例には有効かもしれない。バルガンシクロビル維持療法の中止は，ART によって CD4 が＞ 100 ～ 150/mm³ を 6 か月以上維持した場合に考慮する

予後：ART によって CD4 細胞数が増えない限り，抗 CMV 治療は通常一過性であり，その後，症状は進行する

CMV 食道炎・腸炎

臨床像：局所症状。たとえば，嚥下痛，腹痛，下痢，時に血便

診断において考えること：生検で CMV 封入体をみつけて診断する。CMV は消化管のどこにでも病気を起こし，口腔・食道潰瘍，胃炎，腸炎(これがいちばん多い)に至る。CMV 腸炎は重症度はまちまちであるが，典型的には，発熱，けいれん性腹痛，時に血便がみられる

ピットフォール：CMV 腸炎は大腸穿孔の原因になる。AIDS 患者が急性腹症を起こしたらこれを考えること。特に，要注意は腹腔内にフリーエアーが画像で認められた場合

治療において考えること：CMV 疾患の初期治療は常に抗レトロウイルス療法の最適化を伴わねばならない。治療期間は治療への反応次第だが，通常は 3～4 週間というところ。慢性抑制療法を再発時には検討すること。CMV 網膜炎のスクリーニングが必要

予後：再発率は ART により免疫再構築が起きれば激減する

B 型肝炎(hepatitis B)

好ましい治療，治療期間，維持療法	代替案	その他のオプションや問題点
ART が HIV / HBV 共感染のある患者すべてに推奨される。CD4 値は関係ない ART のレジメンでは，HBV と HIV 両者に活性のある薬を 2 つ含むこと。たとえば，テノホビル 300 mg ＋エムトリシタビン 200 mg(あるいはラミブジン 300 mg)経口 1 日 1 回(に加えて HIV に一剤追加) 治療期間：生涯内服	ART を拒否したり，行えない患者への治療： HBV 疾患のステージを把握し，HBV 治療が必要かを吟味する。HBV 感染治療の適応がなければ，モニターを継続し，後でアセスメントを繰り返すこと(HBV 治療は，患者に活動性肝疾患がある，ALT 上昇がある，HBV DNA が ＞ 2,000 IU/mL，重篤な肝線維症があるときに適応となる) **あるいは** ペグインターフェロンアルファ -2a 180 μg 皮下注で週 1 回を 48 週間 **あるいは** ペグインターフェロンアルファ -2b 1.5μg/kg 皮下注で週 1 回を 48 週間 **あるいは** もし，テノホビルが HIV / HBV 治療に使えないと，キーワード(腎不全があったりそのリスクが高かったりしたとき) ART をフルに用い，エンテカビル(腎機能に応じて投与量調節)を加える	アデホビル，エムトリシタビン，エンテカビル，ラミブジン，テノホビルは HBV 感染治療に対して，ART を行っていないときに使ってはならない エムトリシタビンと telbivudine の交差耐性は，ラミブジン耐性が疑われたり確認された場合はあるものとして受け止めておかねばならない ART を変える場合，抗 HBV 活性のある薬は続けること。IRIS のリスクがある もし，抗 HBV 治療が中止されてフレア(再燃)が起きた場合，治療は再開しなければならず，これで救命できるかもしれない

疫学：HBV 感染は HIV 感染患者に比較的よくみられる。およそ 60%で過去に曝露した既往がある。慢性 B 型肝炎感染は HIV 感染にいろいろと影響を与える。

- HBV は肝関連死や ART の肝毒性のリスクを高める(Lancet 2002；360：1921-6；Hepatology 2002；35：182-9)
- 3TC，FTC，テノホビルはすべて抗 HBV 活性をもつ。したがって，HBV 感染のある患者では，ART の選択が臨床的あるいは耐性

という点でHIVとHBVに関して重要である。特に大切なのは3TCとFTCで，共感染のある患者の多くは何年か治療を続けているとHBV系の耐性を獲得する。3TCやFTC以外の抗HBV療法を行っていると，この耐性は減ってくる

- 抗HBV療法を中止すると，もともとあった肝疾患が増悪することがある。時にはその再燃は致死的にすらなる(Clin Infect Dis 1999；28：1032-5；Scand J Infectious Diseases 2004；36：533-5)
- 免疫再構築は肝機能を悪くすることがある。おそらく，HBV疾患は免疫を介しているからだろう。このとき，HBe抗原が陰性化することもある
- エンテカビルはHIV / HBV共感染患者にはもはや推奨されない。これにも抗HIV活性があり，M184VのHIV耐性突然変異を選択することがあるからだ(N Engl J Med 2007；356：2614-21)。これが必要な場合はちゃんとARTを併用しなければならない

診断において考えること：HBs抗体，HBs抗原，HBc抗体をベースラインですべての患者で検査すること。もし陰性なら，B型肝炎ワクチンが必要である。慢性HBV感染(HBs抗原陽性)なら，HBe抗原，HBe抗体，HBV DNAを検査すること。HCV感染同様，A型肝炎ワクチンやアルコールを避けるようカウンセリングするのが予防ケア上重要である。HBc抗体のみ陽性の場合：HIV患者によっては，B型肝炎コア抗体(HBc抗体)のみ陽性でHBs抗原，抗体ともに陰性のことがある。このような現象はHCV共感染があるときにいちばんよくみられるようだ(Clin Infect Dis 2003；36：1602-6)。この場合，可能性としては：(1) 最近，HBVに感染して，HBs抗体ができていない；(2) 慢性HBV感染があり，HBs抗原が検出感度以下しかない；(3) HBVに免疫があるが，HBs抗体が検出感度以下しかない；(4) 抗HBc抗体偽陽性。たいていの集団では，HBVの発生率は比較的低く，HBc抗体のみでも，たいていは何年経っても患者には何も起こらない。最近，HBVに感染した，というのはまれな理由だ。我々としては，HBV DNAのチェックをこういうときは薦める。もし陽性なら，慢性HBV感染であることを意味する。もし陰性なら，低レベルの免疫か，HBc抗体偽陽性が説明可能な理由である。両者を峻別する方法はなく，我々としてはB型肝炎ワクチンを3回接種することを薦める。こうした場合にHBVの血清学的マーカーを定期的にフォローするのは有用である。ARTによる免疫状態の改善で，HBs抗体が増加し，免疫状態が後に確認されることもある(Clin Infect Dis 2007；45：1221-9)

治療において考えること：複数のHIV治療ガイドラインが，すべてのHBV共感染患者に対し，CD4の如何にかかわらず，ARTを開始するよう推奨している。実際には，それはARTのレジメンにTDF / FTC(あるいは3TC)を用いることを意味している。これで，B型肝炎に対して2つの活性のある薬を提供でき，FTCや3TC耐性リスクを減らすからだ。HBV治療を行っている場合はALTを3～4か月おきにモニターすること。HBV DNAレベルは治療効果のマーカーとしてはよいものだ。通常の検査に加えておくべきだろう。治療のゴールはHBV DNAを可能な限り低くして，できれば，検出感度以下にすることである。HIV / HBV共感染患者の大多数は両ウイルスに効果のある治療を受けるべきであり，HBVに活性のある薬を1剤だけ使うこと，特にFTCや3TCの単独使用は避けるべきである

C 型肝炎(hepatitis C)

注意：治療前に，すべての患者は C 型肝炎による肝線維症の程度について臨床的，検査的にアセスメントを済ませておくべきである。軽症 / 中等症の肝疾患患者(例：ステージ 2 以下の肝線維症)に対する HCV 治療はどんどん新しくなっており，HCV 治療を開始する前に現行の，あるいは将来の治療選択肢は注意深く吟味すべきだ。以下の推奨は 2013 年 12 月に新たに承認された治療薬も含めて検討すべきであり，あくまでも本書著者らの意見であって，新たな薬に言及していないし，日和見感染ガイドラインのものではない。

好ましい治療，治療期間，維持療法	代替案	その他のオプションや問題点
急性 HCV 感染： 治療はオファーされるべきではない。これは自然治癒が多数派なためだ。エキスパートによっては，3〜6 か月の経過観察を行い，それから治療を検討する者もいて，これは特に IL28B C / C ジェノタイプにおいてはそうである★1 ソホスブビル(SOF) 400 mg 経口 1 日 1 回を体重に応じて調整したリバビリン(RBV)とともに以下のように RBV 経口で体重に応じて★2： ・＜ 75 kg：600 mg を毎朝。400 mg を毎午後 ・＞ 75 kg 600 mg を朝晩に 治療期間：12 週間	ペグインターフェロンアルファ -2a 180 μg か，ペグインターフェロンアルファ -2b 1.5 μg/kg を皮下注で週 1 回と，RBV 経口 RBV 経口で体重に応じて： ・＜ 75 kg：600 mg を毎朝。400 mg を毎午後 ・＞ 75 kg：600 mg を朝晩に 治療期間：24 〜 48 週間	SOF を急性 HCV に用いたという論文はない。このような方法は現在研究中である
慢性(確立した)HCV 感染★3 **ジェノタイプ 1 あるいは 4：**SOF 400 mg 1 日 1 回に加え，ペグインターフェロンアルファ -2a 180 μg か，アルファ -2b 1.5 μg/kg を皮下注で週 1 回＋体重で調整したリバビリン(RBV)を経口で 治療期間：12 週間 **あるいは** ソホスブビル 400 mg 1 日 1 回とシメプレビル(SMP) 150 mg 1 日 1 回	ソホスブビル(SOF) 400 mg 経口 1 日 1 回と体重で調整した RBV 経口 治療期間：24 週間	2013 年 12 月の時点で，ソホスブビル＋ペグインターフェロン / リバビリンのみが，添付文書上に記載がある。SOF ＋ SMP だとインターフェロンフリーの選択肢となり，治療期間も短い 注意：SMP は PI とか NNRTI，あるいはコビシスタットのような抗レトロウイルス薬とは併用できない。薬物相互作用のためである

★1　訳注：C 型慢性肝炎の治療効果に強く関係する一塩基多型(single nucleotide polymorphism：SNP)であり，C / C では SVR を獲得する可能性が高いといわれる〔参照：宇都浩文，馬渡誠一．C 型慢性肝炎に対するペグインターフェロンとリバビリンの治療効果を規定する IL28B の一塩基多型．肝細胞研究会ホームページより(hepato.umin.jp/hottopics/hottopics005.html)〕。

★2　訳注：日本のガイドラインでは，体重 60 kg 以下の場合，1 日量 600 mg にするとある(www.jsh.or.jp/files/uploads/HCV_GL_ver3.4_final_May29.pdf)。

★3　訳注：翻訳時(2015 年 5 月)において，日本では，このほか，バニプレビル，ダクラタスビル，アスナプレビルが承認され，さらにいくつかの経口薬が申請中である。HCV 共感染の治療においては，必ず肝臓専門医とともに最新の情報を共有しながら治療を行うこと。日本肝臓学会の C 型肝炎治療ガイドライン第 3.4 版(2015 年 5 月)あるいは，その最新版なども参照のこと〔2015 年 5 月発行の抗 HIV 治療ガイドライン(www.jsh.or.jp/files/uploads/HCV_GL_ver3.4_final_May29.pdf)〕。

(次ページへ続く)

C 型肝炎(hepatitis C)(続き)

好ましい治療，治療期間，維持療法	代替案	その他のオプションや問題点
治療期間：12 週間 ジェノタイプ 2： SOF 400 mg 経口 1 日 1 回に体重で調整した RBV 経口 治療期間：12 週間 ジェノタイプ 3： SOF 400 mg 経口 1 日 1 回に体重で調整した RBV 経口 治療期間：24 週間		

インターフェロンやリバビリンに関連した有害事象

好ましい治療，治療期間，維持療法	代替案	その他のオプションや問題点
インターフェロン	倦怠感やインフルエンザ様症状(発熱，悪寒，筋肉痛，頭痛)	夜間に投与する。症状は寝ている間に起きて気づかないことも。週 1 回の投与だと症状が最大化するのに 48 ～ 78 時間かかることも。この場合はアセトアミノフェン(最大 1,300 mg/ 日)やイブプロフェンと水分摂取で対応することも可能だ 倦怠感は時に甲状腺異常や貧血によるときもある。甲状腺機能，血算をモニターすること
	うつ症状	インターフェロンは生命にかかわるような精神科疾患を増悪させることがある 抗うつ薬は積極的に使用すること。もともとうつ病やその他の精神科疾患をもっている場合，HCV 治療の間はメンタルヘルスの専門家が綿密なフォローを行うこと
	白血球減少，血小板減少，貧血	血球減少は HIV / HCV 共感染でいちばん多い合併症だ。好中球が 500/mm^3 を切ったら，G-CSF 300 μg を週 3 回で治療することもできる。好中球減少が遷延する場合はインターフェロンの量を減らすこと。もし，血小板が＜8 万 /mm^3 まで落ちたら，やはりインターフェロン量を減らすことを考慮すること(医師によっては，5 万 /mm^3 までがまんする者もいる)。エリスロポエチン(EPO)の使用をためらわないこと。4 万単位 / 週を貧血に用いたり，リバビリンの

インターフェロンやリバビリンに関連した有害事象(続き)

好ましい治療，治療期間，維持療法	代替案	その他のオプションや問題点
		量を減らしたりする
	口腔潰瘍	局所のリドカインゼリーやスクラルファートが有用なこともある
	消化器症状	悪心や食思不振がいちばん多い。体重減少につながることもある。少量ずつ繰り返し食べて，1日数回の大食をしないようアドバイスせよ。
	脱毛	あまり洗髪しすぎないこと。短髪を重ねながら切ると髪は豊かに見える。治療終了後に髪は戻ってくる
リバビリン	溶血性貧血	症状のある貧血には，EPO　4万IUを皮下注で週1回用いる。投与量を減らすことが重症貧血には推奨される。ヘモグロビンが＜10 g/dL(ヘマトクリット＜30%)なら，リバビリンを各回200 mg減らし，ヘモグロビンが＜8.5 g/dL(ヘマトクリット＜26%)未満なら，リバビリンを中断する。溶血は痛風を増悪させることもある
	消化不良	制酸薬，プロトンポンプ阻害薬
	咳	
	催奇形性	妊娠カテゴリーXである。妊娠可能な女性は有効な避妊を行うよう合意を得なければならない

疫学：C型肝炎ウイルス(HCV)感染は主に血液曝露により感染する。性感染や垂直感染も可能だが，あまり有効な感染経路ではない。例外はHIV感染の同性愛男性によるHCVの性感染だ。HIVとHCVの感染経路はある程度かぶるため，HIV感染者のHCV共感染は多い。HIV感染者全体では16%である。80%以上は注射薬物使用者であり，5～10%が男性同性愛者だ(Clin Infect Dis 2002；34：831-7)。米国では，HCVの75%がジェノタイプ1である。HIVは慢性HCV感染の進行を速め，肝硬変，肝不全，肝細胞がんが起きやすくなる(J Infect Dis 2001；183：1112-5；Clin Infect Dis 2001；33：562-9)。HCVがHIV疾患進行に及ぼす独立した効果については，データはまちまちで相反する。が，慢性HCV感染がある場合，抗レトロウイルス薬による肝毒性が高まることがいくつかの研究で示されている。ある研究では，HCVによる肝不全はHIV / HCV共感染者の最大の死因の1つである(Clin Infect Dis 2001；32：492-7)

臨床像：肝トランスアミナーゼ持続高値で，通常は無症状である

診断において考えること：HIV陽性患者は全員，HCV抗体を調べるべきである。抗体が陰性でもHCV感染のリスクが高い場合は(注射薬物使用者，原因不明の肝機能異常)，HCV RNAも検査すること。HCV抗体の偽陰性も起こりうるし，進行HIV疾患ではその可能性は高まるからだ(J Clin Microbiol 2000；38：575-7)。また，最近HCVに感染した場合は，ウインドウピリオドによってHCV抗体が陰性

になるかもしれない。HCV 活動性と肝機能異常の程度は相関しない。HCV 関連の肝障害の程度を評価するときには他の診断戦略を用いる必要がある。肝生検がゴールドスタンダードと考えられているが，多くの医師はもっと侵襲度が低い方法，たとえば(肝臓の硬さを評価する超音波手技である)fibroelastography やいろいろな血液検査を組み合わせたアルゴリズムを用いている(例：FibroSURE™，AST- 血小板レシオ・インデックス)。性的に活動性のある同性愛男性(MSM)は HCV 感染のリスクが高い。我々はこういうリスクの高い人たちには定期的に HCV 抗体を調べるよう推奨している

治療において考えること：HCV 治療は現在どんどん進化している。本書執筆時点で，多くの研究中の薬剤が薬物開発の最終段階に入っている。ソホスブビルとシメプレビルは 2013 年暮れに承認され，他の薬も 2014 ～ 2015 年に承認される見込みである。したがって，近い将来，治療推奨は大幅に変更されることが予想される。特に，新しい薬を組み合わせた臨床研究では，明らかにインターフェロンフリーの治療薬が現行の治療よりもずっとよい治癒率を達成することを示している。おまけに毒性は低く，治療期間も短い。たとえば，ソホスブビルとリバビリン併用のジェノタイプ 2，3 はすでに米国食品医薬品局(Food and Drug Administration：FDA)に承認されている

いったん診断が確定したら：患者にアルコールを飲まないよう勧め，A，B 型肝炎の予防接種を(もし免疫がなければ)行う。HCV RNA を検査して，ジェノタイプをチェックする。HCV RNA レベルは肝疾患の程度に応じた予後予測には重要ではないが，高値であれば，治療は困難になる。ジェノタイプもまた治癒率と相関しており，治療期間の決定にも影響を与える

HIV のある HCV 治療に最適な患者：安定しない精神疾患がない。薬物乱用がない。HIV 疾患が安定しており，HIV RNA が検出限度未満。CD4 が高い。抗レトロウイルス薬を内服しており，それらが HCV 治療と相互作用を起こさない。治療，通院，血液検査へのアドヒアランスがよい

インターフェロンベースの治療を始める患者では，治療のゴールやリスクを十分に教育すべきである。副作用情報は書面で提供し，疑問があるときは，相談できる地元の支援団体にもアクセスできるようにする。最初のインターフェロンは医療機関で投与したほうがよい。注射手技もそのとき教えられる

薬物療法の選択肢：以下は HCV 治療の個々の治療薬について述べる。初期の HCV プロテアーゼ阻害薬のテラプレビルと boceprevir は概ねソホスブビルとシメプレビルに置き換えられており，これらが今後使われることはなかろう

- ペグインターフェロン：HCV 感染治療には 2 種類ある：(1) ペグインターフェロンアルファ -2a(ペガシス®)，すでに溶液に溶かされており，皮下注で 180 μg という決められた投与量で週 1 回投与する。(2) ペグインターフェロンアルファ -2b(ペグイントロン®)，これはパウダー状になっており，生食に混ぜて皮下注する。体重に応じて投与量を決め，やはり週 1 回だ。インターフェロンにはたくさんの副作用があり，最重要なものは表 5.3 にまとめた
- リバビリン：リバビリンは 200 mg カプセルとして使用できる。標準量は午前中に 400 mg，午後に 600 mg を体重 75 kg 未満の場合投与し，午前午後ともに 600 mg を体重 75 kg 以上の場合に投与する。リバビリンは溶血性貧血を起こし，ヘモグロビンがはっきりと一定の割合で落ちてしまう。治療後 4 ～ 8 週経つとこれは安定する。溶血性貧血は ZDV を用いている場合に増悪するかもしれず，これは用いないほうがよい。テノホビルやアバカビルを用いたほうがよいだろう。症状を伴う貧血の場合，貧血で増悪するような基礎疾患がある場合，エリスロポエチンを用いてヘモグロビンを 10 g/dL 以上に維持することもできよう。エリスロポエチンのよく用いる投与量は 4 万単位を皮下注で週 1 回というものだ。ddI はリバビリンとの併用禁忌である。ミトコンドリア毒性や非代償性肝不全のリスクが増すからだ(Clin Infect Dis 2004；38：e79-80)。d4T もまた使わないほうがよい。これだけでミトコンドリア毒性を誘発する恐れがあるからだ。ほかによくあるリバビリンの副作用としては消

化器症状があり，インターフェロンも同様の副作用をもつためにかぶってしまうこともある。リバビリンは妊娠カテゴリー X であり，催奇形性の可能性があるとされ，性的活動な女性で妊娠出産が可能な場合，2 種類の避妊を行っているときのみ用いることが可能だ。リバビリン中止後少なくとも 6 か月は妊娠を回避すべきである

- 抗 HCV プロテアーゼ阻害薬の boceprevir とテラプレビルは 2011 年に米国食品医薬品局によって承認された。対象は C 型肝炎単独感染の治療である。HIV / HCV 共感染患者に対する小規模研究があり，これらは HIV / HCV 共感染患者にも同様に用いることを支持している。テラプレビルのよくある副作用は，皮疹，貧血，消化器症状，味覚異常，肛門部位の不快感である。ボセプレビルは同様な副作用の多くを共有するが，皮疹の発生率が低く，貧血の発生率が高い。重篤な副作用の存在に鑑み，また，ピルバーデンも増えることや薬物相互作用の可能性もあるため，ほとんどの医師はボセプレビルやテラプレビルは，他のオプションがない場合を除き，HIV / HCV 共感染患者にはもはや用いるべきではないと考えている
- シメプレビルは最新の HCV プロテアーゼ阻害薬であり，テラプレビルや boceprevir に比べていくつかの利点がある。1 日 1 回投与でよく，副作用も少ない。ジェノタイプ 1 の HCV 治療に，ペグインターフェロンとリバビリンと組み合わせて使うことが承認されている。シメプレビルは治療最初の 12 週間のみ投与される。治療ナイーブな，あるいは過去に再発の既往がある場合の総治療期間は 24 週間であり，反応のない患者の場合は 48 週間である。酵素プロテアーゼのベースに Q80K ポリモルフィズムがある場合の反応率は激減する。よくある副作用は，皮疹，瘙痒感，光過敏性である。シメプレビルは多くの抗レトロウイルス薬と相互作用を起こす。たとえば，プロテアーゼ阻害薬，NNRTI，そして PK ブースターのコビシスタットである。こうした薬剤と併用してはならない
- ソホスブビルはヌクレオチド HCV ポリメラーゼ阻害薬で，すべての HCV ジェノタイプに活性がある。400 mg 錠を 1 日 1 回投与する。重篤な副作用はほとんどなく，HIV 治療との重要な相互作用もない。そのため，さらにオプションが増えるまでは，これが HIV / HCV 共感染患者の HCV 治療のなかに組み込まれなければならない。FDA には，ジェノタイプ 1 と 4 に対してペグインターフェロン，リバビリンとともに 12 週間の治療が承認されている。また，ジェノタイプ 2 ではリバビリンとだけ併用して 12 週間，ジェノタイプ 3 にはリバビリンとともに 24 週間の治療が承認されている。インターフェロンに耐えられない患者の場合，FDA はまたジェノタイプ 1 をソホスブビルとリバビリンで 24 週間の治療を承認している。ただし，インターフェロンベースの治療に比べて反応率はやや低い。特筆すべきは，ある小規模研究で，ソホスブビルとシメプレビルを併用したいろいろな治療法の治癒率が 90%以上だったことである。なかには，この 2 剤を 12 週間使うだけ，というレジメンもあった。この方法は FDA には承認されていないが，HIV 治療薬との重大な相互作用がなければ，オフレーベル(未承認使用)での選択肢となろう★3
- モニタリング：HIV / HCV 共感染患者のモニタリングプランは，安全性と有効性の両面から行う(表 5.3)

もし，HCV RNA が治療終了時に検出されない場合，それは「治療終了」と解釈される。治療終了後 4，12，24 週間にさらに検査を行う。HCV RNA が 24 週後に検出されないことをもって「持続性ウイルス学的著効(sustained virologic response：SVR)」であることの基準とするのが現在のやり方だ。つまり，治癒と同義である。ほとんどの研究の示唆するところによると，HCV RNA の 12 週後の未検出も治癒を示唆している。大事なことは，HCV 治癒に至った患者でも再感染のリスクがあることで，高リスク行為再開については注意を喚起する必要がある。

★3 訳注：次ページを参照。

表 5.3　インターフェロンとリバビリンベースのHCV治療を行う間のモニタリングプラン。患者の特徴と追加する薬の選択によってこれは異なってくる(詳細はC型肝炎の本文を参照)。

	治療週数								
	ベースライン	2	4	8	12	16	20	24	24～48
CBC(血算)	×	×	×	×	×	×	×	×	4週間おきに
肝機能，生化学など	×		×	×	×	×	×	×	4週間おきに
HCV RNA	×		×		×			×	12週間おきに
HIV RNAとCD4	×				×†			×	12週間おきに
TSH	×				×			×	12週間おきに
うつ病評価	×	×	×	×	×	×	×	×	継続
眼科診	×‡							×	12週間おきに
PT	×					×			12週間おきに
妊娠検査	必要に応じて定期的に行う								

† 細胞絶対数は下がることが懸念されるが，CD4のパーセンテージは安定しているはずだ。
‡ 網膜症の既往のある患者では必要である。IFNの添付文書では，すべての患者で治療前にスクリーニングをするよう推奨している。多くの医師は初回から眼科診を依頼することはなく，視力の障害や色の認識に問題があったときに検査することを選ぶ。

(Brown et al. Clinician's Guide to HIV / HCV Coinfection, 2004より引用)

★3 訳注：2014年にはこの使用は承認されている(www.clinicaladvisor.com/web-exclusives/fda-approves-combination-simeprevir-and-sofosbuvir-for-hcv-treatment/article/382126/)。ソホスブビルは2015年3月に日本でも，ジェノタイプ2のC型慢性肝炎または代償性肝硬変の治療にリバビリンと併用するという方法で承認されている。日本肝臓学会のガイドライン(2015年5月，第3.4版)にはソホスブビルに関する記載はほとんどない(www.jsh.or.jp/files/uploads/HCV_GL_ver3.4_final_May29.pdf)。

このガイドラインで言及がある併用療法は，ダクラタスビルとアスナプレビルの併用療法のみである。ダクラタスビル(daclatasvir)はNS5A阻害薬であり，HCV非構造蛋白領域NS5Aを阻害する。アスナプレビル(asunaprevir)はテラプレビルやシメプレビル同様，NS3-4A領域をターゲットとしたプロテアーゼ阻害薬である。2015年3月，ジェノタイプ1の慢性肝炎，代償性肝硬変に対して両者の併用療法が日本で承認されている。両剤との併用禁忌薬として，ARTではコビシスタット，ddI，リトナビル，アタザナビル，ロピナビル・リトナビル，ダルナビル，ネルフィナビル，ホスアンプレナビル，エファビレンツ，エトラビリン，ネビラピンが，また，アゾール系抗真菌薬やマクロライド系抗菌薬，リファンピシンやリファブチンも併用禁忌である。要するに，NNRTIとPIはダメである。よって，HIV / HCV共感染者ではインテグラーゼ阻害薬ベースの治療として用いることとなろう。ただし，こうしたHCV療法に詳しい医師と協力して治療するのが望ましいと訳者は考える。

上記ガイドラインには，もう1つのプロテアーゼ阻害薬，バニプレビル(vaniprevir)についても言及されている。日本では2014年9月に承認され，ジェノタイプ1に対してペグインターフェロン，RBVと併用する。これもPIなど多くの併用禁忌薬があるため，専門家と相談して用いるべきである。

単純ヘルペスウイルス感染〔herpes simplex virus(HSV) disease〕

好ましい治療，治療期間，維持療法	代替案	その他のオプションや問題点
口唇病変の，そして陰部病変の初発，再発時のHSVの好ましい治療： バラシクロビル 1g経口1日2回 **あるいは** ファムシクロビル 500mg経口1日2回 **あるいは** アシクロビル 400mg経口1日3回 治療期間： ・口唇ヘルペス：5～10日 ・陰部ヘルペス：5～14日 **重症皮膚粘膜HSV感染の好ましい治療：** 初期治療：アシクロビル 5mg/kg点滴で8時間おき 病変が改善を認めたら，経口薬にスイッチ(上記のとおり)。病変が完全に治癒するまで治療続行		
アシクロビル耐性皮膚粘膜HSV感染の好ましい治療： ホスカルネット 80～120mg/kg/日。点滴で2，3回に分けて臨床的によくなるまで **抑制療法(陰部ヘルペスがしばしば再発，あるいは重篤な再発のとき)：** バラシクロビル 500mg経口1日2回 **あるいは** ファムシクロビル 500mg経口1日2回 **あるいは** アシクロビル 400mg経口1日2回 CD4値と関係なく生涯内服	**アシクロビル耐性皮膚粘膜HSV感染の代替案：** 点滴cidofovir(投与量はCMV網膜炎と一緒) **あるいは** 局所にtrifluridine **あるいは** 局所にcidofovir **あるいは** 局所にイミキモド 治療期間：21～28日。あるいはもっと	HSV感染患者は症状が出た時々に治療するというやり方もできるし，毎日の抑制療法をして再発予防することも可能 局所療法に用いるtrifluridineやcidofovirは米国では未販売 trifluridine点眼薬や点滴用cidofovirを応用して局所に塗るという方法はある★

★ 訳注：どちらも日本では未承認。

単純ヘルペス(陰部 / 口腔)

臨床像：痛みを伴う，複数の水疱が赤くなった皮膚の上にあり，これが破れ，痂皮化して，2週間後には治ってしまう。進行免疫抑制があると，病変は慢性化したり重篤化したり，潰瘍を形成することもある

診断において考えること：病変の底や水疱の「屋根」をスワブしてウイルス培養で診断できる。代わりに，Tzanck塗抹や免疫蛍光染色を行うことも可能

ピットフォール：アシクロビル予防投与はガンシクロビルやホスカルネットを使用している患者には不要

治療において考えること：難治例では，アシクロビル耐性を疑い，ホスカルネットで治療すること。trifluridine点眼薬(Viroptic® 1%)も小

さくて広がっていない難治例には直接塗ることも可能だ。過酸化水素できれいにし，ガーゼで軽く拭いて，その後，trifluridine をたらす。その後，バシトラシン / ポリミキシン軟膏を塗って非吸収性のガーゼで覆う。cidofovir の局所療法も試す価値がある(調剤が必要)。慢性的な抑制療法をアシクロビル，ファムシクロビル, あるいはバラシクロビルを用いて行うのも，頻回な再発患者には検討されよう。投与量は HIV 陰性患者と同様である

予後：ひどい免疫抑制患者でなければ，治療に対する反応はよい。免疫抑制者ではアシクロビル耐性が発生する可能性がある

ヘルペス脳炎(HSV-1)

臨床像：急性発症の発熱と意識変容

診断において考えること：脳波の異常が早期に認められる(< 72 時間)，片側の側頭葉異常を示す。脳 MRI は CT で異常が出る前に異常影を示す。CT の場合は側頭葉に病変が現れるまで数日かかることもある。確定診断は髄液の HSV-1 DNA を PCR で検出することだ。著明な感覚低下が HSV 髄膜脳炎の特徴である。髄液では，多核球有意になることやグルコース低値が起きることもある。他のウイルス性髄膜炎とは異なるのである。HSV 髄膜炎は異なる疾患とすべきだ。通常は HSV-2 により，リンパ球性の髄膜炎として再発することがある。HSV 脳炎は HIV 患者では驚くほどまれである。しかし，いったん発生すると，生涯残る神経異常が出るのが普通だ。対照的に, HSV 髄膜炎(通常は陰部 HSV 発症に関連する)は予後はとてもよい

ピットフォール：非感染性の脳症を除外すること。驚くことに，HIV 患者では，HSV 脳炎は脳炎の原因としては比較的まれである

治療において考えること：なるたけ早く治療を開始すること。早期では神経異常もまだ軽く，可逆的かもしれないが，遅れると重篤になり，不可逆的になる

予後：脳損傷の程度と早期の抗ウイルス療法による

ヒトヘルペス 8 感染(HHV-8 infection)

好ましい治療，治療期間，維持療法	代替案	その他のオプションや問題点
ART の開始，最適化がすべての KS，PEL，MCD 患者になされるべきである		リツキシマブを MCD に使うと，後の KS が増悪したり新たに発生したりすることがある
<u>内臓 KS，播種性皮膚 KS，PEL の好ましい治療：</u> 化学療法＋ ART 経口バルガンシクロビルか点滴ガンシクロビルも PEL の補完的治療としては有効かもしれない		
<u>MCD の好ましい治療：</u> バルガンシクロビル 900 mg 経口 1 日 2 回を 3 週間 **あるいは** ガンシクロビル 5 mg/kg 点滴 12 時間おきで 3 週間 **あるいは** バルガンシクロビル 900 mg 経口 1 日 2 回＋ジドブジン 600 mg 経口 6 時間おきを 7 ～ 21 日間	<u>MCD 治療の代替案：</u> リツキシマブ 375 mg/m^2 を週 1 回，4 ～ 8 週間。ART に加え，あるいはその代わりに用いてもよいかもしれない	

略語：KS ＝カポジ肉腫，PEL ＝原発性滲出液リンパ腫，MCD ＝多中心性 Castleman 病

ヒストプラズマ症（*Histoplasma capsulatum* infection）

好ましい治療，治療期間，維持療法	代替案	その他のオプションや問題点
中等度から重症，重症播種性疾患に対する好ましい治療： 導入療法（2 週間か，臨床的によくなるまで）：アムホテリシン B リポゾーム製剤を 3 mg/kg 点滴 1 日 1 回 維持療法： イトラコナゾール 200 mg 経口 1 日 3 回を 3 日間，その後，1 日 2 回 あまり重篤でない播種性疾患に対する好ましい治療： 導入，維持療法：イトラコナゾール 200 mg 経口 1 日 3 回を 3 日間，その後，1 日 2 回 治療期間：少なくとも 12 か月 髄膜炎に対する好ましい治療： 導入療法（4 ～ 6 週間）：アムホテリシン B リポゾーム製剤 5 mg/kg/ 日 維持療法： イトラコナゾール 200 mg 経口 1 日 2 回か 3 回を 1 年以上，かつ髄液所見が正常化するまで 好ましい長期抑制療法： 重症播種性疾患や中枢神経感染がある場合，適切な治療でも再発した場合：イトラコナゾール 200 mg 経口 1 日 1 回	中等度から重症，重症播種性疾患治療の代替案： 導入療法（2 週間か，臨床的によくなるまで）：アムホテリシン B lipid complex を 3 mg/kg 点滴 1 日 1 回 あるいは amphotericin B cholesteryl sulfate complete 3 mg/kg 点滴 1 日 1 回 維持療法のイトラコナゾールに代わる代替案。あるいはあまり重篤でない場合の治療： ボリコナゾール 400 mg 経口 1 日 2 回を 1 日間，次いで，200 mg を 1 日 2 回 あるいは posaconazole 400 mg 経口 1 日 2 回 あるいは フルコナゾール 800 mg 経口 1 日 1 回 髄膜炎： 推奨できる代替案はない 長期抑制療法： フルコナゾール 400 mg 経口 1 日 1 回	イトラコナゾール，posaconazole，そしてボリコナゾールは，ARV の一部に重大な相互作用をもつかもしれない。こうした相互作用は複雑で，双方向的なこともある。推奨投与量については，aidsinfo.nih.gov/contentfiles/lvguidelines/AdultOITablesOnly.pdf の表 5 参照。治療薬剤モニタリング（TDM）や投与量の調節が必要なこともあるだろう。トリアゾール抗真菌薬と ARV の効果を確たるものにし，かつ濃度依存性の毒性を減らすためだ ランダムに測定したイトラコナゾールとヒドロキシイトラコナゾールを足した濃度は，いつでも ＞ 1 μg/mL であること★ ボリコナゾールや posaconazole の臨床経験は限定的だ 急性肺ヒストプラズマ症が CD4 が ＞ 300/mm^3 の HIV 感染者に起きた場合は，非免疫抑制者同様に治療すべきだ

★ 訳注：ヒドロキシイトラコナゾールはイトラコナゾールの活性代謝物。

臨床像：2 パターンある。軽症で発熱，リンパ節腫脹（例：頸部リンパ節炎）。それと重症で発熱や消耗のパターンだ。後者では，下痢，髄膜炎，消化管潰瘍を伴うこともある

診断において考えること：尿や血液のヒストプラズマ抗原によって診断する。時には骨髄や肝臓の培養検査も。アイソレーター血液培養も用いうる。流行地に住んで / 移動してから月，年という単位の後で発症することもある

ピットフォール：進行する免疫抑制のある患者では治療中止後再発することが多い。培養が陽性になるまで 7 ～ 21 日くらいかかることもある。イトラコナゾールは多くの薬物相互作用をもっている。抗レトロウイルス薬，特に PI だ

治療において考えること：初期治療はプレゼン時の重症度による。特別シックな患者では，アムホテリシン B デオキシコール酸から開始する。点滴治療の期間は治療への反応による。軽症患者ならイトラコナゾールからスタートしてよい。重症度とは関係なく，イトラコナゾール濃度は測定して，適切に吸収されているかどうか確認する。イトラコナゾールとヒドロキシイトラコナゾールを合わせた血中濃度はいつでも ＞ 1 μg/mL であるべきだ。全患者で慢性抑制療法が必要である。CD4 が ＞ 100/mm^3 と免疫再構築を認め，6 か月以上経過していれば中

断も考える。CD4 が＞ 500/mm^3 の HIV 患者の急性肺ヒストプラズマ症は治療を要しないかもしれない。が，イトラコナゾールの短期間使用(4 ～ 8 週間)もまた，全身播種予防のためにはリーズナブルなチョイスだ

予後：激症例を除けば，通常，治療への反応はよい

ヒトパピローマウイルス感染〔human papillomavirus(HPV) disease〕

好ましい治療，治療期間，維持療法	代替案	その他のオプションや問題点
	尖圭コンジローマ(陰部のイボ)治療	
患者による治療： Podofilox 0.5% solution か 0.5% gel を全病変に 1 日 2 回，3 日間。その後，4 日間休薬して，さらに週 1 回を最大 4 サイクル **あるいは** イミキモド 5%クリームを就寝前に病変に塗り，朝にこれを洗い流す。週 1 回 3 週間行う。16 週間まで延長可能。洗うときは塗ってから 6 ～ 10 時間後，石鹸と水で洗うこと **あるいは** sinecatechins★ 15%軟膏を患部に塗布。1 日 3 回を 16 週間まで延長可能。イボが完全になくなり，見えなくなるまで	医療者による治療： 冷凍療法(液体窒素か凍結短針)を患部に。完全に凍るまで。1 ～ 2 週おきにこれを繰り返す。医療者によっては，患部が溶けるまで待って，また凍らせるという 2 段階治療を行う者も **あるいは** トリクロロ酢酸かジクロロ酢酸による焼灼。80 ～ 90% 水溶液で。患部に塗り，毎週繰り返して最長 6 週間。病変が全く見えなくなるまで行う **あるいは** 外科的切除やレーザー手術を外陰部や肛門部のイボに **あるいは** ポドフィリン・レジン 10 ～ 25% ベンゾインチンキ懸濁液。すべての病変(最大 10 cm^2)に塗り，数時間後に洗い流す。これを毎週繰り返し，最長 6 週間。病変が全く見えなくなるまで行う	HIV 感染者は非感染者に比べてより大きく，たくさんのイボをもつ可能性があり，治療にも反応しにくいかもしれない 局所の cidofovir は陰部のイボに効くが，米国では販売されていない 病変内のインターフェロンアルファは普通薦められない。高額だし，投与も困難で，全身に副作用が起きる可能性もある 陰部のイボの再発率は治療をしたとしても，高い 口腔内のイボの治療についてはコンセンサスがない。口腔粘膜には，肛門や陰部に使う治療の多くは使用できない。口腔内イボは機能的にも美容の面でも問題で，外科的治療がいちばん多く用いられている

★ 訳注：緑茶抽出物らしい。

陰部，肛門周囲のイボ(尖圭コンジローマ)

臨床像：単一もしくは複数のイボ状の陰部病変。色素沈着を伴うことも。鼠径リンパ節は腫れていないことが多い

診断において考えること：見た目で診断。陰部のイボは通常，HPV タイプ 11,16 による。HPV タイプ 16, 18, 31, 33, 35 によって起きるイボの場合，子宮頸部の悪性新生物の原因となる

ピットフォール：ほとんどの HPV 感染は不顕性であり，症状がない

治療において考えること：ファーストラインの治療は切除(凍結療法か焼灼)。標準治療に反応しなければ，手術や cidofovir での治療を試みる。病変内へのインターフェロンアルファの注射は通常推奨されない

予後：肛門性器のイボ再発は，治療をしても多い

イソスポラ感染(*Isospora belli* infection)

好ましい治療，治療期間，維持療法	代替案	その他のオプションや問題点
急性感染の好ましい治療： ST合剤160 mg / 800 mg★を経口(あるいは点滴で)1日4回。これを10日間 **あるいは** ST合剤160 mg / 800 mgを経口(あるいは点滴)で1日2回を7～10日間 症状が悪くなったりよくならないときは，1日2回から始めて，増やしていってもよい。治療期間を(最長3～4週間まで)延ばしてもよい 吸収不良が疑われたり，確定しているものは点滴治療を使ってもよい	**急性感染治療の代替案：** pyrimethamine 50～75 mgを経口1日1回に加え，ロイコボリン10～25 mg経口1日1回 **あるいは** シプロフロキサシン500 mg経口1日2回を7日間。セカンドラインの代替案として	水分や電解質補給を脱水患者に 栄養補給を栄養不良の患者に 免疫再構築がARTにより起きると再発は少なくなる
慢性維持療法の好ましい選択(二次予防)： CD4値が<200/mm^{3}の場合，ST合剤160 mg / 800 mgを経口で週3回	**慢性維持療法の代替案(二次予防)：** ST合剤(160 mg / 800 mg)経口1日1回か，320 mg / 1,600 mgを週3回 **あるいは** pyrimethamine 25 mgとロイコボリン5～10 mg経口を1日1回 **あるいは** シプロフロキサシン500 mgを週3回。セカンドラインの代替薬として	

★ 訳注：バクタ®2錠あるいはバクトラミン2錠に相当。

臨床像：重症の慢性下痢で発熱，便中白血球は伴わない

診断において考えること：芽胞をつくる原虫(*Isospora belli*)。便の抗酸菌染色で見えるオーシストはクリプトスポリジウム(*Cryptosporidium*)よりも大きい(20～30ミクロン vs. 4～6ミクロン)。熱帯出身のHIV感染者に多い。クリプトスポリジウムやミクロスポリジアよりは少ない。吸収不良が重症例ではみられることも。好酸球増加がみられることもある

ピットフォール：何度も再発しうる

治療において考えること：CD4が上昇しないと，慢性抑制療法が必要かもしれない

予後：免疫抑制の程度やARTへの反応次第

コメント：ARTで免疫再構築が起きると再発しにくい

皮膚リーシュマニア症(leishmaniasis, cutaneous)

好ましい治療，治療期間，維持療法	代替案	その他のオプションや問題点
急性感染に対する好ましい治療： アムホテリシンBリポゾーム製剤2～4 mg/kgを点滴1日1回で	**急性感染治療の代替案：** 経口miltefosine〔治療調査新薬(treatment investigational new	

(次ページへ続く)

皮膚リーシュマニア症(leishmaniasis, cutaneous)(続き)

好ましい治療，治療期間，維持療法	代替案	その他のオプションや問題点
10日間。あるいは間欠療法(例：4 mg/kgを第1～5日，さらに第10, 17, 24, 31, 38日に投与)。総治療量を20～60 mg/kgにする あるいは sodium stibogluconate 20 mg/kg点滴あるいは筋注で1日1回を3～4週間 __慢性維持療法：__ 免疫抑制があって何度も再発する場合に必要かも	drugs(IND)から入手可能〕 あるいは paromomycin塗布 あるいは 病変内sodium stibogluconate注射 あるいは 局所の熱療法 こうした治療のHIV感染患者に対するデータはない。治療の選択やその効果はリーシュマニア(*Leishmania*)の種名にもよる	

内臓リーシュマニア症(leishmaniasis, visceral)

好ましい治療，治療期間，維持療法	代替案	その他のオプションや問題点
__初期治療の好ましい選択：__ アムホテリシンBリポゾーム製剤2～4 mg/kgを点滴1日1回で10日間。あるいは間欠療法(例：4 mg/kgを第1～5日，さらに第10, 17, 24, 31, 38日に投与)。総治療量を20～60 mg/kgにする __好ましい慢性維持療法(二次予防)──特にCD4値が＜200/mm³の患者に：__ アムホテリシンBリポゾーム製剤4 mg/kgを2～4週間おきに あるいは amphotericin B lipid complex 3 mg/kgを21日おきに	__初期治療の代替案：__ 他のリピッドフォームのアムホテリシンBを用いる。好ましい治療同様の投与量，スケジュールで あるいは アムホテリシンBデオキシコール酸0.5～1.0 mg/kg点滴1日1回で総治療量が1.5～2.0 gになるように あるいは sodium stibogluconate(5価アンチモニー) 20 mg/kgを点滴か筋注で毎日28日間 あるいは 経口miltefosine 100 mg経口1日1回を4週間〔治療調査新薬(treatment IND)から入手可能★〕 __慢性維持療法の代替案(二次予防)：__ sodium stibogluconate 20 mg/kg点滴か筋注で4週間おきに	sodium stibogluconateについては，CDCのDrug Service(404-639-3670またはdrugservice@cdc.gov)に連絡すること。

★ 訳注：日本にはない。

マラリア(malaria)

好ましい治療，治療期間，維持療法	代替案	その他のオプションや問題点
熱帯熱マラリア(*Plasmodium falciparum*)は数時間かけて軽症症状や微熱から重症疾患，死に至ることがあるので，すべてのHIV感染者で*P. falciparum*感染が疑われた	マラリアの疑い度合いが低いときは，抗マラリア治療を始めるべきではなく，診断を確定すべきだ	特定地域における治療推奨については以下を参照のこと：www.cdc.gov/malaria。あるいはCDCマラリアホットラインに電話すること

マラリア（malaria）（続き）

好ましい治療，治療期間，維持療法	代替案	その他のオプションや問題点
り確認されたものは評価のために入院し，治療を開始しつつ経過を観察すべきである HIV 感染患者の治療推奨は非感染者と同じである 治療選択は寄生虫血症の程度，*Plasmodium* の種類，患者の臨床状況，感染した地域，そして感染している原虫の薬剤感受性の予測によって決定する。www.cdc.gov/malaria を参照のこと		

ミクロスポリジア症（microsporidiosis）

好ましい治療，治療期間，維持療法	代替案	その他のオプションや問題点
ART を始め，最適化すること。免疫再構築して CD4 が＞100/mm^3 にすれば，腸管ミクロスポリジア症の症状は消失する可能性が高い *Enterocytozoon bienuesi* による消化管感染の好ましい治療： ART を始め，最適化すること。免疫再構築して，CD4 が＞100/mm^3 になれば，腸管ミクロスポリジア症の症状は消失する可能性が高い。重篤な脱水や栄養不良，消耗を輸液や栄養療法で治療すること （眼病変のない）播種性疾患や *E. bienuesi* や *Vittaforma corneae* 以外のミクロスポリジアによる消化管感染に対する好ましい治療： アルベンダゾール 400 mg 経口 1 日 2 回を，ART を開始して CD4 が＞200/mm^3 を 6 か月以上維持するまで続けること 眼病変には： 局所の fumagillin bicylohexylammonium（Fumidil® B）3 mg/mL を生食に溶かして（fumagillin 70 μg/mL），点眼薬を 2 滴，2 時間おきに 4 日間。その後，2 滴を 1 日 4 回（米国では研究目的の使用のみ）。さらに，アルベンダゾール 400 mg 経口 1 日 2 回を全身治療に 治療は眼の症状が改善し，ART により CD4 が＞200/mm^3 を 6 か月以上維持するまで続けること	*E. bienuesi* による消化管感染治療の代替案： fumagillin 60 mg/日と TNP-470（fumagillin の合成類似体）が効くかもしれない。だが，どちらも米国にはない。nitazoxanide 1,000 mg 1 日 2 回を食事とともに 60 日間。CD4 が低い場合，効果はたいしたことがないかもしれない 播種性疾患治療の代替案： イトラコナゾール 400 mg 経口 1 日 1 回に加え，アルベンダゾール 400 mg を経口 1 日 2 回 *Trachipleistophora* や *Anncaliia* による播種性疾患に	重篤な脱水や栄養不良，消耗を輸液や栄養療法で治療すること 止痢薬を下痢のコントロールに，必要があれば

臨床像：よくあるのは，間欠的な慢性下痢症。発熱はなく，便白血球も陰性。播種を起こして，他の臓器に疾患を起こすこともある(眼や肺)

診断において考えること：芽胞を産生する原虫(*S. intestinalis*，*E. bieneusi*)。診断は便の変法トリクロームか，蛍光抗体染色で。ミクロスポリジアはまれに副鼻腔や角膜に播種する。重篤な吸収不良が起きることも

ピットフォール：ミクロスポリジアは小さいため，ルーチンの便検鏡ではみつからない

治療において考えること：治療成功の鍵はARTを最適化して，免疫機能を改善させることだ。アルベンダゾールは *S. intestinalis* はいいとして，*E. bieneusi* にはあまり効かない。ただし，種の同定はしばしば不可能だ。治療中断は，CD4が> 200/mm^3 で無症状なら(ミクロスポリジア症の症状 / 徴候がなければ)考慮する。眼の感染があれば，治療は生涯続ける

予後：免疫抑制の程度や抗レトロウイルス療法への反応次第だ

MAC(*Mycobacterium avium* complex)症

好ましい治療，治療期間，維持療法	代替案	その他のオプションや問題点
<u>播種性MAC症の好ましい治療：</u> 少なくとも初期治療として2剤を用いること クラリスロマイシン 500 mg経口1日2回に加え，エタンブトール 15 mg/kg経口1日1回 もし薬物相互作用や飲めないことを理由にクラリスロマイシンが使えない場合は，代わりにアジスロマイシンを500～600 mgに加え，エタンブトール 15 mg/kg 1日1回用いる **あるいは** 治療期間は最低12か月。MAC症の症状 / 徴候がなく，ARTによってCD4が> 100/mm^3 を6か月以上維持できていれば治療を中断できる <u>慢性維持療法(二次予防)：</u> 治療のときと 同じ治療期間は生涯だが，ARTで免疫が長く回復されていれば中断可	<u>播種性MAC治療の代替案(例：薬物相互作用や飲めないといった問題のためにクラリスロマイシンが使えないとき)：</u> 進行する免疫抑制がある(CD4が< 50/mm^3)，抗酸菌量が多い(血液中に> 2 logのCFU/mL)，あるいは効果的なARTを行っていない場合，追加で第3，第4の薬を足すことを検討 オプションとしては，アミカシン 10～15 mg/kg点滴1日1回 **あるいは** ストレプトマイシン 1 g点滴か筋注で1日1回 **あるいは** リファブチン 300 mg経口1日1回(薬物相互作用に応じて，投与量調整が必要なことも) **あるいは** レボフロキサシン 500 mg経口1日1回 **あるいは** モキシフロキサシン 400 mg経口1日1回	クラリスロマイシンやアジスロマイシンの感受性検査は推奨される ART関連の免疫再構築炎症症候群(IRIS)による中等度あるいは重症の症状がある場合はNSAIDを使うという手もある IRIS症状が続くなら，短期(4～8週間)の全身ステロイド治療も使える(20～40 mgプレドニゾロン相当)

臨床像：典型的には，発熱を伴う消耗性疾患が進行HIV感染に伴う(CD4 < 50/mm^3)。局所から広がっていく病変もありで，特に進行する免疫不全があり，かつARTを開始した後に多い。局所の病気は病原体特異的な，不顕性感染に免疫反応が加わったものだろう(「免疫再構築炎症症候群(IRIS)」)。これは典型的には，発熱とリンパ節炎(腸間膜，頸部，胸部)であり，まれに椎体にPott病のようなプレゼンをする。免疫再構築炎症症候群は通常，初めてのART開始後数週から数か月のスパンで起きる。しかし，1年以降に起きることもある

診断において考えること：本来清潔な部位(血液，リンパ節，骨髄，肝生検)から病原体を単離することで診断できる。溶解遠心分離(DuPont isolator)が好ましい血液培養法だ。貧血とALP上昇がみられる

ピットフォール：アイソレーター血液培養も陰性のことがある。特にIRIS初期

治療において考えること：ある研究によると，リファブチン300 mg経口1日1回を加えるとよいとされるが，ほかの薬剤の追加では利益がみられない。リファブチンではNNRTIやPIとの投与量調整が必要になることも。リファブチン毒性をモニターすること(関節痛，ぶどう膜炎，白血球減少)。IRISはまずはNSAIDで治療すること。症状が続くのなら，全身にステロイド(プレドニゾロン20〜40 mg毎日)を4〜8週間使ってもよい。患者によっては，もっと長くステロイドを用い，ゆっくり数か月かけてテイパーしていく。アジスロマイシンはクラリスロマイシンよりもしばしば飲みやすく，薬物相互作用も少ない。適切な長期マネジメントはわからないが，ほとんどの研究が示唆するところは，12か月以上の治療を行い，かつCD4を> 100/mm^{3}まで治療して6か月以上が経過したら中断できる，というものである

予後：ARTによる免疫再構築次第だ。予後増悪因子としては，血液中の細菌量や重篤な消耗がある。

結核〔結核菌(*Mycobacterium tuberculosis*)感染〕

好ましい治療，治療期間，維持療法	代替案	その他のオプションや問題点
臨床像や画像が結核(TB)を示唆する場合，培養や分子診断検査の検体を採取した後，エンピリックな治療を開始，維持することがHIV感染患者では大切である <u>薬剤感受性活動性結核治療</u> <u>初期(2か月)</u>： イソニアジド(INH)[†]＋リファンピシン(RIF)あるいはリファブチン(RFB)＋ピラジナミド(PZA)＋エタンブトール(EMB) <u>継続期</u>： INH＋(RIFあるいはRFB)を毎日(5〜7回/週)，あるいは週3回 <u>薬剤感受性結核の治療期間</u>： 肺結核：6か月 肺結核かつ治療2か月の後培養陽性：9か月	<u>薬剤耐性活動性結核治療：</u> <u>INH耐性</u>： (RIFあるいはRFB)＋EMB＋PZA＋(モキシフロキサシンかレボフロキサシン)を2か月。その後，(RIFあるいはRFB)＋EMB＋(モキシフロキサシンかレボフロキサシン)を7か月 <u>リファマイシンその他の耐性</u>： 治療法や治療期間は個別に決定する。耐性のパターン，臨床的，微生物学的治療の反応。経験ある専門家にコンサルトしてよく相談することが大事だ	ステロイド追加は結核性髄膜炎と心外膜炎の生命予後を改善する 薬，投与量，投与期間の推奨については本文参照。RIFはPI投与下では推奨されない。PI代謝を促進するからである RFBはCYP3A4の誘導体としてはRIFより弱い。PIを飲んでいる患者ではこちらのほうがよい rifapentineは週1回飲む薬だが，リファマイシン耐性につながりかねず，HIV感染患者では推奨されない 治療薬物モニタリングは，ARTと相互作用を起こすリファマイシンを飲んでいる患者で検討してよい パラドキシカル(逆説的な)IRISで重篤でない場合はNSAIDを用い，結核やHIVの治療を変更しなくてもよい

† INH投与されているすべての患者はピリドキシン25〜50 mgを経口で毎日追加。

(次ページへ続く)

結核〔結核菌(*Mycobacterium tuberculosis*)感染〕(続き)

好ましい治療，治療期間，維持療法	代替案	その他のオプションや問題点
肺外結核で中枢神経に病変あり：9～12か月肺外結核で骨関節病変：6～9か月 肺外結核その他：6か月 治療期間は投与された薬剤錠数で決める。日数そのものではない		重篤なIRISでは，プレドニゾロンを4週かけ，症状に応じたテイパーを検討 たとえば，もしRIF投与がある場合，プレドニゾロン1.5 mg/kg/日を2週間，のちに0.75 mg/kg/日を2週間。RFB内服中の場合は，プレドニゾロン1.0 mg/kg/日を2週間，次いで，0.5 mg/kg/日を2週間 もっとゆっくり，数か月かけてテイパーが必要な患者もいる

臨床像：非典型的プレゼンも。HIV患者でCD4が高い(＞500/mm^3)場合は典型的な肺結核プレゼンが多い。が，進行HIV疾患の場合は，広範な間質性パターン，肺門部リンパ節腫脹，あるいは胸部レントゲン正常も。ツベルクリン反応(tuberculin skin testing：TST)やインターフェロンガンマ放出アッセイ(IGRA)も陽性なら有用だが，陰性の場合は免疫反応異常によるかもしれず，信頼できない

診断において考えること：多くの地域では，結核はHIV関連呼吸器疾患でいちばん多いものの1つだ。別の地域ではHIV関連結核はあまり起こらないが，移民や結核流行地からの旅行者は別だ。HIV感染者に説明のつかない発熱，肺浸潤影があれば結核を強く疑うこと

ピットフォール：肺外結核と肺結核は共存することがある。特に進行HIVでは

治療において考えること：DOT(直接観察療法)がすべてのHIV患者に強く推奨される。患者に空洞性病変があるか，治療2か月後の喀痰培養が陽性，あるいは治療に反応しない場合は，治療期間は9か月以上(治療への反応による)まで延長する。中枢神経疾患(髄膜炎あるいは結核腫)では，ステロイドをなるたけ早く開始する(結核治療とともに)。ステロイドは6～8週間継続する。治療開始前に肝トランスアミナーゼが上昇している場合(ASTが正常上限の3倍以上)，治療のオプションとしては，(1)標準治療しながら頻繁にモニター；(2)リファマイシン(リファンピシンかリファブチン)＋EMB＋PZAを6か月か，(3)INH＋リファマイシン＋EMBを2か月と，INH＋リファマイシンを7か月，がある。週1投与が可能なrifapentineはHIV患者には推奨されない。重篤でない免疫再構築炎症症候群(IRIS)はNSAIDで治療できよう。重症例はステロイドで治療する。IRIS全例で，可能な限りARTは継続すべきだ。リファブチン毒性(関節痛，ぶどう膜炎，白血球減少)を注意深くモニターすること。一般的にARTでは，プロテアーゼ阻害薬を避けること。リファマイシンとの相互作用があるためだ。ラルテグラビル，ドルテグラビル，エファビレンツ(と2つのNRTI)がより安全なオプションだろう。HIV関連TBでのART開始のタイミングは，最近いくつかの重要な研究ではっきりした。CD4が＜50/mm^{3}では，ARTは結核治療開始から2週間以内に開始されるべきである。それ以上なら，8～12週間待つ。CD4の如何にかかわらず，結核性髄膜炎での最適なARTのタイミングはあまりはっきりしないが，診断から2～8週の間に開始すべきである

予後：通常治療に反応する。再発率は免疫抑制程度や現地での結核再曝露による

ペニシリウム症(penicilliosis)

好ましい治療，治療期間，維持療法	代替案	その他のオプションや問題点
重症急性感染： アムホテリシンBリポゾーム製剤3～5 mg/kg/日を点滴で2週間。その後，イトラコナゾール200 mg経口1日2回を10週間。さらに，慢性維持療法(下記参照) **軽症例：** イトラコナゾール200 mg経口1日2回を8週間。さらに慢性維持療法(下記参照) **慢性維持療法(二次予防)：** イトラコナゾール200 mg 1日1回	**重症急性感染：** ボリコナゾール6 mg/kg点滴12時間おきで1日，次いで，4 mg/kg点滴12時間おきを少なくとも3日間，次いで，200 mg経口1日2回を最大12週間，さらに維持療法 **軽症例：** ボリコナゾール400 mg経口1日2回を1日，次いで，200 mg 1日2回を最大12週間，さらに慢性維持療法	ARTはペニシリウム症治療と同時に開始し，予後改善を図る イトラコナゾールとボリコナゾールはARVとの重大な相互作用をもつ場合がある。こうした相互作用は複雑で双方向的だ。aidsinfo.nih.gov/contentfiles/lvguidelines/AdultOITablesOnly.pdfの表5の投与量推奨を参照 治療薬物モニタリングで投与量の調整が必要なときもある。トリアゾール抗真菌薬とARTの効果を確保し，濃度依存性の毒性を減らすためである

ペニシリウム症(*Penicillium marneffei* 感染)

臨床像：丘疹や膿痂疹，結節，潰瘍，膿瘍。東南アジア，中国南部に住んでいる / 訪問した，進行HIV / AIDSに多い

診断において考えること：組織から微生物を染色 / 培養でみつけることで診断する。顕微鏡でライト染色で染めた皮膚擦過サンプルを検鏡すれば，早期の暫定的な診断が真菌培養の結果が出る数日前には可能である。たくさんの細胞内，細胞外の好塩基性，球形，卵形，楕円形の酵母様真菌が見える。時に中心部に中隔をみることもあり，これが*P. marneffei*の特徴だ

ピットフォール：病変はへそのように中心が窪み，伝染性軟属腫(molluscum contagiosum)に似ていることが多い

治療において考えること：ARTは標準ケアの一貫としてその場でスタートすべきだ。イトラコナゾールによる生涯抑制療法が必要だが，ARTによりCD4が> 100/mm^{3}を6か月かそれ以上保てば中断できる

予後：ARTによる免疫回復次第だ。HIV治療をしなければ予後は悪い。本疾患に罹患する患者の多くはすでに進行免疫抑制があるのだから

ニューモシスチス肺炎(PCP)

好ましい治療，治療期間，維持療法	代替案	その他のオプションや問題点
中等症，重症のPCPの好ましい治療： ST合剤〔15～20 mg/kg/日のトリメトプリム(TMP)と75～100 mg/kg/日のスルファメトキサゾール(SMX)〕を点滴で。6～8時間おきに分割して。臨床的によくなれば経口に変更可 **治療期間**：21日	**中等症，重症のPCP治療代替案：** ペンタミジン4 mg/kg点滴で毎日。60分以上かけて点滴。専門家のなかには，副作用を懸念して3 mg/kgに減らす者も **あるいは** primaquine★1 30 mg経口毎日に加え，クリンダマイシン600 mg 6時間おき点滴か，900 mg点滴8時間おき。あるいはクリンダマイシンは300 mg経口6時間おきか，450 mg経口8時間おきとい	**ステロイドの適応：** PaO_2が< 70 mmHg(室内空気)か，肺胞気動脈血酸素圧較差(A-a gradient)が> 35 mmHg プレドニゾロン投与量(PCP治療72時間以内になるたけ早く開始する)

★1 訳注：熱帯病治療薬研究班保管薬剤。承認申請中。

(次ページへ続く)

ニューモシスチス肺炎(PCP)(続き)

好ましい治療，治療期間，維持療法	代替案	その他のオプションや問題点
	う手も	
軽症，中等症のPCP，好ましい治療： 上記同様，同じ投与量のST合剤を経口で，1日3回 あるいは ST合剤，バクタ®4錠を1日3回 治療期間：21日	軽症，中等症のPCP治療代替案： ダプソン 100 mg経口毎日に加え，trimethoprim 5 mg/kg/日 経口を1日3回 あるいは primaquine 30 mg経口毎日に加え，クリンダマイシン 300 mg経口6時間おきか，450 mg経口8時間おき あるいは アトバコン 750 mg経口1日2回を食事とともに	第1～5日：40 mg経口1日2回 第6～10日：40 mg経口1日1回 第11～21日：20 mg経口1日1回 点滴メチルプレドニゾロンをプレドニゾロンの75%に減らした量で使ってもよい
好ましい二次予防： ST合剤 1～2錠経口を1日1回	二次予防(PCP治療終了後)： ST合剤 バクタ®2錠週3回 あるいは ダプソン 100 mg経口1日1回 あるいは ダプソン 50 mg経口1日1回＋pyrimethamine 50 mg経口毎週＋ロイコボリン 25 mg経口毎週 あるいは ダプソン 200 mg 経口＋ pyrimethamine 75 mg経口＋ロイコボリン 25 mg経口を毎週 あるいは ペンタミジン 吸入300 mg毎月。Respirgard II™ネブライザーを用いて★2 あるいは アトバコン 1,500mg経口1日1回 あるいは アトバコン 1,500 mg＋ pyrimethamine 25 mg＋ロイコボリン 10 mg，それぞれ経口毎日	治療72時間以上経過してからのステロイドの効果はわからない。多くの医師はそれでも中等症，重症のPCPに使っている 可能であれば，ダプソンやprimaquineを使用する前に，患者はG6PD欠損の検査を受けるべきだ。もし，G6PD欠損がみつかった場合は他の方法を用いること pyrimethamine / sulfadiazineをトキソプラズマ症の治療や抑制に用いている患者は追加のPCP予防はいらない ST合剤を軽度の副作用のために中止するなら，症状が消失した後で再度ST合剤を試すことも考慮される。投与量は少しずつ増していってもよいし(脱感作)，減量や投与間隔を調整してもよい ST合剤でStevens-Johnson症候群や中毒性表皮壊死症(TEN)が疑われたり確定した患者では，未来永劫，ST合剤を使ってはならない

★2 訳注：米国，カナダ，および英国などのガイドラインでは，必ずRespirgard II™という特定の商品を使うよう推奨するが，その根拠を訳者は知らない。日本のベナンバックス®の添付文書では，「吸入装置は5 μm以下のエアロゾル粒子を生成する能力を有する超音波ネブライザーまたはコンプレッサー式ネブライザー等を使用すること。なお，吸入装置により霧化能力，薬液槽容量が異なるので，使用する機種に応じて，薬液を日局注射用水で適切な量に希釈して用いること」とある〔参照：McIvor RA, Berger P, Pack LL, et al. An effectiveness community-based clinical trial of Respirgard II and Fisoneb nebulizers for *Pneumocystis carinii* prophylaxis with aerosol pentamidine in HIV-infected individuals. Toronto Aerosol Pentamidine Study(TAPS) Group. Chest 1996 ; 110 : 141–6. PMID : 8681618〕

臨床像：熱，咳，呼吸困難。ゆっくりとしたプレゼンが多い。身体診察は通常，正常。胸部レントゲン写真所見はまちまちだが，びまん性間質影が多い。LDH 上昇と労作時の酸素飽和度低下は PCP を強く示唆する
診断において考えること：呼吸分泌物検体の塗抹でニューモシスチスをみつければ，確定診断である。誘発喀痰でも，気管支鏡でもよい。酸素飽和度が異常だったり呼吸数が速い場合は動脈ガスをとること。血中 1-3 ベータ -D- グルカンは通常，上昇しているので，PCP 診断を支持する根拠となる(Clin Infect Dis 2011；53：197-202)
ピットフォール：治療開始後，少し症状が悪くなることが多い。ステロイドを併用していないときは特にそうだ。治療開始後 72 時間以上経った後のステロイドの効果は不明であるが，ほとんどの医師は 72 時間経った後も使っている。併存する細菌性肺炎や二次性感染を見逃さないこと。特にペンタミジンを使っているときには要注意。PCP 予防にセカンドラインの薬を使っているとき，特にペンタミジン吸入では，非典型的な画像で発症するかもしれない。肺尖部の浸潤影，多発する小さな空洞，胸水，気胸，単発あるいは多発結節など
治療において考えること：外来治療は軽症，中等症では可能である。ただし，綿密なフォローは必要。ST 合剤の副作用(皮疹，発熱，消化器症状，肝炎，高カリウム血症，白血球減少，溶血性貧血)が 25 ～ 50%の患者に起きる。その多くはセカンドラインでの治療完遂を必要とする(たとえば，トリメトプリム - ダプソンやアトバコン)。ST 合剤の副作用が(Stevens-Johnson 症候群など致死的問題のように)特に重篤でない場合は，やはり ST 合剤を PCP 予防に考慮してもよかろう。特に ST の予防量はずっと少ないため(治療の 10 ～ 15%ほどにすぎない)。重篤な PCP を ST 合剤で治療し，1 週間の治療でよくならない場合，ペンタミジンやクリンダマイシン＋ primaquine に変更してもよい。ただし，このアプローチをよしとする前向きデータはない。一般に，ART を行っていて PCP を発症した場合は ART は継続すべきだ。間欠的な ART は薬剤耐性の原因になるからである。新規に診断された，ART ナイーブな HIV 患者では，ART は可能ならできるだけ早く開始すべきだ(できれば 2 週間以内に)。ステロイドは漸減すべきで，急にやめてはならない。ステロイドを用いると鵞口瘡や単純ヘルペス感染のリスクを増すが，たぶん CMV，結核，播種性真菌感染のリスクは増さないだろう。G6PD 欠損は primaquine やダプソン使用前にはチェックしておくこと
予後：通常，治療に反応する。予後増悪因子は，A-a gradient 開大，低酸素血症，LDH 高値，である

進行性多巣性白質脳症(PML)

好ましい治療，治療期間，維持療法	代替案	その他のオプションや問題点
JC ウイルスに対する特異的な抗ウイルス療法はない。治療は基本的に HIV が起こした免疫抑制を逆転させることだ ART を ART ナイーブな患者に開始 HIV ウイルス血症がある，ART にのっている患者であれば，PML を発症したなら ART の最適化を行うこと		ステロイドを PML / IRIS に用いてもよいかもしれない。造影効果がみられ，浮腫やマス効果，臨床症状の増悪が特徴である

臨床像：片麻痺，運動失調，失語，その他神経学的巣症状が週・月の単位で進行していく。通常，意識状態はよく，頭痛やけいれんもプレゼンのときにみられない

診断において考えること：潜伏するパポバウイルス(papovavirus)であるJCウイルス再活性による脱髄疾患である。臨床的に，そしてMRIの散発する白質の脱髄所見から診断する。造影効果は普通はない。CNSのどこにでも発症する。いちばん多いのは後頭葉(同側半盲を伴う)，前頭葉と頭頂葉(片麻痺や片側の感覚鈍麻)，あるいは小脳脚や白質深部である(ディスメトリアや運動失調)。非侵襲的な診断としては，髄液のJCウイルスPCRがある。わかりにくい，非典型的なプレゼンでは，生検が必要となることもある。PMLを他の日和見感染，CNSリンパ腫，HIV脳炎・脳症と区別するためである

ピットフォール：原発性のHIV関連脳症はMRIで同様の所見になりうる

治療において考えること：唯一の効果的な治療は，抗レトロウイルス療法による免疫再構築である。治療されていない患者にはすみやかにARTを開始すること。患者によってはART開始後神経症状が増悪する者もいる。これは免疫再構築により誘発された炎症のためである。ARTは継続すべきで，追加のステロイドを考慮する。これは画像で炎症所見(造影効果や浮腫)がみられたときは特にそうだ。ランダム化比較対照試験でcidofovirとビダラビンが検討されたが，どちらも効果はなく，推奨されない

予後：週，月の単位での速い神経異常が進行することが多い。生き残るための最大のポイントは，ARTによる免疫再構築である。もっとも，患者によっては免疫が回復しても疾患が進行することもある(J Infect Dis 2009；199：77)

サルモネラ感染症(salmonellosis)

好ましい治療，治療期間，維持療法	代替案	その他のオプションや問題点
HIV感染患者のサルモネラ感染はすべて治療すべきだ。細菌血症のリスクが高いからである <u>サルモネラ胃腸炎の好ましい治療(菌血症症状の有無に関係なく)：</u> シプロフロキサシン500～750 mg経口1日2回(あるいは400 mg点滴で12時間おき。感受性があれば) <u>治療期間：</u> <u>胃腸炎で菌血症がない：</u> ・CD4が200/mm³以上：7～14日 ・CD4が＜200/mm³：2～6週間 <u>菌血症を伴う胃腸炎：</u> ・CD4値が200/mm³以上なら，14日 菌血症が持続するか，複雑性感染(例：他の臓器に感染が飛んでいった場合)のときはより長期間の治療を	<u>サルモネラ胃腸炎(菌血症症状の有無とは関係なく)の治療代替案：</u> レボフロキサシン750 mg経口あるいは点滴で24時間おきに **あるいは** モキシフロキサシン400 mg経口あるいは点滴★で24時間おき **あるいは** ST合剤(160 mgのTMPと800 mgのSMX)を経口あるいは点滴で12時間おき **あるいは** セフトリアキソン1 g点滴24時間おき **あるいは** セフォタキシム1 g点滴8時間おき	経口あるいは点滴の補液を必要に応じて 止痢薬は避けたほうがよい。再発性サルモネラ菌血症における長期二次予防の意義は不明である。長期抗菌薬曝露の利益とリスクを勘案すべきだ 効果的なARTがサルモネラ感染の頻度，重症度，そして再発率を下げてくれる可能性がある

★ 訳注：日本では注射薬は未承認。

サルモネラ感染症(salmonellosis)(続き)

好ましい治療，治療期間，維持療法	代替案	その他のオプションや問題点
・CD4 値が < 200/mm³ なら，2 ～ 6 週間 二次予防は以下のときに考慮： 再発性サルモネラ胃腸炎(菌血症の有無とは関係なく) あるいは CD4 が < 200/mm³ で下痢が重篤		

臨床像：HIV 患者はサルモネラ感染をとても起こしやすい。プレゼンには 3 種類ある：(1) 自然に治る胃腸炎。免疫抑制のない場合に典型的；(2) より重篤で遷延する下痢症(発熱, 血便, 体重減少を伴う)；(3) サルモネラ敗血症。消化器症状はあるときとないときがある

診断において考えること：便か血液培養で診断は確定する。サルモネラ胃腸炎では菌血症の頻度が高く，進行 HIV 疾患では特にリスクが高い。血液培養は HIV 患者で下痢，発熱を伴う場合は必ずとること

ピットフォール：サルモネラ菌血症の AIDS 患者における特徴としては，再発しやすいことがある(> 20%)

治療において考えること：治療で大事なのはフルオロキノロンだ。シプロフロキサシンがいちばん経験値の高い薬だが，新しいキノロン(モキシフロキサシン，レボフロキサシン)もまた効果的かもしれない。HIV 感染者で CD4 が> 200/mm³ の，合併症のないサルモネラ症では，1 ～ 2 週間の治療がリーズナブルであり，腸管の外への感染拡大を防ぐことが可能だ。進行 HIV 疾患患者(CD4 < 200/mm³)でサルモネラ菌血症がある場合，少なくとも 2 ～ 6 週間の治療が必要である。ART による免疫再構築が確認されるまでの数か月間の慢性抑制療法が，治療終了後に再発した患者には適応がある。ZDV を ART に入れることも検討せよ(ZDV には抗サルモネラ効果がある)

予後：通常，治療には反応する。菌血症がある場合，ART 以前の時代の AIDS 患者の再発率は> 20%だった

シゲラ症〔赤痢(shigellosis)〕

好ましい治療，治療期間，維持療法	代替案	その他のオプションや問題点
<u>シゲラ(*Shigella*)感染の好ましい治療：</u> シプロフロキサシン 500 ～ 750 mg 経口(あるいは 400 mg 点滴)で 12 時間おき <u>治療期間：</u> ・胃腸炎：7 ～ 10 日・菌血症：14 日以上 ・再発例：6 週間くらいまで	レボフロキサシン 750 mg(経口あるいは点滴)で 24 時間おき **あるいは** モキシフロキサシン 400 mg(経口か点滴★)で 24 時間おき **あるいは** ST 合剤(160 mg の TMP と 800 mg の SMX)経口か点滴で 12 時間おき 注意：米国以外で感染した *Shigella* は ST 耐性が高い **あるいは** アジスロマイシン 500 mg 経口毎日，5 日間 注意：菌血症がある場合は推奨されない	有症期間を短くし，他者への感染を防ぐためにも治療が必要である 経口あるいは点滴の補液を必要に応じて 止痢薬は使うべきではない 5 ～ 7 日間治療して反応がなければ，フォローの便培養，その他の診断，抗菌薬耐性を考慮 効果的な ART は *Shigella* 感染の頻度，重症度，再発を下げてくれるかもしれない

★ 訳注：日本では注射薬は未承認。

臨床像：急性発症の血性下痢，粘液

診断において考えること：便培養で診断する。*Shigella* の大腸にある潰瘍は線形，ヘビのようなくねくね形，まれに穿孔する。同性愛男性に多い

治療において考えること：*Shigella* の赤痢は，赤痢アメーバのそれよりもっと急性で激症だ。*Shigella* のキャリアでいることはない。これも *Entamoeba* との違いだ。米国外で感染した *Shigella* では，ST 合剤に耐性のことが多い。有症期間の短縮，他者への感染を防ぐために治療が必要である

予後：早期に治療すれば予後はよい。重症度は *Shigella* の種にもよる。*S. dysenteriae* がいちばん重症型で，次いで，*S. flexneri*，いちばん軽症なのが *S. bydii* / *S. sonnei*，である

トキソプラズマ脳炎(*Toxoplasma gondii* encephalitis)

好ましい治療，治療期間，維持療法	代替案	その他のオプションや問題点
急性感染： pyrimethamine 200 mg 経口 1 回，さらに体重に応じて継続 体重＜60 kg であれば，pyrimethamine 50 mg 経口 1 日 1 回に，sulfadiazine 1,000 mg 6 時間おきとロイコボリン 10 ～ 25 mg 経口 1 日 1 回 体重 60 kg 以上であれば，pyrimethamine 75 mg 経口 1 日 1 回に，sulfadiazine 1,500 mg 経口 6 時間おきとロイコボリン 10 ～ 25 mg 経口 1 日 1 回 ロイコボリンの量は 50 mg 1 日 1 回，あるいは 2 回まで増量可 **急性感染の治療期間：** 少なくとも 6 週。臨床的，画像的に広範な病変があり，治療への反応が悪ければ，それ以上	**急性感染：** pyrimethamine とロイコボリン(を好ましい治療と同じ量)＋クリンダマイシン 600 mg 点滴か経口で 6 時間おき **あるいは** ST 合剤(1 日量 5 mg/kg の TMP と 25 mg/kg の SMX)を点滴あるいは経口で 1 日 2 回 **あるいは** アトバコン 1,500 mg 経口 1 日 2 回を食事(あるいは栄養剤)とともに ＋ sulfadiazine 1,000 ～ 1,500 mg 経口 6 時間おき(体重に応じて調節。「好ましい治療」同様に) **あるいは** アトバコン 1,500 mg 経口 1 日 2 回を食事とともに **あるいは** pyrimethamine とロイコボリン(を「好ましい治療」と同じ量)＋アジスロマイシン 900 ～ 1,200 mg 経口毎日	追加のステロイド(例：デキサメタゾン)が臨床的に必要なら追加する。マス効果や浮腫の軽減に。臨床的に可能ならすぐに中止すること 抗けいれん薬はけいれんの既往がある，あるいは急性期の治療でも続いている場合は用いること。ただし，予防的に用いてはならない クリンダマイシンが sulfadiazine の代わりに使われるときは，PCP 予防に別の薬を追加する必要がある
慢性維持療法： pyrimethamine 25 ～ 50 mg 経口毎日と，sulfadiazine 2,000 ～ 4,000 mg 経口 1 日 1 回(を 2 ～ 4 回に分割)，ロイコボリン 10 ～ 25 mg 経口 1 日 1 回	**慢性維持療法(二次予防)の代替案：** クリンダマイシン 600 mg 経口 8 時間おき＋pyrimethamine 25 ～ 50 mg 経口毎日＋ロイコボリン 10 ～ 25 mg 経口毎日 **あるいは** アトバコン 750 ～ 1,500 mg 経口 1 日 2 回±(pyrimethamine 25 mg 経口毎日とロイコボリン 10 mg 経口毎日)か，sulfadiazine 2,000 ～ 4,000 mg 経口毎日	

臨床像：いろいろな神経症状。感覚運動異常，けいれん，意識障害，運動失調など。発熱や頭痛も多い

診断において考えること：*T. gondii* 血清検査陽性患者では，典型的な画像所見とエンピリック治療への反応により診断

ピットフォール：ロイコボリン〔フォリン酸(folinic acid)〕10 mg 経口 1 日 1 回を，pyrimethamine を用いる場合は加えること。葉酸(folic acid)ではないよ。画像の改善は，臨床症状の改善より遅れる

治療において考えること：代替案としては，アトバコン，アジスロマイシン，クラリスロマイシン，ミノサイクリン(すべて可能なら，pyrimethamine と用いること)がある。デキサメタゾン 4 mg を経口か点滴で 6 時間おきは浮腫やマス効果があれば有用だ。点滴 ST 合剤は重症例や神経症状の強い患者で経口摂取ができないときに有用である。慢性抑制療法は症状がなくなって，CD4 が ＞ 200/mm^3 を ART で 6 か月以上維持できれば中断できる。医療機関によっては，ST 合剤のほうが好ましい初期治療になっている。pyrimethamine や sulfadiazine に比べて入手しやすいし，安価，投与が簡単だからだ

予後：薬を飲めれば，通常，治療に反応する。1 週間後に 70％で治療の反応がみられ，2 週間後には 90％でみられる。画像の改善は 2 週間後には明らかになる。神経的回復はまちまちだ

梅毒〔*Treponema pallidum*(syphilis)〕

好ましい治療，治療期間，維持療法	代替案	その他のオプションや問題点
早期(1 期，2 期，早期潜伏梅毒)の好ましい治療： benzathine penicillin G 240 万単位を筋注 1 回 **晩期潜伏梅毒の好ましい治療(1 年以上か，潜伏期がわからない。髄液で神経梅毒を除外している)：** benzathine penicillin G 240 万単位筋注で週 1 回を 3 回 **晩期(3 期，心臓血管あるいはゴム腫を伴う場合)：** benzathine penicillin G 240 万単位を筋注で週 1 回を 3 回 注意：benzathine penicillin を投与する前に，神経梅毒を除外すること。感染症専門医にコンサルトすること **神経梅毒の好ましい治療(耳や眼の病変含む)：** 水溶性ペニシリン G を 1,800 ～ 2,400 万単位 / 日を 1 回 300 万～ 400 万単位で点滴，4 時間おきに。あるいは持続点滴で。治療期間は 10 ～ 14 日間 ± benzathine penicillin G 240 万単位筋注で週 1 回を 3 回，点滴治療後に	**早期(1 期，2 期，早期潜伏梅毒)治療の代替案：** ペニシリンアレルギーがある場合： ドキシサイクリン 100 mg 経口 1 日 2 回を 14 日間 **あるいは** セフトリアキソン 1 g 筋注か点滴，10 ～ 14 日間 **あるいは** アジスロマイシン 2 g 経口 1 回 注意：アジスロマイシンは MSM や妊婦には推奨されない **晩期潜伏梅毒(神経梅毒なし)治療の代替案：** ペニシリンアレルギーがある場合： ドキシサイクリン 100 mg 経口 1 日 2 回を 28 日間 **神経梅毒の治療代替案：** procaine penicillin 240 万単位筋注で毎日，加えて，プロベネシド 500 mg 経口 1 日 4 回を 10 ～ 14 日間。± この治療の後に，benzathine penicillin G 240 万単位を筋注で週 1 回，これを 3 回 **あるいは** ペニシリンアレルギーがある場合： ペニシリン脱感作が望ましい。これが不可能なら，セフトリアキソン 2 g 点滴で 1 日 1 回を 10 ～ 14 日間	非ペニシリン代替薬は HIV 感染者では評価されたことがなく，臨床的かつ血清学的に綿密なモニターのもとで行うべきである procaine penicillin とプロベネシドの組み合わせはサルファアレルギー既往のある患者には推奨されない Jarisch-Herxheimer 反応は頭痛や筋肉痛を伴う急性発熱反応だ。梅毒治療から最初の 24 時間以内に発生することがある。早期梅毒，非トレポネーマのタイターが高い，かつてペニシリンで治療した患者で特に多い

疫学：梅毒は HIV リスクの高い一定の集団でよくみられる。特に MSM だ。研究によると，梅毒は HIV 感染をより促し，症例報告，ケースシリーズによると，HIV 感染者の梅毒は多発，難治性の 1 期硬性下疳，RPR 高値，RPR 低下の遅延，血清学的治療失敗・髄液異常・髄液 VDRL 陽性・眼病変，そして治療後の再発の頻度上昇に相関しているという(Sex Transm Dis 2001；28：158-65；N Engl J Med 1997；337：307-14；Ann Intern Med 1990；113：872)

臨床像：梅毒の原因菌は *Treponema pallidum* だ。ルーチンの検査では培養できないため，梅毒の診断は診療ステージの把握と血清学的検査による：

- 1 期梅毒：潜伏期は 2 ～ 6 週間。1 期梅毒は丘疹として発症し，これが潰瘍になって梅毒の硬性下疳となる。通常は痛みがなく，どの粘膜表面にも起こりうる。痛みのない局所のリンパ節腫脹もみられることがある。血清学的検査(RPR や VDRL)は 1 期梅毒早期では陰性のこともある。よって，疑い例ではエンピリックに治療すべきだ。フォローアップの検査で疾患の存在を確認する
- 2 期梅毒：治療しなかった 1 期梅毒患者の約 60 ～ 90％は 2 期梅毒を発症する。*T. pallidum* の播種がこの症状の原因だ。時間的には，感染から 6 か月以内に発症するのが典型だ。臨床像はかなりまちまちである。2 期梅毒でいちばん多いのはかゆみを伴わない紅斑丘疹といった皮疹で，全身にみられ，手掌足底にも出るのが特徴だ。他の症状，検査異常としては，扁平コンジローム(尖圭コンジローマに形が似る白色の陰部病変)，粘膜斑(浅い潰瘍が口腔内や陰部の粘膜にみられる)，発熱，気分不良，リンパ節腫脹，食思不振，肝炎，そしてぶどう膜炎による視力低下だ
- 潜伏梅毒：血清学的に陽性だが，臨床症状を欠くものと定義される。潜伏梅毒は「早期潜伏」(曝露 1 年以内)と「晩期潜伏」(曝露後 1 年以上)に分けられる。曝露歴がはっきりしない場合は「期間のはっきりしない潜伏梅毒(latent syphilis of unknown duration)」に分類される。そして，晩期潜伏梅毒として治療される
- 3 期(晩期)梅毒：早期治療のなかった患者の 25 ～ 40％にみられる。発症まで月単位，年単位の時間がかかる。3 期梅毒は中枢神経疾患，心血管系疾患，ゴム腫を皮膚や骨につくる。心血管疾患やゴム腫は今や実にまれである。しかし，中枢神経の梅毒は今でも一定の頻度で発症し，いろいろなプレゼンをする。**急性梅毒性髄膜炎と髄膜血管性梅毒**は曝露から比較的早期に起きる(典型的には最初の 1 ～ 5 年)。2 期梅毒で菌が播種している間に発症することもある。対照的に，**脳実質梅毒**は数十年後に発症するのが普通で，進行麻痺，脊髄癆，中枢神経ゴム臭による巣症状が起きる

診断において考えること：診断戦略は HIV 陰性患者と同じである。たいていは血清学的検査に頼る。菌は培養できないので。硬性下疳やコンジロームから得られた体液の暗視野顕微鏡は，典型的なコルク抜き様の微生物を示すかもしれない。しかし，この技術はあまり役に立たない。明らかな病変がないと検査できないからだ。それに多くの医師は暗視野顕微鏡にアクセスがない。その結果，梅毒血清反応陽性〔RPR か VDRL，そして *T. pallidum* 酵素免疫測定法(enzyme-linked immunosorbeni assay：ELISA)〕と，確認検査陽性(MHA-TP，FTA-ABS，あるいは TP-PA)をもって梅毒を診断することが多く，これは HIV の有無とは関係ない。症例報告では，HIV 患者での異常に高いタイター，検査の偽陰性，さらには血清検査陽転化の遅れが報告されているが，一般には検査戦略を変える必要はない。神経梅毒は臨床像と髄液から診断する。症状がある神経梅毒では，主訴は，認知障害，運動感覚障害，脳神経麻痺，眼症状，聴覚症状，あるいは髄膜炎の症状／徴候，などである。髄液検査の診断基準はさまざまであるが，よく用いられている基準は，髄液白血球数が＞20/mm^3 かつ CSF VDRL 陽性である。髄液 FTA-ABS はとても感度が高いと考えられているが，特異度が低いため，疾患除外にしか使えない。神経梅毒の診断は難しい。CSF VDRL は最も特異度が高いが，HIV

陰性患者ですら30～70%だけで陽性になるのだ。加えて，梅毒とは別に，HIVそのものが細胞反応を起こす。おまけに臨床症状はきわめて多様性に富む。その結果，HIVと梅毒患者の誰が腰椎穿刺(LP)の対象になるかについては論争がある。ある研究では，326人のHIV感染者に梅毒があり，腰椎穿刺が行われた。その結果，65人(20%)が髄液検査で神経梅毒の基準を満たした。CD4が350以下か，RPRが1：32倍以上ではリスクはとても高かった(J Infect Dis 2004；189：369-76)。この研究に基づき，表5. 4に示すような診断アプローチがリーズナブルである。

治療において考えること：梅毒の治療は一般的にHIV陰性患者と同じである。ペニシリンがいちばん大事な治療となる。治療に対する反応の見極めもHIV陽性患者と陰性患者は同じだ。特に，RPRかVDRLタイターは早期梅毒治療の1年の後には4分の1以下に減っているはずだ。潜伏梅毒ならば治療の2～3年後というところだろう。HIV患者の早期梅毒では，血清学的基準における，治療失敗例が増えている。よって，我々はタイターが陰性化しない限り，RPRを3，4か月おきにモニターすることにしている。4分の1以下に下がらない場合は，再感染がないかどうか調べたり，髄液を調べて神経梅毒を除外にかかる。神経梅毒患者では，6か月おきに髄液検査を行い，これは髄液の白血球増加が正常化するまで行う。もし，治療後2年経っても異常ならば，点滴ペニシリンでの再治療を検討する。一般に，梅毒の非ペニシリン治療はHIV患者ではあまり研究されていない。したがって，こういう場合は臨床症状や検査で密にフォローする。procaine penicillinとプロベネシドはサルファアレルギー患者には使えないかもしれない。

表5.4　HIV感染患者が梅毒になったときの，腰椎穿刺(LP)の必要性

梅毒の分類	LPの推奨
1期，2期，早期潜伏梅毒	LPは行わない。RPRが＞1：32，CD4が＜350のときは治療反応が乏しくないか，特に注意して経過観察すること
晩期潜伏梅毒や期間のわからない潜伏梅毒	LPを行う(医師によってはRPR＞1：32か，CD4が＜350の場合にのみ行う)
RPR陽性で，確定検査も陽性。神経，眼，聴覚の症状／徴候がある	LPを行う

水痘帯状疱疹ウイルス疾患〔varicella-zoster virus(VZV)disease〕

好ましい治療，治療期間，維持療法	代替案	その他のオプションや問題点
水痘(水ぼうそう)： 合併症がない場合： バラシクロビル 1,000 mg 経口1日3回を5～7日間 あるいは ファムシクロビル 500 mg 経口1日3回を5～7日間 重篤，合併症のある場合： アシクロビル 10～15 mg/kg 点滴で8時間おき，7～10日間 解熱して内臓病変が明らかでない場合は，経口アシクロビル，ファムシクロビル，バラシクロビルにスイッチ可能 帯状疱疹(shingles)： 急性で単一のデルマトームの場合： バラシクロビル 1 g 経口1日3回を7～10日間 あるいは ファムシクロビル 500 mg 経口1日3回を7～10日間，病変の改善が遅いときは治療延長も考慮 広範な皮膚病変や内臓への関与： アシクロビル 10～15 mg/kg 点滴8時間おきを臨床改善がはっきりするまで。臨床改善がはっきりすれば，経口薬へスイッチ可能：バラシクロビル 1,000 mg 1日3回か，ファムシクロビル 500 mg 1日3回，あるいはアシクロビル 800 mg 1日5回。そして10～14日間の治療を完遂する 進行性外側網膜壊死(progressive outer retinal necrosis：PORN)： ガンシクロビル 5 mg/kg ±ホスカルネット 90 mg/kg を点滴12時間おきに加え， ガンシクロビル 2 mg/0.05 mL ±ホスカルネット 1.2 mg/0.05 mL，硝子体内注射週2回 最適な ART 開始 急性網膜壊死(acute retinal necrosis：ARN)： アシクロビル 10 mg/kg 点滴で8時間おき＋ガンシクロビル 2 mg/0.05 mL，硝子体内注射週2回 その後，バラシクロビル 1,000 mg 経口1日3回を6週間	原発性水痘(水ぼうそう)： 合併症がない場合(5～7日間)： アシクロビル 800 mg 経口1日5回を5～7日間 帯状疱疹： 急性単一のデルマトーム： アシクロビル 800 mg 経口1日5回を5～7日間。改善が遅ければ治療延長も	VZV 網膜炎治療経験のある眼科医と一緒に治療することを強く薦める VZV 網膜炎の治療期間はよくわかっていないが，臨床的，ウイルス学的，免疫学的，さらに眼科的な見地から決定する 重症，難治性 VZV 感染(例：網膜炎，脳炎)では，ART の最適化が推奨される

臨床像：水痘(水ぼうそう)は全身に広がる透明な水疱が赤くなった皮膚の底の上に起きる。痂皮化して治る。傷跡が残ることもある。帯状疱疹は痛みのある硬い水疱が赤い皮膚の上に起きる。デルマトームに沿った分布だ。HIV 患者では，水痘は重症化しやすく，治るのに時間がかかる。帯状疱疹は複数のデルマトームに起きたり，播種しやすい。VZV はまれに急性網膜壊死を起こす。眼科医とよく協力して治療するのが大事だ

診断において考えること：診断は普通，臨床的に行う。非典型例では，免疫蛍光染色を用いて，帯状疱疹と単純ヘルペスを区別する

ピットフォール：初期治療の後も新たな水疱が生じる場合は，治療を 7 ～ 10 日間以上に延長すること。HIV 陽性患者のデルマトームに沿った帯状疱疹にステロイドは推奨されない

治療において考えること：点滴治療が重症例や脳神経の帯状疱疹には適応となる

予後：通常，ゆっくりとだが治療に反応する

Chapter 6
HIV 感染の合併症*

＊ 日和見感染については Chapter 5，薬剤による副作用については Chapter 3, 9 参照。

血液合併症

A. 血小板減少

HIV 感染の最初の，そして唯一の徴候なことがある。血小板が 2 万 /mm^3 を切ったとき，どんどん出血している場合や，手術などの予定がある場合だけ，治療は必要だ。原因としては，薬剤性，アルコール，特発性血小板減少性紫斑病（idiopathic thrombocytopenic purpura：ITP），血栓性血小板減少性紫斑病（thrombotic thrombocytopenic purpura：TTP），そして進行 HIV 疾患 ± 二次的な日和見感染の骨髄浸潤（この場合は普通，汎血球減少症になっている），などがある。

1. 特発性血小板減少性紫斑病（ITP）

HIV 疾患のどのステージでも起こりうる。時に抗レトロウイルス療法（antiretroviral therapy：ART）で免疫反応が誘発されたときに発症する。血小板が 2 万 /mm^3 を切ったら，あるいはすぐに血小板回復が必要なときは血液内科をコンサルトすること。

a. **好ましい治療**：複数の抗レトロウイルス薬による治療。ジドブジン（ZDV）が ITP 治療では最も研究されているが，他のレジメンでも効果的だろう
b. **すぐに血小板数を改善したいとき**：点滴免疫グロブリン（intravenous immune globulin：IVIG）総量 1 ～ 2 g/kg を 2 ～ 5 日に分割して。治療持続期間は通常，3 ～ 4 週間である。代替案：抗 HR D グロブリン（WinRho）50 ～ 75 μg/kg を点滴〔RH 陽性患者で脾臓摘出（脾摘）されてない患者にのみ効果あり〕。軽度溶血を起こすことも。治療持続期間は IVIG と同じ。IVIG で反応しない人に効くこともある
c. **さまざまな代替の療法**：プレドニゾロン 1 mg/kg 毎日。問題ないようにテイパー。ダナゾール 400 ～ 800 mg 経口 1 日 1 回。ダプソン 100 mg 経口 1 日 1 回（G6PD 欠損がなければ）。インターフェロンアルファ 300 万単位週 3 回。脾摘。ビンクリスチン，脾臓放射線療法，抗 CD20 抗体（リツキシマブ）が効いたという報告も

2. 血栓性血小板減少性紫斑病（TTP）

微小血管性溶血性貧血として発症する。腎不全，神経症状を伴う。TTP は内科緊急症だ。臨床像と血液塗抹で疑わしいときは，血液内科医を即座にコンサルトすること。標準治療はプレドニゾロン 60 ～ 100 mg 経口 1 日 1 回（あるいはそれに相当する点滴）と血漿交換療法。

B. 貧血

貧血は QOL を下げる。いくつかの研究によると，これは生存期間を下げる独立リスク因子であるようだ（Clin Infect Dis 1999；29：44-9）。

1. 病因

a. 赤血球産生低下（網状赤血球低値）：
- **HIV の直接の影響**（通常 CD4 100/mm^3 未満）：ART を始めればよくなる
- **骨髄浸潤**：特に MAC（*Mycobacteirum avium* complex）症。進行 AIDS で発熱，体重減少，貧血があるときに疑う。貧血だけが，他の血球が比較的問題ないのにひどく進行している。リンパ腫でも起きることがある
- **鉄欠乏（女性）**
- **B_{12}，葉酸欠乏**：平均赤血球容積（mean corpuscular volume：MCV）が高いのは通常，ヌクレオシド / ヌクレオチド逆転写酵素阻害薬（nucleoside / nucleotide reverse transcriptase inhibitor：NRTI）の副作用だ（特に ZDV）。しかし，B_{12}，葉酸欠乏も除外しなければならない。HIV 患者で特に多いようだ
- **ある種の感染症**：パルボウイルス（parvovirus）B19：感染して早期赤血球前駆体を阻害する。骨髄では特徴的な巨大正赤芽球がみられる。診断は，血液ポリメラーゼ連鎖反応（polymerase chain reaction：PCR）でウイルスの DNA を検知すること（血清学的診断ではなく）。治療は，IVIG。MAC 症：アイソレーター

血液培養か骨髄生検で診断する。96 ページのように治療
- 薬剤：ZDV（進行 HIV 疾患でいちばん多い。しかし，どのステージでも起きることがある。他の抗レトロウイルス薬もまれに貧血を起こす）。ガンシクロビル，バルガンシクロビル（白血球も下がる）。スルファメトキサゾール・トリメトプリム（ST 合剤），アムホテリシン B，インターフェロン

b. 赤血球破壊亢進（網状赤血球高値）：
- 薬剤誘発性：ダプソン（ジアフェニルスルホン）と primaquine★1（G6PD 欠損のある患者であれば）。リバビリン〔C 型肝炎ウイルス（hepatitis C virus：HCV）治療の一環として。用量依存性の溶血性貧血〕。これは HCV 治療にまつわる疲労感をさらに悪くすることもある

2. 評価

最低限のワークアップとして，臨床状況の把握，HIV ステージ，便潜血，血算と分画。赤血球の評価〔MCV，平均赤血球ヘモグロビン量（mean corpuscular hemoglobin：MCH），平均赤血球ヘモグロビン濃度（mean corpuscular hemoglobin concentration：MCHC）〕，網状赤血球数，鉄，総鉄結合能（total iron-binding capacity：TIB），クレアチニン，肝機能，B_{12}，葉酸。骨髄穿刺吸引も上記ワークアップや病歴聴取で原因がわからないときは行う。

3. 治療

もし，可逆的な貧血の原因がわからないとき，あるいはその原因が除去できないとき（たとえば，HCV 治療の間のリバビリン関連の貧血），エリスロポエチン（erythropoietin：EPO）をヘモグロビン＜ 10 g/dL あるいはヘマトクリット（hematocrit：Hct）＜ 30 のときに投与する。4 万単位を皮下注で週 1 回から始める。鉄分も補充する。4 週間後，ヘモグロビンが 1 g/dL 以上増加したら，同じ投与量でヘモグロビンが 11 ～ 12 g/dL になるまで続ける。その後，投与量は 1 万単位皮下注週 1 回に減らし，ヘモグロビンを同じレベルに保つ。これ以上高くすると，血栓の合併症が増えることが非 HIV 患者で知られている。反応しない場合は，6 万単位皮下注，週 1 回で投与すると効くことがある。そのときも鉄分を補充する。

C. 好中球減少

貧血同様，好中球減少は進行 HIV 疾患でずっと多い。絶対好中球数（absolute neutrophil counts：ANC）が下がると感染リスクは増え，特に 500/mm^3 未満でそうである。

1. 病因

a. HIV の直接の影響：ART を始めればよくなる

b. 薬剤：ZDV，ガンシクロビル，バルガンシクロビル。ZDV とガンシクロビルを併用すると特に重篤な好中球減少になる。pyrimethamine，ST 合剤――ニューモシスチス肺炎〔*Pneumocystis jirovecii*（*carinii*）pneumonia：PCP〕治療量――，インターフェロン（ペグインターフェロンは標準インターフェロンよりも好中球減少を起こしやすい）。フルシトシン。まれな原因としては，NRTI，リバビリン，アムホテリシン B，PCP 予防量の ST 合剤，ペンタミジン，リファブチン。ST 合剤を PCP 予防に使うだけで好中球減少を起こすことはまれである。好中球減少が他の予防薬に変えても治らないときは，ST 合剤を再開してもよい

c. 感染：MAC 症，サイトメガロウイルス（cytomegalovirus：CMV），播種性真菌感染（例：ヒストプラズマ症）

2. 治療

ANC が一貫して＜ 750/mm^3 のときのみ適応がある（人によっては 500/mm^3 という）。原因を補正した後，顆粒球コロニー刺激因子（granulocyte-colony stimulating factor：G-CSF）150 ～ 300 μg 皮下注で 1 ～ 7 日おきに投与する。その後，ANC を＞ 1,000/mm^3 に保つよう投与量を調節する。

D. 好酸球増加症

1. 病因

a. HIV の直接の影響：特に明らかな原因がみ

★1　訳注：熱帯病治療薬研究班保管薬。承認申請中。

つからない患者に起きることもある。特に進行 HIV 疾患の場合

b. **薬剤アレルギー**：ST 合剤その他のサルファ剤で最も多い

c. **寄生虫感染(まれ)**：ほとんどの HIV 関連寄生虫感染(例：トキソプラズマ症，クリプトスポリジア症)は好酸球増加を起こさない。まれな例外として，*Isospora belli* と糞線虫がある(患者が流行地出身なら)

2. 治療

他のアレルギー関連の症状があれば，原因薬物の中止を検討。糞便の虫卵と寄生虫検鏡。糞線虫血清検査。

腫瘍合併症

HIV 感染に関連している悪性疾患とわかっているものは，Kaposi 肉腫，非 Hodgkin リンパ腫，Hodgkin 病，肺がん，扁平上皮がん(子宮頸部，肛門，頭頸部)，そして軟部組織肉腫(小児)，である。ほかにも関連が疑われている悪性疾患には，セミノーマ，肺がん★2，多発性骨髄腫，がある。ART で生命予後がよくなり，非 AIDS 悪性疾患が HIV 患者で増えることとなった(Ann Intern Med 2008；148：728)。CD4 とそのリスクは関係するようである(AIDS 2008；22：2143)。

A. Kaposi 肉腫

ヒトヘルペスウイルス(human herpes virus：HHV)-8 感染が最重要なウイルスの共因子である。ホストの免疫抑制，遺伝的要素，そして，このウイルスの相互作用が患者のリスクを決定する。北米，オーストラリア，西ヨーロッパでは，Kaposi 肉腫はほとんど男性同性愛者・もしくは男性バイセクシャルにみられる。強力な ART 導入後，この発生率は激減した。途上国(特にアフリカ大陸の一部)では，Kaposi 肉腫は男女同じような頻度で起こっている。

1. プレゼン

通常，紫がかった結節と斑が皮膚に出てくる。口腔内や他の粘膜に出ることもある。免疫抑制が進行すると内臓にも病変が出る(肺，消化管)。これは致死的になりうる。局所のリンパ管浸潤があると，四肢，顔面，陰部の慢性浮腫の原因にもなる。ここに細菌が感染を起こすリスクが増す。

2. 治療

抗レトロウイルス療法開始だけで，普通は疾患はよくなる。抗ウイルス薬でも進行する場合は，局所療法(病変内化学療法や放射線療法)や，全身化学療法〔アントラサイクリン(リポゾーム製剤)が特に効果がある〕といった選択肢がある。時に，ART を始めた後，一時的に病変が悪くなることがある。これは免疫再構築炎症症候群(immune reconstitution inflammatory syndrome：IRIS)の発症を意味する。ART は継続し，全身化学療法を考慮する，または強化する。

B. 非 Hodgkin リンパ腫(non-Hodgkin's lymphoma：NHL)

HIV 感染者では，NHL は進行する免疫抑制(CD4 < 100/mm^3)で最も起きやすい。が，比較的免疫機能が保たれていても発症することも少数ながらある。データによっては，コントロールできていないウイルス血症の期間が NHL のリスク因子であると示唆している。

1. プレゼン

臨床像は節外病変を反映する。典型的には，消化管(45%)，骨髄(20%)，中枢神経(20～30%)だ。複数部位が同時に侵されることも多い。AIDS 患者，かつ多発する広範なリンパ節腫脹と発熱がある場合，リンパ腫よりも全身感染症のほうが可能性は高い(いちばん多いのは，MAC 症，ヒストプラズマ症，クリプトコッカ

★2 訳注：原文まま。文献によると，肺がんは HIV / AIDS で標準罹患比(standardized incidence ratio：SIR)を上げるという(Grulich AE, van Leeuwen MT, Falster MO, et al. Incidence of cancers in people with HIV / AIDS compared with immunosuppressed transplant recipients : a meta-analysis. Lancet 2007；370：59-67)．

ス症)。NHL 発症率は強力な ART 導入以後減っている。ただし，日和見感染に比べるとその減り方は緩やかだ。その結果, ART 時代前に比べ, NHL は施設によっては，AIDS 関連合併症としての割合は高くなっている。

2. 治療

一般的には，フルドースの化学療法が必要だ〔例：CHOP(シクロホスファミド，ドキソルビシン＝ハイドロキシダウノルビシン，ビンクリスチン＝オンコビン，プレドニゾロン)〕。必要に応じて，細胞系の保持にリコンビナント成長因子を併用する(G-CSF，エリスロポエチン)。ART を化学療法と同時に開始すれば，感染症の合併を減らし，骨髄機能を回復させる時間を速め，アウトカムを改善させるかもしれない。使っている化学療法と毒性がかぶっている抗ウイルス薬を用いないのが肝心だ〔例：サニルブジン(d4T)やジダノシン(ddI)は全身ビンクリスチン療法を受けているときは使わない。末梢ニューロパチーのリスクが増すからだ。ZDV も避けたほうがよい。骨髄抑制が進む恐れがある〕。

C. 原発性中枢神経リンパ腫(primary CNS lymphoma)

通常は進行 HIV 疾患の合併症だ。ほとんどの患者では，CD4 は＜ $50/mm^3$ である。

1. プレゼン

典型的なプレゼンでは，1 つあるいは複数の神経学的巣症状やけいれんがあり，脳内に巣病変があることを示唆している。MRI では，典型的に不整な増強効果を示す病変があり，時に脳梁に及び，中心線を越えている。そのときはマス効果が明らかだ。原発性中枢神経リンパ腫は中枢神経トキソプラズマ症に見た目がよく似ている。後者は数が多いことが多いが，画像上の所見はかぶっていることも多い。

2. 診断

進行 AIDS 患者では，MRI か CT で局所に造影効果を認める病変がある。トキソプラズマ抗体は陰性か，トキソプラズマ予防の ST 合剤を飲んでいる。そのときは原発性中枢神経性リンパ腫の可能性が最も高い。タリウム SPECT スキャン，PET スキャン，髄液検査で細胞診やエプスタイン-バールウイルス(Esptein-Barr virus：EBV)の PCR を行うような非侵襲性の検査も，時に有用である。通常は定位固定脳生検で確定診断がなされることが多い。Epstein-Barr ウイルスの髄液 PCR は，特徴的な中枢神経の腫瘍性病変をもたない HIV 患者では，CNS リンパ腫に対する特異度が低い。ルーチンでオーダーする検査ではない，ということだ(Clin Infect Dis 2004 ; 38 : 1629-32)。

3. 治療

原発性中枢神経リンパ腫の予後はよくないままだ。ART がうまくいかなかった場合は特にそうである。ステロイドと放射線療法は緩和目的だ。まれに寛解，再発なしという患者も ART を始め，免疫機能が著しく回復した患者ではみることがある。

D. 子宮頸がん

HIV 陰性の女性に比べ，HIV 感染患者の子宮頸がんの罹患率は高く，その疾患はより進行しやすい。子宮頸がんはヒトパピローマウイルス(human papillomavirus：HPV)感染と進行する免疫抑制に強く関連している。子宮頸がんの診断で HIV 抗体陽性であれば，AIDS 指標疾患となる。推奨されるスクリーニングは，Pap スメアを HIV 診断最初の年に 2 回，次いでそれが正常なら毎年 1 回である。これで侵襲性子宮頸がんのリスクが，HIV 陰性女性よりも下がる。

E. 肛門がん

HIV 感染した同性愛男性(men having sex with men：MSM)での肛門がんの発生率は一般人のおよそ 80 倍である。子宮頸がん同様，肛門がんは HPV 感染と強く関係している。肛門 Pap スメアを使った肛門がんスクリーニングが前がん病変をみつけてくれる可能性はある。子宮頸がんと同様に。しかし，このようなスクリーニング戦略が肛門がんの発生を減らすとは証明されていない。そのため，ルーチンでのスクリーニングは OI 予防ガイドラインでは正式には推奨されていない。しかし，プライマリ・ケアのガイドラインでは推奨されている。スクリーニングを支持するエビデンスは弱い，とされているものの。現在行われている研究結果を待ちつつ，リーズナブルな戦略は以下のようなものである：

1. 少なくとも，年に 1 回は肛門の視診と直腸診を行う。
2. 肛門の Pap スメアを，肛門直腸症状を訴える患者には行う。専門家のなかには，HIV 陽性の MSM には毎年検査を推奨する者もいる。
3. 意義不明な異型細胞があれば，肛門 Pap スメアを 6 ～ 12 か月ごとに繰り返す。
4. 扁平上皮内病変(squamous intraepithelial lesion：SIL)があれば，肛門外科医などに紹介し，直腸鏡などと生検を行う。

内分泌合併症

A. 副腎機能異常

AIDS 患者の剖検で 3 分の 2 になんらかの副腎病変があるという記録があるが，臨床的に意味のある副腎不全はまれだ(AIDS 患者の 3% あるかどうか)。あったとしても晩期 AIDS にみられるものだ。現在，副腎機能異常の最も多い原因は医原性である。ステロイドがいろいろな経路(注射，吸入，塗布剤含む)から投与され，リトナビルやコビシスタットと相互作用を起こしたときなどだ。

1. 原因

原発性副腎機能不全の原因として考えられるのは，日和見感染(特に CMV)，悪性疾患(Kaposi 肉腫，リンパ腫)，出血，梗塞による副腎破壊だ。もっと多いのは，薬剤の副作用だ。たとえば，ケトコナゾール(ステロイド産生を低下させる)，リファンピシン / リファブチン(コルチゾール代謝を高める)，ステロイド / megestrol 酢酸塩の使用(糖質コルチコイド作用で下垂体からのコルチコトロピン分泌を抑える。また，長く使うことで Cushing 症候群が起きることもある)。比較的よくあるステロイド過剰は，リトナビル使用時の吸入薬(特にフルチカゾン)や関節内注射だ。リトナビルは多くのステロイドの代謝をブロックし，その結果，曝露を増やして医原性の Cushing 症候群を起こす。逆に，吸入ステロイドを止めると副腎不全が起きることもある(J Clin Endocrinol Metab 2005；90：4394-8)。可能なら，ブーストしたプロテアーゼ阻害薬(protease inhibitor：PI)やコビシスタットを用いている患者では，吸入，注射ステロイドを使わないほうがよい。吸入ステロイドでは，ベクロメタゾンがいちばん安全なようだ(J AIDS 2013；63：355-61)。

2. 診断

高コルチゾール血症は，ステロイドをどのような経路であれ投与されている患者でブーストした PI やコビシスタットが投与されている場合に考慮する。典型的な症状は，倦怠感，易刺激性，睡眠障害，筋力低下，ムーンフェイス，勃起障害，新規発症の高血圧や検査での高血糖。診断は，午前中のコルチゾールと ACTH 低下で確認できる。副腎不全は，進行 HIV 疾患やステロイドに干渉する医薬品を最近始めた患者が，低血圧，著明な衰弱，電解質異常(低ナトリウム，高カリウム)を示しときに疑わねばならない。午前中のコルチゾールを測定するなどして評価する。コルチコトロピン刺激試験が正常でもまだこの疾患を疑う場合は，内分泌専門医に紹介すべきだ。AIDS 患者では末梢の糖質コルチコイド作用耐性が起きていることがあるからだ。

3. 治療

無症状であっても，ベースのコルチゾールが低い場合は補充療法が必要だ(プレドニゾロン 5 mg 経口で就寝時に)。コルチコトロピン低反応性では，ストレス下のステロイド補充が必要だ(例：手術，併発疾患)。瀕死の状況では，即座にデキサメタゾン 4 mg を点滴で投与する。デキサメタゾンはコルチコトロピン刺激試験に干渉しない。コルチゾール過剰症候群の患者はステロイド投与を中止し，副腎不全の発生を注意深くモニターする。

B. 性腺機能低下症

HIV 感染男性は HIV 陰性コントロールに比べ

て性腺機能低下症が多い。この疾患は免疫低下の進行とともに増加し，AIDS 患者の 50%にまで起こりうる。一般に，原因はみつからない。HIV 関連性腺機能低下症は，虚弱，体重減少，性欲減退，QOL の低下に関係している。補充療法で多くの症状は改善しうる。抵抗運動プログラム★3 と併用すると特によい。HIV 感染女性でもテストステロン濃度の低下が認められるが，補充療法は実験段階だ。男性への治療は，testosterone gel 5 mg 1 日 1 回，testosterone 皮膚パッチ，あるいは注射 testosterone cypionate / エナント酸エステル 200 mg 2 週に 1 回である。副作用としては，にきび，女性化乳房，精巣萎縮，などがある。テストステロン補充療法を行っている患者では，前立腺特異抗原(prostate specific antigen：PSA)を毎年モニターすること。

C.　甲状腺疾患

甲状腺は播種性日和見感染でまれに侵されることがある(例：肺外ニューモシスチス症)。HIV 感染で慢性的に苦しんでいる患者では，T3 が低いことがあるが，TSH はたいてい正常だ。ART に対する免疫反応は症状に乏しい甲状腺機能亢進症(Basedow 病)を顕在化させてしまうかもしれない。Basedow 病の治療は，放射性物質による甲状腺焼灼，抗甲状腺薬の使用(例：メチマゾール)などであり，内分泌界の指導のもとで行う。βブロッカーは甲状腺機能亢進症の症状改善に用いてもよい。まれに，自己免疫肝炎が免疫再構築炎症症候群(immune reconstitution inflammatory syndrome：IRIS)の 1 つとして現れることもある。

D.　膵炎

HIV 陰性患者とプレゼンは似る。悪心・嘔吐，腹痛だ。

1.　原因

a. 薬剤：HIV 関連薬で膵炎を起こしやすいとわかっているものは今日ほとんど使われない(ジダノシン，サニルブジン，ペンタミジン)。比較的まれな原因としては，NRTI，ST 合剤，PI があり，中性脂肪が非常に高いときに起きやすい
b. 日和見感染：膵炎を最も起こしやすい日和見感染は CMV だ。結核菌，MAC，腸管内原虫(クリプトスポリジア，ミクロスポリジア)，播種性トキソプラズマ症がまれに起こすこともある
c. 非 HIV 関連：アルコール，肥満，胆石

2.　治療

原因とみなされる薬剤を中止。原因をみつけてそれを治療。

E.　高血糖

HIV 患者はインスリン抵抗性と糖尿病を発症するリスクが HIV 陰性コントロールよりも高いようだ。寄与している可能性のある因子は，リポジストロフィー症候群(特に皮下脂肪喪失で)と薬剤だ(最も知られているのがインジナビルと NRTI のサニルブジン)。

1.　診断

抗レトロウイルス療法にのっている患者では，血糖を 3～6 か月おきに測定する。念のためだ。高血糖など異常値があれば，空腹時血糖，インスリン濃度，ヘモグロビン A1c の測定などを検討する。空腹時血糖が＞ 126 mg/dL，75 g グルコース負荷試験 2 時間後に血糖値が＞ 200 mg/dL の場合は糖尿病と診断する。

2.　治療

PI にのっていて，HIV RNA が検出感度以下の場合，そして，NRTI 耐性の病歴がない場合は，NNRTI(例：エファビレンツ，リルピビリン，ネビラピン)への変更を検討する。あるいはラルテグラビルを PI の代わりに用いてもよい。また，アタザナビルはインスリン抵抗性をいちばん起こしにくいというエビデンスがある。なので，他の PI からこちらに替えてもよい。患者 PI を飲んでおらず，空腹時高血糖が持続している場合は，一般人向けの糖尿病のしっかりした治療ガイドラインを参照する。体重を落とし，食事を調整し，運動を促す。薬物療法が必要なら，インスリン感受性を高める薬，たとえば，メトホルミン 500 mg 経口 12 時間おき，あるいはピオグリタゾン 15 ～ 30 mg 経口 1 日 1 回の使用を検討する。小規模研究では，

★3 訳注：筋肉に抵抗をかける運動プログラム。具体的には，無料動画プログラムなどで確認されたい。

メトホルミン治療は HIV 患者のインスリン感受性を改善し，ウエスト周囲径を小さくし，血圧を下げていた。副作用としては，下痢，リポアトロフィーの進行，まれではあるが乳酸アシドーシス，がある。ピオグリタゾンは，ある研究でインスリン感受性と皮下脂肪量を改善させた。高脂血症を起こしかねない rosiglitazone よりは HIV 患者には安全なようだ。

F. 低血糖

ペンタミジンは低血糖を起こす。膵臓のランゲルハンス島細胞を融解させてしまうためだ。治療中は毎日, 患者の血糖値をモニターすること。長期の，または繰り返すペンタミジンの使用は糖尿病を発症させるかもしれない。不可逆的ランゲルハンス島細胞の破壊から起きるインスリン欠乏のためだ。

G. 卵巣合併症

無月経は進行 AIDS のある女性でよくみられる。重篤な体重減少が起きる。ART で体重が戻り，臨床状態が改善すれば，月経も戻ってくることがある。

H. 骨疾患

1. 骨壊死

この合併症では，HIV 感染との関連を 1980 年代後半から指摘されるようになった。しかし，効果的な ART 導入後に増えたようにみえる(J AIDS 2006；42：286-92)。発症率増加は単に生存年数が伸びた結果か，ART による直接の毒性のためかは不明である。よくみられる部位は大腿骨頭であり，次いで，上腕骨頭，大腿顆，脛骨近位，手や手首の小さな骨，である。ほとんどの患者は，昔からあるリスク因子の持ち主だ。たとえば，ステロイド使用歴，高脂血症，アルコール乱用，過凝固状態，である。ART の特定のレジメンとの関連は完全には示されていない(HIV Med 2004；5：421-6)。

a. 診断：治りにくい腰痛，特に上記のリスク因子がある場合は，骨壊死を考える。レントゲン写真が正常なら，MRI を撮影する。こちらのほうが感度が高い。両側撮影が必要なのは，本疾患がしばしば両側性だからだ
b. 治療：物理療法など保存的治療が最初は推奨される。痛みが続けば，整形外科医に紹介して，大腿骨の固定術や骨頭置換術を考慮する

2. 骨粗鬆症

骨量減少と骨粗鬆症は，長く ART を受けている患者の，それぞれ 22～50%，3～21%に起きると報告されている。骨密度低下は HIV 陰性患者よりも陽性のほうが多くみられる(AIDS 2006；20：2165-74)。外傷なく骨折する事例も報告されているが，そのリスクは小さい。ART を開始すれば，骨密度の減少と関係するが，いずれ安定化する。この減少はテノホビルを含むレジメンで特に多い(J Infect Dis 2011；203：1791-801)。

a. 診断：50 歳以上の男性，閉経後の女性，骨折既往のある患者すべてをスクリーニングするよう推奨する向きもある(Clin Infect Dis 2010；51：937-46)。局所的 DEXA (二重エネルギー X 線吸収測定法：dual-energy X-ray absorptiometry) スキャンが推奨される。骨量減少や骨粗鬆症のその他の原因を評価する。たとえば，甲状腺機能亢進症，副甲状腺機能亢進症，性腺機能低下症，体重減少，アルコール使用，薬剤，である(特にステロイド)。禁煙が強く推奨される
b. 治療：すべての患者が適切な食事をとり，必要なら，カルシウムとビタミン D を補充すべきだ。もし，DEXA スキャンで骨粗鬆症と診断されれば(T スコア －2.5 以下)，ビスホスホネート治療を検討する。アレンドロン酸とゾレドロン酸両者が前向き臨床試験で検証されている(J Acquir Immune Defic Syndr 2005；38：426-31；J Clin Endocrinol Metab 2007；92：1283-8)

消化器合併症

A. 食思不振

1. 原因

進行 HIV 疾患で多い。HIV RNA が多いと起きやすいサイトカイン濃度(特に TNF)の高さのせいなのかもしれない。他の原因としては，うつ病，薬剤性，日和見感染(特に MAC 症)，乳酸アシドーシス(ミトコンドリア毒性に関係)などがある。

2. 治療

megecetrol acetate(Megace®) 脂溶液剤 400 ～ 800 mg 経口 1 日 1 回が，食欲，QOL を改善させる(Ann Intern Med 1994；121：400-8)。体重増加分はたいてい脂肪であり，それ以外の部分は増えない。副作用としては，性腺機能低下症，深部静脈血栓(deep vein thrombosis：DVT)，女性化乳房，などだ。megecetrol はステロイド作用があり，Cushing 様の状態になることがある(長期使用で)。副腎不全も起きる(中止したとき)。長期使用は避けるべきだ。必要なら，投与量はゆっくりテイパー(漸減)すべきだ。dronabinol(Marinol®) 2.5 mg 12 時間おきは食欲を刺激し，悪心を減らす。dronabinol は合成デルタ -9- テトラヒドロカンナビノール(tetrahydrocannabinol：THC)であり，マリファナの活性成分だ。よくある副作用は過度の鎮静である。就寝時に飲むことから始め，慣れたら徐々に 12 時間おきに増やす。

B. 悪心・嘔吐

1. 原因

a. **薬剤**：抗レトロウイルス薬の直接の影響(特に，PI，ジドブジン，アバカビル過敏反応)。薬剤性膵炎(上記参照)。NRTI による乳酸アシドーシス
b. **日和見感染**：腸管原虫〔例：クリプトスポリジア，イソスポラ(*Isospora*)，ジアルジア(*Giardia*)。すべて通常，下痢を伴う〕。CMV 食道炎 / 胃炎，MAC 消化管病変
c. **その他**：胃リンパ腫，中枢神経病変でマス効果を示すもの(トキソプラズマ症やリンパ腫)，頭蓋内圧亢進(クリプトコッカス髄膜炎)

2. 治療

原因を探る。抗レトロウイルス薬の直接の影響だと思われたら，ウイルスを抑えられるという前提で，別のレジメンにする(例：ZDV からテノホビル，PI からエファビレンツなど)。原因が取り除けない，治療できない場合は，対症療法を行う。プロクロルペラジン 10 mg 経口か 25 mg 経直腸で 12 時間おき必要に応じて。メトクロプラミド 10 mg 経口 6 時間おき必要に応じて，trimethobenzamide 250 mg 経口 6 時間おき必要に応じて，ロラゼパム 0.5 ～ 1 mg 経口または点滴 6 時間ごと，オンダンセトロン(ゾフラン®) 4 ～ 8 mg 8 時間おきを必要に応じて，あるいは 32 mg(点滴，筋注)で 1 回。dronabinol 2.5 ～ 5.0 mg 経口 12 時間おき。HIV 患者はフェノチアジン関連の筋失調症を起こしやすい。プロクロルペラジン，メトクロプラミド，trimethobenzamide でこれが起きることがある。筋失調症は，ジフェンヒドラミン 50 mg 経口か点滴 1 回投与で治療する。

C. 下痢

1. 原因

a. **感染**：<u>急性下痢</u>：サルモネラ(*Salmonella*)，シゲラ(*Shigella*)，カンピロバクター(*Campylobacter*)，*Clostridium difficile*，ジアルジア，シクロスポラ(*Cyclospora*)；<u>亜急性 / 慢性</u>：ジアルジア，クリプトスポリジア，ミクロスポリジア，イソスポラ，CMV
b. **薬剤性**：特にネルフィナビル。すべてのリトナビルでブーストした PI。全量のリトナビル(まれにしか使わない)。徐放製剤のジダノシン。アバカビルの過敏反応の一症状かもしれない。薬剤性下痢の場合，体重減少や発熱はまれだ(例外はアバカビル)。リトナビル関連下痢は投与量依存性のようである。いくつかの比較試験では，1 日量が 100 mg のほうが，200 mg に比べて下痢

の発症率は低かった

2. 治療

原因を治療する(Chapter 5 参照)。PI 関連なら，他の下痢を起こしにくい PI への変更も検討する(例：アタザナビル / リトナビルか，ダルナビル / リトナビル)。あるいは NNRTI(エファビレンツかネビラピン)，あるいはインテグラーゼ阻害薬に変えることも。耐性を避けるため，NNRTI への変更は HIV RNA が＜50 コピー /mL のときだけ検討する。できれば，治療失敗歴がないほうが望ましい。NRTI 耐性を助長しているからである。下痢が治まらないとき，あるいは薬剤の変更が無理な場合は，対症療法を検討する。オオバコを茶さじ一杯，12～24 時間おきに，ロペラミド 2 mg を 6 時間おきに必要に応じて，カルシウム 500 mg 12 時間おき，膵酵素茶さじ 1～2 杯を毎食時，diphenoxylate / アトロピン(Lomotil®)1～2 錠を 8 時間おきに必要に応じて。オクトレオチド 100～500 μg(皮下注)で 12 時間おきに。crofelemer 125 mg を経口で 1 日 2 回も効果がある患者もいる。特に PI 関連の下痢では効きやすい。

D. 口腔食道潰瘍

1. プレゼン

とても強い痛みの潰瘍。サイズはまちまちである。食道潰瘍は強い嚥下痛を起こす。HIV 疾患のどのステージでも起きうる(初期感染でも起きる)。しかし，免疫抑制が進行したほうがさらに起きやすい(CD4 ＜ 100/mm^3 や関連する好中球減少で)。いちばん多い診断は特発性アフタ様潰瘍である。他の原因としては，CMV，単純ヘルペスウイルス(herpes simplex virus：HSV)，ヒストプラズマ症，リンパ腫，がある。初発時には，HSV のウイルス培養や生検目的の紹介をして他の原因の除外を行う。

2. 治療

特発性アフタ様潰瘍には，対症療法から始め，その後，ステロイド塗布を行う。さらに，全身性ステロイドやサリドマイドを用いる。ART による免疫再構築で治ることもある。そのときは随伴する好中球減少も治っている(G-CSF を補助的に用いると治りが速い)。治療法としては，以下がある：

a. リドカインゼリー(2%)で対症療法
b. フルオシノニド 0.05%軟膏を 1：1 で基剤とまぜ，6 時間おきに必要に応じて用いる
c. デキサメタゾン水溶剤で口腔内洗浄。8～12 時間おきに
d. 局所のステロイド注射を口腔外科医によって
e. プレドニゾロン 40～60 mg/ 日を 1～2 週間。その後，1～2 週間以上かけて漸減
f. サリドマイド 200 mg 経口を就寝時。これを 4～6 週間。その後，100 mg 経口を就寝時に，週 2 回。副作用は，鎮静，便秘，末梢ニューロパチー，である。重大な催奇形性がサリドマイドにはあり，医師が処方する際には，メーカーがスポンサーになっているモニタリングプログラムに登録する必要がある(www.thalomid.com/steps_program.aspx)。妊娠可能な女性は少なくとも 2 種類の避妊を行い，定期的に妊娠検査を受けながらサリドマイドを用いる。添付文書にある同意書にサインしてから使用すること★4

E. HIV 胆道系疾患

1. プレゼン

右季肋部痛，発熱，時に黄疸。検査では，ほぼ全例でアルカリホスファターゼの上昇を認める。通常，重篤な免疫抑制がある(CD4 ＜ 100/mm^3)。超音波や ERCP などの画像では，肝内・肝外胆管の著明な拡大が認められる。乳頭狭窄もあるかもしれない。

2. 原因

鑑別疾患は，胆石症，無石性胆嚢炎，浸潤性の肝感染症や悪性疾患。感染症病原体のスクリーニングを行う。便の虫卵・寄生虫検査，ERCP 吸引液検査で，クリプトスポリジア，ミクロスポリジア，シクロスポラの検索を行う。同様に CMV の検査もする。

★4 訳注：日本では，サリドマイドは再発または難治性の多発性骨髄腫やらい性結節性紅斑に適応があり，その使用に際しては，米国同様，厳しい基準がある。詳しくは添付文書参照。

3. 治療

対症療法。内視鏡下で括約筋切除やステント留置を行う。原疾患もみつかったら行う。

腎合併症

A. HIV 関連腎症

進行性の糸球体硬化症の一種である。大量の蛋白尿と進行する腎不全が特徴だ。80%以上のケースは黒人に起きている。腎生検では，広範な糸球体硬化症で糸球体がつぶれており，尿細管拡張，尿細管間質疾患がみられる。CD4 が低い場合に最もよく起きる(< 100/mm^3)。しかし，免疫抑制の程度がどのくらいであっても起きることがある。HIV RNA が検出感度以下になると，きわめてまれになる(Clin Infect Dis 2006 ; 43 : 377-80)。

1. プレゼン

無症状から，低アルブミン血症と腎不全にまつわる症状(浮腫，倦怠感，貧血)などプレゼンはまちまちである。高血圧は通常，みられない。腎超音波では，肥大した，あるいは正常サイズの腎がみられる。検査値の異常では，特に蛋白尿が著明で，1 g/ 日以上である。進行性の腎不全が週から月の単位で進行していき，末期腎不全(end-stage renal disease)となって透析が必要になる。

2. 診断において考えること

他の進行性腎疾患を除外するため，腎生検を考慮する。たとえば，HCV 関連腎疾患，薬剤毒性(下記参照)，あるいは非 HIV 関連疾患である。

3. 治療

効果のあるオプションとしては，ART(ケースレポートによると，PI ベースの治療が疾患の治癒に役立つかもしれない)。あとは，アンジオテンシン変換酵素(angiotensin-converting enzyme : ACE) 阻害薬，高用量ステロイド(60 mg プレドニゾロン 1 日 1 回を 1 か月間，その後，漸減) (Kidney Int 2000 ; 58 : 1253)。高用量ステロイドは，さらに免疫抑制や合併症を助長するので，リーズナブルなアプローチは，まず ART と ACE 阻害薬から始めることだ(例: カプトプリル 6.25 mg 8 時間おき)。

B. 薬剤性腎疾患

HIV 関連薬剤で腎毒性を起こしやすいものを以下にまとめた(ART サマリーが Chapter 9 に載っているので，腎不全時の投与量についてはそちらを参照)。

1. テノホビル(TDF)

まれに尿細管障害を起こし，クレアチニンが増加する。時に Fanconi 症候群を伴い，リンの喪失とアシドーシスを起こす。腎毒性は，基礎疾患として腎不全がある場合や進行 HIV 疾患があると起きやすい(Clin Infect Dis 2005 ; 15 : 1194-8 ; J Infect Dis 2008 ; 197 : 102)。テノホビル関連腎疾患のリスクはブーストした PI が投与されているとより起きやすい(J Infect Dis 2008 ; 197 : 102-8)。さらに，テノホビルがコビシスタットとともに使われると同様のリスクがある。計算したクレアチニンクリアランス(Cockcroft-Gault 式か MDRD 式)を用い，腎機能を評価する。腎機能低下があれば，テノホビルでない薬を検討する。GFR が下がっているがテノホビルが必要な場合は，添付文書が推奨する投与量を減らす。

2. アタザナビルとインジナビル

両者は腎結石を起こすことがある。研究によっては，アタザナビルと腎機能低下の関連性を示唆するものもある。インジナビルはもうあまり使われないので，この合併症はアタザナビルで起きるのが常だ。重症の腎結石やその他の腎合併症では，別の PI に変えることが強く推奨される。最良のオプションはダルナビル / リトナビルだ。

3. ペンタミジン

患者の 50%にまで腎不全が起きることがある。その他の副作用は，電解質 / ミネラルの喪失や低血糖。リスクは総投与量と関係する。クレアチニン，電解質，グルコース，カルシウム，リンなどを治療期間中にモニターすること。

4. ホスカルネット

投与量依存性の腎不全やカリウム，カルシウム，リンの喪失が起きる。クレアチニンクリアランスの低下に伴い，投与量調節が必要である。カリウム，カルシウム，リンは必要に応じて補充すること。

5. cidofovir

投与量依存性の腎毒性をもつ。プロベネシドと輸液を併用することでリスクは減らせる。血中クレアチニンと尿蛋白を各投与の前にチェックする。もし，クレアチニンが> 2 g/dL になるか，2 +以上の尿蛋白がみられたら，cidofovir は中止する。腎不全が不可逆的になる可能性があるからだ。

6. アムホテリシン B

投与量依存性の腎毒性は珍しくない。アムホテリシンリポゾーム製剤は比較的腎毒性は少ない。

7. スルファメトキサゾール・トリメトプリム(ST 合剤)

高カリウム血症を起こすことがある。トリメトプリムのアミロライド様作用のためである。これは特に，ニューモシスチス肺炎(PCP)治療のために高用量用いると起きやすい。スルホンアミドのほうがまれに結晶性腎症を起こすことがあるが，補液で治療できる。

8. アシクロビル

高用量点滴投与が腎臓に結晶をつくることがある。これが急性腎不全の原因となる。十分に輸液をすればリスクは減らせる。腎不全が起きても輸液をして薬を中止すれば改善することが多い。

C. HCV 関連腎疾患

しばしばこれは HCV 関連混合性クリオグロブリン血症の一型である。

1. プレゼン

触れることのできる紫斑やその他の皮膚症状から発症することがある。ほかに，血尿，蛋白尿，時に腎不全が起きる。そのほか関連する検査異常としては，HCV RNA 陽性，血中クリオグロブリン陽性，補体低値だ。腎生検で HCV 関連の免疫複合体を認める。

2. 治療

C 型肝炎の治療(ペグインターフェロンとリバビリン)が腎疾患やその他のクリオグロブリン血症の症状を改善させることがある。

D. ヘロイン腎症

上記の腎不全と併存していることがある。糸球体障害はおそらくはヘロインやその他不純物による毒性によって起きる。HIV 関連腎症とは，進行がゆっくりなこと，超音波で萎縮腎がみられること(肥大していない)，蛋白尿が著明でないことから区別できる。ヘロインをやめるのが治療だ。

E. 尿細管からのクレアチニン分泌阻害

HIV 関連薬のなかには，尿細管からのクレアチニン分泌を阻害するものがある。急速だが，ちょっとだけの血中クレアチニン上昇を起こす。このような薬は，コビシスタット，ドルテグラビル，ST 合剤である。リトナビルとリルピビリンも比較的まれだが同じことを起こす。クレアチニンは通常，ちょっとしか上がらない(< 0.2 mg/dL)。治療開始後すぐに上昇し，それ以上進行しないし，糸球体機能も低下しない。

心合併症

A. HIV 関連心筋症(JAMA 2008 ; 299 : 324-31)

両心室の駆出率低下，心筋炎や免疫を介した心筋症に典型的な病理所見がみられる。有病率は疾患定義によりばらつきが大きい。心エコーでは，AIDS 患者で駆出率の低下が 50%程度認められることがある。症状のある心筋症は 1 〜 3%にしか起きない。進行する免疫不全で起きやすい。特に，CD4 が< 100/mm^3 の場合。

1. 原因

通常は特発性だ。鑑別としてはいくつかあるが,それぞれが独立しているとは限らない。HIV そのもの，二次感染〔CMV, トキソプラズマ，コクサッキーウイルス(coxsackievirus)，アデノウイルス(adenovirus)，Chagas 病〕，免疫異常による自己免疫心筋炎，栄養の欠乏(セレニウム，カルニチン)，薬物毒性(NRTI 関連ミトコンドリア毒性, アルコール, ドキソルビシン)。

2. プレゼン

左室不全でプレゼン。呼吸困難，うっ血性心不全，頸静脈圧上昇，S3 が強く聞こえるという聴診所見。胸部レントゲン写真では典型的には心肥大がみられ，心エコーでは著明な両心室機能異常と駆出率の低下が認められる。診断は他のよくある低駆出率(ejection fraction：EF)の原因の除外である(アルコール，栄養不良，心筋梗塞)。心生検は通常，有用でない。

3. 治療

ART と心不全の通常の治療(利尿薬，β ブロッカー，ACE 阻害薬が普通はとても効果的で症状を改善させる)。播種性 CMV 疾患があるか，血液中の CMV ウイルス価が陽性のときは，エンピリックに CMV 治療を行う。バルガンシクロビル 900 mg 経口 12 時間おきを 3 週間など。ケースレポートでは，NRTI を中止すると駆出率が改善した，というものがあるが，HIV そのものに比べると，こうした心筋症はかなりまれだ。

B. 心外膜炎 / 心嚢液貯留

1. 原因

心嚢液は HIV そのものが原因のこともあるし，悪性疾患や日和見感染による合併症かもしれない。いちばん多い悪性疾患はリンパ腫であり，心嚢液は節外性重症 B 細胞リンパ腫の最初の徴候だったりする。Kaposi 肉腫はあちこちに広がったときだけ心嚢液の原因になるのが普通だ。さらに，多くのよくある，あるいは日和見感染が HIV 患者の心外膜炎の原因になると報告されている。たとえば，化膿性細菌〔特に，黄色ブドウ球菌(*Staphylococcus aureus*)，肺炎球菌(*Streptococcus pneumoniae*)〕，結核，非定型抗酸菌，クリプトコッカス疾患，播種性ヒストプラズマ症，CMV，などである。

2. プレゼンと診断

しばしば偶然診断される。レントゲンで大きな心臓がみつかり，その後，心エコーで確認されるのだ。無症状のこともあり，胸痛，呼吸困難，心タンポナーデ，心外膜摩擦音なども特徴だ。心外膜穿刺が症状をもつ大量心嚢水には必要だ。心嚢液は培養(ルーチン，真菌，抗酸菌)や細胞診に出す。

3. 治療

原因を治療する。特発性心外膜炎なら，ART 開始を考慮する。非ステロイド性抗炎症薬(nonsteroidal anti-inflammatory drug：NSAID)やステロイドで症状に対応する(HIV 陰性患者同様)。

C. 三尖弁心内膜炎

1. 原因

HIV 感染のある注射薬物使用者(injection drug user：IDU)，特に，CD4 が低いときは同じ IDU でも HIV 陰性のときに比べ，特別心内膜炎のリスクが高い(J Infect Dis 2002；185：1761-6)。黄色ブドウ球菌がいちばん多い原因である。あるケースシリーズでは，原因微生物は黄色ブドウ球菌(73%)，コアグラーゼ陰性ブドウ球菌(1%)，その他のブドウ球菌(7%)，レンサ球菌(13%)，*Pseudomonas* (2%)，*Bacillus* (2%)，その他(2%)，であった。多くの都市の大医療機関では，メシチリン耐性黄色ブドウ球菌(methicillin-resistant *S. aureus*：MRSA)を経験することが多くなっている。

2. プレゼンと診断

患者は普通，発熱，体重減少，時に肺症状(呼吸困難や胸痛)というプレゼンだ。最後のは三尖弁の感染と敗血性塞栓を反映している。身体診察では通常，心雑音があり，末梢の敗血性塞栓の徴候があることも。胸部レントゲン写真で多数の敗血性塞栓をみつけることもある。空洞を伴うこともある。心エコーを行うべきで，弁の疣贅を探す。診断は上記の臨床像に加え，血液培養陽性で心内膜炎を起こすような菌がみつかれば確定される。

3. 治療

短期間(2 週間)の治療が HIV 陰性 IDU の三尖弁心内膜炎では有効だが，このレジメンは HIV 陽性患者には推奨できない。推奨レジメンはたとえば，以下：

- メチシリン感受性黄色ブドウ球菌：nafcillin 2 g 点滴 4 時間おきを 28 日間に加え，ゲンタマイシン 1 mg/kg 点滴で 8 時間おきを 3～5 日間。あるいは血液培養が陰転化するまで
- メチシリン耐性黄色ブドウ球菌か，βラクタムアレルギーがある：バンコマイシン 1 g 点滴で 12 時間おきを 28 日間に，ゲンタマイシン 1 mg/kg を 8 時間おきに 3～5 日間か，血液培養が陰転化するまで。バンコマイシンの代わりに，ダプトマイシン 6 mg/kg 点滴を 1 日 1 回 ×4 週間もあり
- 点滴治療が不可能，あるいは患者が受け入れない：シプロフロキサシン 750 mg 経口 12 時間おきに，リファンピシン 300 mg 経口 12 時間おきを 4 週間。このレジメンは PI とは使えない。リファンピシンと PI の相互作用のためだ。リネゾリド 600 mg 経口 12 時間おき 4 週間も代替案としてはあるが，データに乏しい

肺合併症

A. 肺高血圧症(JAMA 2008；299：324-31)

特発性の肺動脈圧上昇が時に HIV 感染でみられる。病理学的に起きているのは，原発性肺高血圧症と同じだ(つまり，血管内皮の肥厚である)。肺高血圧症は女性に多く，どの CD4 でも起こりうる。

1. プレゼン

労作時呼吸困難，動悸，胸痛。診察では頸静脈圧(jugular venous pressure：JVP)が上がっており，前胸部隆起がみられるかもしれない。診断は心エコーとドップラー検査で，右室肥大と肺動脈圧上昇を確認して行う。いちばん感度が高い検査は右心カテーテル検査である。肺動脈圧は 30 mmHg を超えるであろう。再発性肺塞栓は原因として除外すべきだ。

2. 治療

エポプロステノールを持続点滴で。永久留置の中心静脈カテーテルが必要だ。利尿薬も症状改善には役立つ。抗凝固療法も通常必要だ。シルデナフィルも補助的な治療として用いられる。ART が血行動態やアウトカムを改善させるかについては報告はまちまちである。

B. リンパ球性間質性肺炎(lymphocytic interstitial pneumonitis：LIP)

特発性のびまん性肺疾患で，小児に多い。中等度の免疫抑制(CD4 200～400/mm^3)で起きやすく，PCP に似る。

1. プレゼンと診断

咳，労作時呼吸困難，運動時の酸素飽和度低下。通常，発熱はない。胸部レントゲンと CT ではびまん性両側性の網状結節浸潤影がみられる。通常，CD4 が高く，LDH が低いことから PCP と区別される。気管支肺胞洗浄(bronchioalveolar lavage：BAL)と生検で診断され，これで PCP を除外する。典型的な LIP の組織病理(とびとびのリンパ球浸潤。特殊染色で微生物なし)が認められる。

2. 治療

ART が LIP を改善させることがあるが，悪くなることもある。高められた免疫能のためだ。プレドニゾロンが通常，呼吸困難感を急速に改善させる。しかし，漸減させると症状が再発するかもしれない。

C. 肺気腫

喫煙は嚢胞性肺気腫の進行を速めるが，HIV 陰性コントロールよりも陽性患者のほうが速い。臨床像や治療は一般人と同じである。

D. 肺 Kaposi 肉腫

一般的に進行 HIV 疾患患者にのみ起きる。あちこちに Kaposi 肉腫が広がっているのが普通だ。

1. プレゼンと診断

胸部レントゲン写真では，結節，腫瘤，あるいは胸水を認める。気管支鏡で気道を目視し診断する。典型的な紫がかった斑が観察されるかも

しれない。

2. 治療

ART が劇的な改善に導くことがある。Kaposi 肉腫は重症であってもだ。ただし，免疫再構築による一時的な増悪も報告されている。同時に全身化学療法も一般的には必要とされる。

頭頸部合併症

A. アフタ様潰瘍

120 ページ参照。

B. 口腔毛状白斑症（oral hairy leukoplakia：OHL）

1. プレゼン

うねのある「コーデュロイ」のような斑が舌の側面にみられる。免疫抑制が進行するとき起きやすい（CD4 ＜ 200/mm^3）。通常，痛みはない。鵞口瘡とは，OHL は舌圧子でこすってもとれないところから区別する。Epstein–Barr ウイルスが原因だ。

2. 治療

症状がなければ治療は不要だ。ART で普通よくなる。他の治療選択肢としては，アシクロビル 800 mg 経口 1 日 5 回，ファムシクロビル 500 mg 経口 12 時間おき，バラシクロビル 1,000 mg 経口 8 時間おきで，病原がなくなるまで治療する。ポドフィリンの局所投与が効果的なこともある。

C. 唾液腺腫大

1. プレゼン

HIV 感染のどのステージでも起きる。通常は疾患の進行とともに悪化する。口腔内乾燥を伴うことが多い。生検では，リンパ球浸潤があり，おそらくは HIV そのものが原因だ。びまん性浸潤性リンパ球性症候群（diffuse infiltrative lymphocytosis：DILS）の一部なこともある。これは肺，腎臓，末梢神経病変を伴うこともある。進行性の耳下腺肥大では CT がオススメだ。充実性病変と嚢胞病変を区別するためだ。鑑別疾患としては感染性耳下腺炎があり，これはもっと急性で発熱を伴い，局所に痛みがある。

2. 治療

ART が好ましいアプローチだ。多くの場合はこれでよくなる。ほかには，液体貯留のあるシストの穿刺吸引。これは症状があるときに用いられる。口腔乾燥に対して，シュガーレスガムや人工唾液を用いたり，プレドニゾロン 40 mg 経口を 1 日 1 回 1 週間使い，1 ～ 2 週かけて徐々に漸減する方法もある。

D. リンパ上皮嚢胞

1. プレゼン

大きな頸部のシストとしてプレゼンし，リンパ節腫脹と間違えられやすい。CD4 はいくつでも起きる。生検が必要で，リンパ腫やその他の悪性疾患（特に扁平上皮がん），日和見感染除外に用いる。原因は多くは不明だ。

2. 治療

ART がしばしば劇的に嚢胞のサイズを小さくしてくれる。

E. 歯肉炎 / 歯周炎

1. プレゼン

歯肉の痛み，すぐに出血する。赤みのある後退した歯肉。HIV 疾患の最初の徴候のこともある。重症度は免疫抑制の度合いに関連する。口腔内の嫌気性菌が原因で，通常，複数菌による（polymicrobial）。口腔内の衛生状態がよくない，喫煙，アルコールで増悪する。

2. 治療

局所の衛生（歯ブラシ，フロス，抗菌マウスリンス）。歯科医や歯周専門家によるブラッシングがよい。重症例では，メトロニダゾール 500 mg 経口 8 時間おき，あるいはクリンダマイシン 300 mg 経口 6 時間おき，あるいはアモキシシリン・クラブラン酸 850 mg 経口 12 時間おきで治療する。

筋骨格系合併症

A. HIV 関節症

1. プレゼン

痛い関節病変。複数の関節を侵すことが多い。診察では，ものすごく痛がる。原因不明。

2. 治療

NSAID などの痛み止め。

B. Reiter 症候群

1. プレゼン

非対照性多発関節炎。下肢の大関節に。尿道炎，皮膚病変〔環状亀頭炎(circinate banalities)，膿漏性角皮症(keratoderma blennorrhagicum)〕とともに。眼病変。胃腸炎の後に起きることも。HIV 患者ではより多くみられ，特に，ヒト白血球抗原(human leukocyte antigen：HLA)-B27 があればそうである。

2. 診断

鑑別診断としては，化膿性関節炎。関節液貯留があれば，関節穿刺をして培養，グラム染色が必要だ。尿道スワブで，クラミジア(*Chlamydia*)と淋菌(*Neisseria gonorrhoeae*)検査も推奨される。

3. 治療

尿道炎のエンピリックなクラミジア治療。アジスロマイシン 1 g 経口を 1 回。ほかには，NSAID を使い，リウマチ科コンサルト。免疫抑制療法を使うことも〔プレドニゾロン，メソトレキセート，腫瘍壊死因子(tumor necrotizing factor：TNF)アンタゴニスト〕。

C. 化膿性筋炎

筋肉の局所の感染。注射，外傷部位に起きることが多い。

1. プレゼン

そこが痛み，腫れ，発熱がある。通常は黄色ブドウ球菌が原因で，MRSA も含む。他の化膿性細菌も比較的まれながら原因に。例：レンサ球菌やグラム陰性桿菌。進行する HIV の免疫抑制で多い(CD4 < 100/mm^3)

2. 診断

疑う部位を CT で。診断的穿刺でグラム染色，培養。

3. 治療

原因菌に効く抗菌薬(通常は抗ブドウ球菌ペニシリンかバンコマイシン)。外科的切開，ドレナージも時に必要。

D. HIV ミオパチー，NRTI 関連ミオパチー

両者はプレゼンが似ている。

1. プレゼン

筋肉痛，筋肉の圧痛，筋力低下とクレアチンホスホキナーゼ(creatine phosphokinase：CK)上昇。下肢近位が最も侵されやすい。HIV 疾患のどのステージでも起こりうる。

2. 診断

エキスパートによっては，HIV と NRTI 関連ミオパチーを区別するため，生検を推奨する。前者では，炎症性浸潤がより著明である。後者では，ミトコンドリア・ミオパチーの所見がみられることが多い。NRTI 関連ミオパチーの原因で多いのはジドブジン。

3. 治療

HIV 関連ミオパチーで症状があれば，ステロイド高用量が推奨される(プレドニゾロン 1 mg/kg/ 日)。改善がみられたら，数週間かけて漸減する。NRTI 関連ミオパチーでは，NRTI を除去したレジメンにするか，ミトコンドリア毒性の低い NRTI に変更する(アバカビル，エムトリシタビン，ラミブジン，テノホビル)。

E. 横紋筋融解症

広範な筋肉壊死。ミオグロビン尿症と急性腎不全。薬物毒性で起きることも〔古い NRTI。たとえば，ジドブジン(ZDV)，サニルブジン(d4T)，ジダノシン(ddI)，まれにラルテグラビル〕。あるいは HIV そのものも原因に。マネジメントは原因薬剤と思われるものを中止し，輸液。血液透析を必要に応じて。

神経合併症

A. 遠位感覚性ニューロパチー

HIV そのものや神経毒性のある薬が原因。特に，ジデオキシ NRTI〔d4T，ddI，ザルシタビン(ddC)〕。

1. プレゼン

典型的に痛み，焼けるような感覚，くすぐったさなどが遠位四肢(つま先・脚のほうが，手指より多い)。夜になると痛みが増悪することが多い。主なリスク因子としては，HIV 疾患のステージと上記薬剤曝露。特に併用時は多い。

2. 診断と評価

通常，臨床的に，患者の病歴をもとに診断する。ピンプリック検査での感覚鈍麻や振動覚の低下を患肢に認めると診断を支持するが，このような他覚的な診察所見は通常，後から出てくる。寄与しているその他の原因を探すこと。B_{12} 欠乏，梅毒，CMV，多発性骨髄腫，他の神経毒性をもつ薬〔ダプソン，イソニアジド(INH)，ビンクリスチン。d4T や ddI とともにこのような薬は可能な限り使用しないこと〕。プレゼンがわかりにくかったら，筋電図や神経伝導検査のために紹介すること。軸索神経障害が確認できるだろう。

3. 治療

原因薬剤の中止。特に d4T と ddI。やめても症状は数週続くこともあるし，増悪することすらある。重篤なニューロパチーは不可逆的なこともある。d4T や ddI を過去に飲んで，現在ニューロパチーをもつ患者は今でも神経に障害を残している。ART は継続すべきであり，神経学的症状に効く薬を単剤か複数用いることができる：

- NSAID かアセトアミノフェンを軽度の痛みに
- きつい靴や極端な温度を避ける
- ガバペンチン 300 mg を就寝時に。増量可能で，最大 1,200 mg 1 日量を 6 ～ 8 時間おきに分割して必要に応じて
- ノルトリプチリン 10 mg を就寝時。飲めるなら，75 mg まで増量できる
- ラモトリギン(ラミクタール®) 25 mg 12 時間おきに。飲めるなら，150 mg 12 時間おきまで増量できる
- 局所療法：カプサイシン(症状増悪のことも)。リドカインパッチ
- 鍼治療
- 重篤な痛みには，慢性長期作用型麻薬性鎮痛薬を(例：メサドン，MS コンチン®，経皮フェンタニル)。

B. その他のニューロパチー

1. タイプ

a. **急性炎症性脱髄性ニューロパチー〔acute inflammatory demyelinating neuropathy(AIDP)，Guillain-Barré 症候群〕**：上行性筋力低下。通常，感覚神経はスペアされている。早期，あるいは晩期の HIV で報告されている。慢性的な経過で症状の寛解，増悪を繰り返すことも。治療はステロイド，血漿交換，IVIG など。予後はさまざまである。単神経炎では予後がよく，特に急性 HIV 感染が原因のときはよい

b. **多発性単神経炎**：あちこちに散在する非対照性運動感覚障害(例：顔面神経麻痺，下垂足)。急性期，慢性期の HIV で報告がある。進行 HIV(CD4 < $50/mm^3$)では，CMV が原因のことも。治療はステロイド，IVIG。CMV がからめば，バルガンシクロビルを標準量で治療

c. **HIV 関連神経筋脱力症候群**：まれな NRTI 治療の合併症(特に d4T)。乳酸アシドーシスを伴う進行性上行性麻痺でプレゼン。重篤な場合は，人工呼吸が必要なことも。治療は NRTI の中止，特に d4T。回復後も神経障害が残ることが多い

d. **進行性多発性神経根症**：進行 HIV 疾患の合併症。典型的には，下腿の脱力，「サドル」分布(会陰周辺)の感覚鈍麻。場合によっては，排尿排便障害。原因として多いのは，CMV 多発神経根炎(80 ページ)とリンパ腫だ。診断には，腰椎仙骨部位の脊髄を MRI

で見て，腫瘍を除外する。その後，髄液検査を行う。CMV が原因なら，髄液で白血球増加，好中球優位，蛋白上昇がみられ，CMV PCR が陽性になる。リンパ腫が原因なら，髄液では蛋白上昇，細胞診でリンパ腫細胞が認められる。CMV 多発神経根炎では，ガンシクロビル 5 mg/kg 点滴 12 時間おきか，バルガンシクロビル 900 mg 経口 12 時間おき，ホスカルネット 90 mg/kg 点滴 12 時間おきで，3～4 週間あるいは改善まで治療する。ガンシクロビルとホスカルネット併用療法を推奨する向きもある。リンパ腫は化学療法と放射線療法で治療する。

2. 予後

どのニューロパチーも予後はさまざまだ。単神経炎では予後がよいことが多く，特に，急性 HIV 感染で発症した場合はそうだ。

C. HIV 関連認知症(AIDS dementia, HIV 脳炎 / 脳症)

発症時の典型的なプレゼンは，短期記憶障害，しばしば無気力，日常作業をやりたがらない，など。進行すると，認知，発語，運動，歩行障害が増悪する。けいれんや無動無言症は末期の症状だ。発症率は，1996 年以来，併用 ART が導入されて普及し，激減した。認知症の進行はゆっくりで，通常，月の単位で起きる。強力な ART で進行を止めたり症状が改善することもある。もっと急速に進行するケースも報告されている。HIV 認知症は HIV 疾患が進行したときに起きるのが常だ(CD4 ＜ 100/mm^3, HIV RNA ＞ 10 万コピー /mL)。しかし，まれに免疫が比較的保たれ，血中ウイルス価が低いときでも発症する。その場合，髄液では相対的に高い HIV RNA 量が認められる。

1. 診断

診断は臨床，検査，画像の組み合わせで行い，他の疾患を除外する(うつ病，薬物副作用，神経梅毒，CMV 脳炎)。HIV 関連認知症は進行 HIV 疾患があり，亜急性，慢性の認知障害があり，特に短期記憶障害があるときに疑うべきだ。HIV 認知症の 4 スケールを使うと，症状を定量化できる(AIDS Reader 2002；12：29)。MRI では脳萎縮がみられ，造影効果のない白質異常がしばしばあり，これは進行性多巣性白質脳症(progressive multifocal leukoencephalopathy：PML)と区別できないこともある。髄液検査は通常，正常ではなく，蛋白上昇や少量のリンパ球増加が認められる。髄液 HIV RNA は 1,000 コピー /mL 以上のことが多い。HIV 認知症で髄液 HIV RNA が検出感度以下のことはまれで，他の診断を示唆する。

2. 治療

強力な ART が治療の根幹にある。劇的によくなることもある。特に，治療ナイーブな患者ではそうだ。薬剤の選択では，髄液移行性の高いものが理論的には好まれる(Arch Neurol 2008；65：65-70)が，臨床データで，こうした薬がほかのよりよいとはっきり示したものはない。その結果，基本的なゴールはウイルスを抑制する可能性が高いレジメンがよい，ということになる。ART がうまくいかなかった患者では，耐性検査結果を参照して抗レトロウイルス効果を最大化する。

精神合併症

精神疾患は HIV 患者に多い。同様の重症度をもつ他の内科疾患をもつ患者よりも多い。解釈可能な説明としては，もともと精神疾患があり，それが HIV 感染の高リスク行為を助長する(薬物乱用，セックス中毒)，スティグマのある疾患をもつことによる極端な悲嘆反応，HIV の神経毒性が精神疾患となって現れている，などである。すべての精神疾患に対して，ART 開始を考慮する。他に適応がなくてもである。治療によって神経精神機能が回復するかもしれない。注意深く，添付文書や www.aidsinfo.nih.gov の薬物相互作用の表をチェックしてから，向精神薬を投与すること。

A. うつ病

1. プレゼンと診断

よくある症状は，うつ気分，仕事や遊びに対する関心の低下，感情鈍麻，睡眠障害，食欲の変動，忘れっぽさ，集中力の低下，である。鑑別で重要なのは HIV 認知症だが，うつ気分は通常，認知症で目立つ症状ではない。抗レトロウイルス薬では，エファビレンツが最もうつと関係した薬である。エファビレンツを飲んでいてうつ病を発症したら，他のオプションを好ましい推奨薬レジメンから選んで変更を検討する。

2. 治療

選択的セロトニン再取り込み阻害薬（selective serotonin reuptake inhibitor：SSRI）や三環系抗うつ薬が治療の基本だ。HIV 陰性患者と同じである。一般的に，どの薬も低用量からスタートさせ，必要に応じて投与量を調節する。薬物相互作用については，治療ガイドラインをチェックすること（www.aidsinfo.nih.gov）。もし，すぐに治療効果を出したければ，メチルフェニデートやデキストロアンフェタミンなどの刺激剤を試してもよい。モノアミンオキシダーゼ阻害薬（monoamine oxidase inhibitor：MAO）阻害薬は相互作用のために禁忌である。

B. 躁病

HIV がへんてこな躁病の原因になることがある。HIV 脳症の一症状である。

1. プレゼン

CD4 は＜ 200/mm^3 なのが普通である。非 HIV 関連の双極性障害とは，家族歴がないことや，どの年齢でも起きることから区別できる。症状としては，誇大な情動，尊大さ，睡眠減少，である。

2. 治療

精神科医とともに治療すること。リチウム 300 mg 経口 8 時間おき，あるいはバルプロ酸 250 mg 経口 12 時間おき，カルバマゼピン 200 mg 経口 12 時間おきなどの選択肢がある。

C. 不眠

1. 原因

睡眠障害は基礎疾患の症状かもしれない（肝性脳症，HIV 認知症），精神疾患かもしれない（うつ病，躁病，薬物乱用，不安障害）。あるいは薬の副作用のことも（エファビレンツ，ステロイド）。

2. 治療

原因を探してみつける。「睡眠環境（sleep hygiene）がよくない」というのも原因だ（カフェイン，アルコール，その他の刺激物過剰）。薬物乱用の既往がある場合は，ベンゾジアゼピンの慢性使用は可能な限り避けること。依存性があるからだ。代わりに，トラゾドン 50 ～ 100 mg 経口を就寝時に使うと，とても効果的なことがある。不安や時差ボケによる短期的な不眠は，ゾルピデムのようなベンゾジアゼピン関連の薬で治療できよう。2.5 ～ 5.0 mg 経口を就寝時に。あるいはロラゼパムを 1.0 mg 就寝時に。

皮膚合併症

A. ウイルス感染

1. 単純ヘルペスウイルス感染

口腔 / 肛門生殖器病変は HIV 患者でより頻繁にみられ，重症化もしやすい。感染は非粘膜部位にも起きる（例：皮膚）。これは特に，患者の免疫抑制がひどいときにみられやすい。

a. 診断：特徴的な水疱が紅斑を伴う底の上に起きる。一次感染や HIV 関連の進行免疫不全があると，潰瘍も起きる。HSV 用のウイルス培養が診断的な検査で感度が高い。特に，アウトブレイク早期や抗ヘルペス治療開始前には有用だ。

b. 治療：89 ページ参照

2. 水痘帯状疱疹ウイルス感染

帯状疱疹は年齢をマッチさせた非 HIV 感染者よりも，HIV 患者でずっと多く，リスクは 20 ～ 50 倍に増える。HIV 感染の最初の徴候のこともある。AIDS 患者の帯状疱疹は慢性化し，治りにくい。数週間も持続することすらある。

また，病変が非典型的なこともあり，水疱ではなく結節になることもある。

a. 診断：臨床像で診断する。病変の直接蛍光抗体法(direct fluorescent antibody：DFA)も，帯状疱疹を HSV と区別するときには有用で，特に診断がはっきりしないときに用いる。

b. 治療：108 ページ参照

3. 伝染性軟属腫

a. プレゼン：白い，ヘソのような窪みがある丘疹が鼠径部や会陰部の外側にできる。重篤な免疫抑制があるとき以外はまれだ(CD4 < 100/mm^3)。免疫抑制が進行すると病変の数や大きさが増す

b. 診断：見た目診断である。生検が必要になることはめったにない。仮にもしやったら，大きな封入体〔軟属腫体(molluscum body)と呼ばれる〕がみられる。病原ウイルス〔ポックスウイルス(pox virus)の一種〕は臨床現場では培養できない

c. 治療：効果的な ART で劇的に，自然によくなることが多い。それがだめなら，あるいはすぐに治したい場合は，局所の冷凍療法やその他の除去法を用いる

4. 口腔内毛状白斑症(OHL)

125 ページ参照

5. 疣贅(イボ，コンジローマ)

皮膚，陰部のイボは HIV 疾患ではとても多い。重症例では見た目がよくないし，治療も困難だ。HIV 疾患が進行すると重症化しやすい。ART によく反応していても，患者によってはつらい問題として残るのである。

a. 診断：通常は臨床診断である。重症例，難治例では，生検が必要なことがあり，背後に扁平上皮がんが隠れていないか，除外にかかる

b. 治療：

i. 陰部疣贅：イミキモド 5%クリームを週 3 回就寝時に。朝に洗い流す。代替案：podofilox を 12 時間おきに。綿棒で 3 日間塗布。その後，4 日間治療せずにおいて，同じサイクルを繰り返す。局所の炎症がどちらの方法でもよくみられる。医療者による治療としては，冷凍療法，ポドフィリン・レジン(重症例，病変が大きい場合)

ii. 皮膚疣贅：HIV 陰性患者同様，自然寛解も起きる。特に，免疫が比較的残っている患者だ。そのほか，治療は HIV 陰性患者と同様で，多くの切除法がある(冷凍療法，液体窒素，サリチル酸，二塩化酢酸，掻爬術)。難治例は皮膚科医に紹介し，病変内療法や広範な切除を依頼する

B. 細菌感染

1. ブドウ球菌感染

ブドウ球菌による毛嚢炎が起きることもある。小さな丘疹を伴い，かゆみがある。軟部組織ブドウ球菌感染が集まると，せつ腫症や皮下膿瘍になる(進行 HIV 関連免疫抑制で特に多い)。米国の多くの地域では，MRSA がいちばん多い膿瘍性軟部組織感染症の原因だ。

a. 診断：見た目診断である。培養で MRSA を除外する

b. 治療：せつ腫症はしばしば原因が MRSA であり，エンピリックに治療し，感受性をみて治療を調整する。ドキシサイクリン通常量や ST 合剤(バクタ®2 錠 1 日 2 回)，クリンダマイシン 300 mg 経口 1 日 3 回がしばしば効果がある。バンコマイシン 1 g 点滴 12 時間おきや，リネゾリド 600 mg 経口 1 日 2 回が重症例には推奨される。もし MSSA が原因だったら，dicloxacillin 500 mg 1 日 4 回や，セファレキシン 500 mg 1 日 4 回が選択肢だ。大きなせつ腫症や軟部組織の集簇する感染は外科的なドレナージが必要だ(Antimicrob Agents Chemother 2007；51：4044-8)。再発を繰り返す場合，除菌戦略も考慮する。

i. 抗菌薬：ムピロシン鼻腔軟膏を前鼻腔に 1 日 2 回。バクタ®2 錠を 1 日 2 回 ± リファンピシン 300 mg 経口 1 日 2 回。すべてを 7 ～ 10 日間(プロテアーゼ阻害薬とリファンピシンを併用しないこと)

ii. 接触のある同居者(ペット含む)：培養して治療

iii. 局所について：

・切創，擦過傷はカバーする
・漂白剤小さじ1杯を1ガロン(約4 L)の水に混ぜ，10分間清拭
・バス・スポンジを用いる。脇の下，鼠径部，肛門部，乳房の下を泡立てて洗う。水で流した後，クロルヘキシジン殺菌性消毒剤を用いる★5
・シャワーで消毒薬を洗い流す。

iv. タオル，シーツ，衣服を頻回に洗う

2. 細菌性血管腫症

Bartonella quintanna と *B. henselae*(猫ひっかき病の原因)の皮膚病変である。ドーム型の，モコモコした丘疹，あるいは膿痂疹であり，患者には重篤な免疫抑制がある。見た目はKaposi肉腫に似る。同菌は肝疾患〔肝紫斑病(peliosis hepatis)〕，発熱，脳症，心内膜炎も起こす。*Bartonella* 感染はきわめてまれになった。強力な抗レトロウイルス薬のおかげである。

a. 診断：見た目と生検である。病理所見では，特徴的な桿菌がWarthin-StarryやDieterle染色でみられる。菌の培養も可能だが，特殊培地を使うかもしれないので検査室に連絡すること。血清学的検査も使える

b. 治療：アジスロマイシン 250～500 mg経口1日1回か，クラリスロマイシン500 mg経口12時間おき，あるいはドキシサイクリン 100 mg経口12時間おき。治療期間はARTによる免疫能の回復による

3. 梅毒

105ページ参照

C. 真菌感染

1. 播種性，侵襲性真菌感染

すべての播種性真菌感染が皮膚病変を起こすことが可能だ。いちばん特徴的なのは，クリプトコッカスの軟属腫のような病変，コクシジオイデスの結節性紅斑，ブラストマイコーシスの結節性皮膚病変である。

2. 体部白癬，陰部白癬，足白癬(米国では，jock itch，アスリートの足とも称する)

広範囲の紅斑性の斑状病変とひどい瘙痒感。

a. 診断：特徴的な見た目。KOH(水酸化カリウム)染色では分枝する，分節のある菌糸がみられる

b. 治療：薬局で購入できる局所療法。あるいは処方薬の局所抗真菌薬。たとえば，クロトリマゾール，ciclopirox，butenafineを12時間おき。重症例なら，フルコナゾール 100～200 mg経口1日1回を7～14日間やテルビナフィン 250 mgを1日1回14日間

3. カンジダ症

粘膜感染に加え，*Candida* は皮膚や爪にも疾患を起こす。皮膚はシワに隠れたところに起きやすい(鼠径部や乳房の下)。かゆみを伴う丘疹がみられ，それが集合して大きな斑になる。手足の指の間にも起きやすい。熱や湿気がカンジダの成長を促進する。

a. 診断：丘疹や膿痂疹が指の間におき，臨床的に疑われる。KOH染色で，カンジダ酵母と偽菌糸(pseudophyhae)が認められる

b. 治療：抗真菌薬の局所療法。たとえば，クロトリマゾール12時間おきを14日間。重症例では全身療法で，フルコナゾール 100～200 mg経口1日1回を7～14日間。衛生に気をつけ，患部を空気にさらして乾燥させ，きつい衣服を避けるのも大事だ

D. その他の皮膚疾患

すべてHIV感染の最初の徴候のことがある。

1. 脂漏性皮膚炎

油っぽい紅斑とフケのような痂皮を伴う斑が顔面や頭皮に認められる。免疫抑制が進行すると悪化する。真菌 *Pityrosporum ovale* が原因のこともある。ARTで通常，改善する。対症療法としては，ケトコナゾール・クリーム12時間おきに7～14日間か，強くない局所ステロイド(例：ヒドロコルチゾン・クリーム2.5%を12時間おきに7～14日間)。難治例では，強いステロイドも必要になるかもしれない。皮膚科医への紹介が推奨される。

2. 乾癬

乾癬の重症度は免疫抑制の度合いと関係する。HIVが軽症例をマスクすることもある。関節炎を伴うことも。ARTが通常有効だ。他の治療

★5 訳注：米国で用いられる2%クロルヘキシジン清拭は日本では未承認。

は HIV 陰性患者同様。

3. 好酸球性毛嚢炎

紅斑，丘疹，非常にかゆい発疹，通常は体幹上部や顔面に起きる。見た目は細菌性毛嚢炎に似るが，皮疹は抗菌薬で治らない。生検で好酸球の浸潤が認められる。HIV 疾患が進行すると治療は困難になる。こすったりかいたりすると，潰瘍，結節性痒疹(prurigo nodularis)，二次性ブドウ球菌乾癬が起きることもある。皮膚の色が明るくない患者では，遂には見た目に問題のある炎症後色素過剰になることもある。

a. 診断：皮膚生検が必要

b. **治療**：治りにくく，しばしば再発するのが特徴。個別化された治療がうまくいくことも，うまくいかないこともある。オプションとしては，ART，経口 / 局所のステロイド，isotretinoin，光療法，がある。ART がほとんどの患者を最終的に改善に導いている。しかし，患者によっては逆説的な増悪を起こすこともあり，これは炎症反応が高まるためである。これは薬の副作用と間違えやすく，週から月の単位で遷延することもある。プレドニゾロン 70 mg 経口 1 日 1 回を日に 5 ～ 10 mg ほどで漸減していくのもよいことがある。治療終了後は，間欠的に 60 mg 経口 1 日 1 回を 2 ～ 3 日間行い，炎症増悪に対応する。強力なステロイド塗布剤を 8 ～ 12 時間おきに 10 ～ 14 日間が効果的なこともあるが，顔面に用いてはならない。isotretinoin 1 mg/kg/ 日あるいは 40 mg 経口 12 時間おきも価値がある。治療への反応(皮膚が乾燥する)に応じて治療期間を決める。紫外線 B 光療法も週 3 回，改善するまで用いてもよい。その後，維持療法を必要に応じて。

4. 皮膚乾燥症，魚鱗癬

乾燥，ぱさつき，きわめてかゆい。HIV 疾患の進行で増悪する。抗レトロウイルス薬によっては増悪することも。特にインジナビルだ。治療は抗レトロウイルス薬(インジナビルは避ける)。あとは軟膏である。短期間(7 ～ 14 日間)のステロイド塗布剤も乾燥，炎症のある肌には考慮してよい。

Chapter 7
HIV 感染と妊娠★

★ 訳注：本章に関するガイドラインは本書翻訳時点で 2015 年 8 月のものが最新である。そちら（あるいは今後出される最新のもの）も参照されたい（aidsinfo.nih.gov/guidelines/html/3/perinatal-guidelines/0）。

HIV と妊娠

抗レトロウイルス療法(antiretroviral therapy：ART)は周産期の感染を減らす。母体の HIV RNA を低くして，児に曝露前，および曝露後予防を提供すればよいのだ。周産期感染リスクは介入なしの 25 ～ 30%から，抗レトロウイルス薬併用により，2%以下まで低下させた(MMWR 2005；55：592-7)。ART が HIV RNA を検出感度以下にしていた場合は特に効果的だ。垂直感染のリスクは母体のウイルス価と相関するが，感染のリスクをゼロにできる母体ウイルス価の閾値はない(J Infect Dis 2001；183：539-45)。そのため，すべての妊婦には多剤併用療法が推奨される。HIV RNA 量や CD4 は関係ない。

妊婦治療の推奨については，臨床研究と米国抗レトロウイルス妊娠登録〔Antiretroviral Pregnancy Registry：APR(www.apregistry.com)〕に収集されたデータに基づいて更新されている。最新版の米国公衆衛生サービス・タスクフォース(US Public Health Service Task Force)の治療ガイドラインは 2012 年 7 月 31 日に改訂され，aidsinfo.nih.gov で読むことができる。国立周産期 HIV ホットライン〔National Perinatal HIV Hotline(1-888-448-8765)〕は周産期の HIV ケアについては何でも相談にのる，無料の診療コンサルテーションを提供している。たくさんの HIV 感染妊婦を診る機会のない地域においては特に有用である。

安全で，購入可能かつ実現性の高い代替案があるのなら，そして文化的に容認されるのであれば，HIV 感染のある女性による母乳哺育は推奨されない。対照的に，リソースの不十分な場所では，母乳哺育が推奨される。授乳期に ART を母親に続けて新生児への HIV 伝播を防ぐという利益のほうを強く支持するデータがあるからだ(N Engl J Med 2010；362：2282-94)。

初期評価

HIV 感染妊婦の初期評価について表 7.1 にまとめた。

表 7.1　HIV 初期感染妊婦の初期評価

- 免疫不全の度合い(過去と現在の CD4 から推し量る)
- 疾患の進行度合いと周産期感染のリスク(HIV RNA によって決定される)
- HIV RNA が検出される場合，抗レトロウイルス薬に耐性があるか(耐性検査による。過去の検査も見直すべき)
- 日和見感染予防の必要性
- 基礎となる血算，代謝，腎機能，肝機能
- 過去から現在に至る完全な ART の既往
- 治療や特別なケアを新生児に要するような共感染(梅毒，淋病，クラミジア，性器単純ヘルペス，B 型，C 型肝炎)
- サポートの必要性のアセスメント

HIV の陽性と陰性が噛み合わないカップルの出産の選択肢(表 7.2)

HIV 感染のある女性も妊娠したいと思うかもしれない。相手側の男性が HIV をもっていなくても。逆に，HIV 感染のない女性も感染したパートナーをもつかもしれない。どちらの場合も，出産のあれこれに慣れた HIV 感染の専門家に相談することが，感染のないほうへのリスクを最小限にするにはとても重要だ。以下は，周産期ガイドラインの最新の改訂版からとられた手ほどきである(aidsinfo.nih.gov/Guidelines/HTML/3/perinatal-guidelines/0)。

感染リスクは，感染したパートナーが ART を内服している場合には大いに減じる(が，なくなりはしない)(N Engl J Med 2011；365：493-505)。さらにリスクを減らすための曝露前予防の経験値も増えつつある。ある研究班によると，以下のやり方で今日まで感染は起きていないという(AIDS 2011；25：2005-8)：

1. 男性のパートナーは治療されて，HIV RNA 未検出となっている(＜ 50 コピー /mL)。精液中の HIV RNA 検査は必要ない
2. 現行する性器感染の症状が報告されておらず，他のパートナーとのコンドームなしのセックスをしていない
3. 尿の LH 検査を行い，妊娠に最適な時期を決める(LH ピークから 36 時間後)
4. 曝露前予防(pre-exposure prophylaxis：PrEP)(エムトリシタビン・テノホビル)を LH ピークのときに初回投与し，24 時間後にもう 1 回提供する

このやり方の代わりに，PrEP をカップルの非感染者のほうに提供するやり方もある。妊娠するまで毎日飲むようにさせるのだ。感染したパートナーにウイルスを抑える ART を，非感染者に PrEP を，という組み合わせは，患者すべてに提供されるわけではない精子洗浄など先進的な生殖テクノロジーのニーズを減らす。

表 7.2　HIV 陽性と陰性が噛み合わないカップルへの推奨

専門家の推奨
・カップルの HIV 陽性と陰性が噛み合わない場合，かつ妊娠出産を望む場合は，専門家への相談が望ましい。カップルによって事情は異なるため，特別なケースへの個別の配慮が可能になるからだ(AIII)。感染しているほうのパートナーの治療をしても HIV の性的感染は完全には防げないかもしれない点は重要である
・妊娠に取り組む前に，パートナーは性感染症の精査をして治療をすべきだ(AII)
・HIV 感染のある女性，HIV 感染のない男性の場合，最も安全な選択肢は人工授精である。これには排卵期前後にパートナーの精子を自ら植え付けるやり方も含まれる(AIII)
・HIV 感染のある男性と感染のない女性の場合，精子処理技術を用いた後に子宮内植え付けか *in vitro* 受精を検討すべきだ(HIV 非感染男性の精子の供与が受け入れがたい場合は)(AII)
・妊娠を望むが片方が HIV 陰性の場合，抗レトロウイルス療法(ART)は HIV 感染者に開始することが推奨される(CD4 ≦ 550/mm^3 の場合は AI，＞ 550/mm^3 の場合は BIII)。治療が開始されたら，ウイルス抑制は最大限に行ったうえで妊娠を試みるべきだ(AIII)
・妊娠前後で抗レトロウイルスの曝露前予防(PrEP)を非感染者のパートナーに提供すると，性感染のリスクはさらに減るかもしれない(CIII)。感染者が ART を内服しているときの，PrEP を非感染者に用いる効果については研究がなされていない

推奨レベル：A＝強く薦める，B＝中等度の推奨，C＝オプション

エビデンスレベル：I＝1 つ以上のランダム化試験が診療的なアウトカムおよび / あるいは正当性を確認された検査エンドポイントを示している；II＝1 つ以上のよいデザインの非ランダム化試験か長期的な臨床アウトカムを示している観察コホート研究がある；III＝エキスパート・オピニオン

(Recommendations for Use of Antiretroviral Drugs in Pregnant HIV-1-Infected Women for Maternal Health and Interventions to Reduce Perinatal HIV Transmission in the United States. Aidsinfo.nih.gov. より改変)

HIV 感染者の生殖戦略はどんどん進化しており，患者はすべての選択肢について十分情報提供されていなければならない。

妊娠時の抗レトロウイルス療法開始

いつ何を用いるかは，次のような要件次第だ：(1) 妊娠週数，(2) 検査結果(表 7.3)，さらに，(3) 個々の薬剤の胎児・新生児に及ぼす既知の，疑われている，あるいは未知の影響，である。妊娠時の ART については表 7.4 にまとめてある。

HIV 感染女性が妊娠第 1 期にあり，かつ ART が開始されていない場合はすみやかに ART を開始すべきだ。早期にウイルスを抑えてこれを維持すれば，新生児感染のリスクは激減するからだ。ART をすでに開始している女性が妊娠した場合，治療は継続されるべきだ。急性 HIV 感染の妊婦の場合はすみやかに治療が開始されるべきだ。急性感染では HIV RNA 高値だからだ。治療開始する前に，治療へのアドヒアランスが重要だと強調されねばならない。また，副作用の懸念がある場合はすぐに報告するよう患者に教えておかねばならない。そういうことが薬剤に対するアドヒアランスを減じてしまうからだ。治療薬を替えたり対症療法を行ったりして副作用に対応する。

治療やモニターのゴール

治療のゴールは妊婦でない場合と同じである。使用可能な最も検出感度の高い検査を用いて，HIV RNA 未検出を維持することだ。ART が開始されたら，HIV RNA のモニターを 1 ～ 2 週間後にモニターすることが望ましい。その後は HIV RNA 未検出になるまで毎月，その後は 2 か月おきに検査する。CD4 も 3 か月おきに検査し，これは非妊婦と同じである。ただし，ウイルス抑制がなされている限り，CD4 の変化だけで治療を変えてはならない。薬剤毒性モニターのための検査も HIV RNA 検査と同時期に行う。妊娠中あるいは分娩時の新生児に対する ART については表 7. 3 にまとめた。

ウイルスの失敗の場合，つまり，HIV RNA 未検出を達成できないか，ウイルスのリバウンドが起きてしまった場合は，耐性検査を繰り返すべきだ。次にどうするか。薬剤に対するアドヒアランスや耐性検査の結果次第だ。Chapter 4 を参照のこと。分娩近くなってウイルス抑制ができなかった女性の場合，特に，HIV RNA が 1,000 コピー /mL を超えている場合は，妊娠 38 週における待機的帝王切開が推奨される。さらに，入院させ，直接観察下での抗レトロウイルス療法も，HIV RNA 低下を可能にし，感染リスクを減らす可能性がある。

表 7.3 米国における HIV 感染妊婦の抗レトロウイルス薬推奨と周産期の HIV-1 感染予防の臨床シナリオサマリー

臨床シナリオ	推奨
妊娠していない HIV 感染女性で妊娠可能性がある(性的活動性があり，避妊していない)，かつ抗レトロウイルス療法(ART)開始の適応がある。	抗レトロウイルス薬(ARV)併用療法を開始する。治療は成人治療ガイドラインに準じる。可能であれば，胎盤移行性のよいヌクレオシド / ヌクレオチド逆転写酵素阻害薬(nucleoside / nucleotide reverse transcriptase inhibitor：NRTI)を 1 つ以上，ARV レジメンの組み合わせに含める ● 性的活動性のある女性では，エファビレンツを用いて治療を始める前に，妊娠を除外し，効果的な避妊がなされていることを確認する。妊娠を計画している場合はエファビレンツを用いない ART が強く薦められる。エファビレンツを内服して

表 7.3　米国における HIV 感染妊婦の抗レトロウイルス薬推奨と周産期の HIV-1 感染予防の臨床シナリオサマリー(続き)

臨床シナリオ	推奨
	いる女性の場合，避妊をやめる前に医療者が治療を見直すのが大切だ
HIV 感染があって ART にのっており，妊娠した女性	母： ●一般的に，治療が必要な女性について，妊娠第 1 期であっても ART をやめるべきではない ●現行の併用 ARV レジメンを継続すべし。ただし，内服できて，ウイルス血症をうまく抑えているのが前提だ ●治療中にウイルス血症がみつかれば(500 ～ 1,000 コピー /mL くらいになれば，ということ)，HIV ARV 薬剤耐性検査を行うこと ●分娩時も ART を継続すること。分娩後も同様。もし，経口ジドブジンが分娩前のレジメンに含まれていて，かつウイルス価が＞ 400 コピー /mL の場合は経口ジドブジンは中止し，点滴持続でジドブジンを分娩時に投与されねばならない[a]。他の ART レジメンは経口で継続のこと ●もし，血漿 HIV RNA が＞ 1,000 コピー /mL で分娩が近づいた場合は，38 週で予定帝王切開を行うこと 児： ●出生後すみやかにジドブジンを開始し，6 週間継続する[b]
HIV 感染妊婦で ART ナイーブ(未経験)の場合	母： HIV ARV 薬剤耐性検査を行い，その後，併用 ART を始める。ウイルス抑制が十分でない場合は耐性検査を再検する(ART にのせてから 4 週間経っても 1 log 以上ウイルス価が落ちない場合)。もし，妊娠後半で HIV 感染がみつかった場合，ARV レジメンはすみやかに開始されるべきで，耐性検査結果を待ってはならない ●併用 ARV レジメンの開始 ・もし，CD4 が高く，HIV RNA が低い場合は，妊娠第 1 期での ARV 開始は遅らせることを考慮してもよい。しかし，周産期の HIV の感染を減らすためには，早期開始のほうがより効果的であるようだ。妊娠第 1 期での ART 使用の利益は胎児への曝露の影響とともに勘案しなくてはならない ・エファビレンツなど，胎児奇形の可能性がある薬物は妊娠第 1 期には使わないほうがよい。また，妊娠経過全体で既知の副作用が母体に影響しそうな薬剤も避けたほうがよい ・可能であれば，胎盤移行性のよい NRTI を 1 つ以上，ARV レジメンに含むこと(ジドブジン，ラミブジン，エムトリシタビン，テノホビル，そしてアバカビル) ・ネビラピンを ARV レジメンに組み込むのは CD4 が≦ 250/mm³ のときだけだ。重篤な肝障害のリスクがあるため，CD4 が＞ 250/mm³ のときは，リスクをはるかに上回る利益があるとき以外は用いてはならない ●分娩中も併用療法を継続すること。持続点滴のジドブジン[a]は，HIV 感染女性で HIV RNA が分娩近くでも＞ 400 コピー /mL のとき(あるいは HIV RNA が未知の場合)に用いる。この場合，分娩前のレジメンや分娩方法は関係ない。もし，分娩前のレジメンに経口ジドブジンが入っており，かつウイルス価が＞ 400 コピー /mL の場合は，レジメンの経口ジドブジンは中止し，持続点滴のジドブジンを分娩時に投与すること[a]。かつ，他の ARV レジメンは経口で分娩時，そして分娩後も継続のこと ●もし，血漿 HIV RNA が＞ 1,000 コピー /mL で分娩が近づいた場合は，38 週で予定帝王切開を行うこと

[a] ジドブジン持続点滴：2 mg/kg のジドブジンを点滴で 1 時間以上かけて投与し，その後，1 mg/kg/ 時で分娩終了まで継続する。

[b] 胎児のジドブジン投与量は妊娠期間による。出生時 35 週以上経っていれば，4 mg/kg/ 投与で，経口で 1 日 2 回。35 週未満で出産した場合は，1.5 mg/kg/ 投与を点滴で，あるいは 2.0 mg/kg/ 投与を経口で 12 時間おきに与える。この場合，妊娠 30 週以上で出生した場合，出生後 2 週間でこれを 8 時間おきに変更する。30 週未満で出生した場合は出生後 4 週間で 8 時間おきに変更する。

(次ページへ続く)

表 7.3 米国におけるHIV 感染妊婦の抗レトロウイルス薬推奨と周産期の HIV-1 感染予防の臨床シナリオサマリー(続き)

臨床シナリオ	推奨
HIV 感染妊婦で ART ナイーブ(未経験)の場合(続き)	母(続き)： ● 分娩後の併用療法の継続の必要性を吟味すること。分娩後，母体の ARV レジメンの継続基準は非妊婦と同じである。もし，治療が中止されることとなり，レジメンに半減期の長い薬，たとえば，非ヌクレオシド逆転写酵素阻害薬(non-nucleoside reverse transcriptase inhibitor：NNRTI)が含まれている場合は，NRTI を NNRTI 中止後少なくとも 7 日間は継続すること 児： ● 出生後すみやかにジドブジンを開始し，6 週間継続する [b]
HIV 感染妊婦で ARV の経験があるが，今は ARV 薬を投与されていない場合	母： ● 完璧な ARV 薬内服歴を入手する。過去の耐性検査も同様だ。次いで，母体の健康に ART が必要かを吟味する。 ● HIV ARV 薬剤耐性検査を ARV 予防か治療を再開する前に行う。また，併用 ARV レジメン開始後もウイルス抑制が不十分な場合は再検する(ARV 開始 4 週間後に 1 log 以上の低下がない)。もし，HIV 診断が妊娠後期になされれば，ARV レジメンはすみやかに開始されるべきで，耐性検査の結果を待つ必要はない ● 併用 ARV レジメン(少なくとも 3 剤)を，耐性検査や過去の治療歴を勘案して開始する ・もし，CD4 が高く，HIV RNA が低い場合は，妊娠第 1 期での ARV 開始は送らせることを考慮してもよい。しかし，周産期の HIV の感染を減らすためには，早期開始のほうがより効果的であるようだ。妊娠第 1 期での ART 使用の利益は胎児への曝露の影響とともに勘案しなくてはならない ・エファビレンツなど，胎児奇形の可能性がある薬物は妊娠第 1 期には使わないほうがよい。また，妊娠経過全体で既知の副作用が母体に影響しそうな薬剤も避けたほうがよい ・可能であれば，胎盤移行性のよい NRTI を 1 つ以上，ARV レジメンに含むこと(ジドブジン，ラミブジン，エムトリシタビン，テノホビル，そしてアバカビル) ・ネビラピンを ARV レジメンに組み込むのは CD4 が $250/mm^3$ 以下のときだけだ。重篤な肝障害のリスクがあるため，CD4 が＞ $250/mm^3$ のときは，リスクをはるかに上回る利益があるとき以外は用いてはならない ● 分娩中も併用療法を継続すること。持続点滴のジドブジン [a] は，HIV 感染女性で HIV RNA が分娩近くでも＞ 400 コピー /mL のとき(あるいは HIV RNA が未知の場合)に用いる。この場合，分娩前のレジメンや分娩方法は関係ない。もし，分娩前のレジメンに経口ジドブジンが入っており，かつウイルス価が＞ 400 コピー / mL の場合は，レジメンの経口ジドブジンは中止し，持続点滴のジドブジンを分娩時に投与すること [a]。かつ，他の ARV レジメンは経口で分娩時，そして分娩後も継続のこと。 ・分娩後の併用療法の継続の必要性を吟味すること。分娩後，母体の ARV レジメンの継続基準は非妊婦と同じである。もし，治療が中止されることとなり，レジメンに半減期の長い薬，たとえば，NNRTI が含まれている場合は，NRTI を NNRTI 中止後少なくとも 7 日間は継続すること ・もし，血漿 HIV RNA が＞ 1,000 コピー /mL で分娩が近づいた場合は，38 週で予定帝王切開を行うこと 児： ● 出生後すみやかにジドブジンを開始し，6 週間継続する [b]
HIV 感染女性で，分娩まで ARV を与えられたことがない場合	母： 分娩時にジドブジンを持続点滴で投与 [a] 児： 分娩前に ARV を投与されなかった HIV 感染女性から生まれた児は，出生後なるたけすぐに併用 ARV 薬レジメンによる予防薬を開始されねばならない。ジドブジン [b]

表 7.3 米国におけるHIV感染妊婦の抗レトロウイルス薬推奨と周産期のHIV-1感染予防の臨床シナリオサマリー(続き)

臨床シナリオ	推奨
HIV感染女性で，分娩までARVを与えられたことがない場合(続き)	6週間に加え，出生後1週間，3回のネビラピン投与を行う(出生時，48時間後，2回目の投与から96時間後)。この方法は，ランダム化比較対照試験で，ネルフィナビル，ラミブジンを2週間とジドブジン6週間の3剤併用療法よりも毒性が低く，かつ効果的であったことが示されている。毒性が低く，ネルフィナビル・パウダーは米国ではもう入手できないこともあって2剤のほうが好まれる ● 分娩後，母体の治療開始について吟味する
分娩前，かつ分娩時にARVを与えられなかったHIV感染女性から生まれた児について	● 分娩前ARVを投与されなかったHIV感染女性から生まれた児は，出生後なるたけすぐに併用ARVレジメンによる予防薬を開始されねばならない。ジドブジン[b]6週間に加え，出生後1週間，3回のネビラピン投与を行う(出生時，48時間後，2回目の投与から96時間後)。この方法は，ランダム化比較対照試験で，ネルフィナビル，ラミブジンを2週間とジドブジン6週間の3剤併用療法よりも毒性が低く，かつ効果的であったことが示されている。毒性が低く，ネルフィナビル・パウダーは米国ではもう入手できないこともあって2剤のほうが好まれる ● 分娩後，母体の治療開始について吟味する

略語:ARV＝抗レトロウイルス薬，ART＝抗レトロウイルス療法，NRTI＝ヌクレオシド/ヌクレオチド逆転写酵素阻害薬，NNRTI＝非ヌクレオシド逆転写酵素阻害薬

(Recommendations for Use of Antiretroviral Drugs in Pregnant HIV-1-Infected Women for Maternal Health and Interventions to Reduce Perinatal HIV Transmission in the United States. Aidsinfo.nih.gov. より改変)

現在抗レトロウイルス療法を行っているHIV感染妊婦のマネジメント

現在抗レトロウイルス薬を投与されてウイルスが抑制されている女性が妊娠したときは，現行の治療を継続する。妊娠第1期でも同様だ。治療中止はウイルスのリバウンド，疾患進行リスク，耐性ウイルス，垂直感染の増加原因となる。一般的には，同じレジメンが継続されるべきだが，胎児や母体のアウトカムに影響する場合のみが例外だ。EFVは妊娠中は回避したほうがよく，特に妊娠第1期はそうである。サルで奇形の報告があり，妊娠早期の曝露後，神経管欠損の症例報告もあるからだ(Arch Intern Med 2002；162：355)。神経管欠損のリスクは妊娠5, 6週までに限定されており，通常，4～6週になるまで妊娠には気づかないものだ。不要な抗レトロウイルス薬の変更を妊娠中に行うとウイルスのコントロールができなくなり，周産期の感染のリスクを増してしまう。だから，エファビレンツ・ベースのレジメンを投与されている妊婦が妊娠第1期に受診したときは，エファビレンツの継続は可能である。ただし，ウイルス抑制がうまくいっている場合，であるが。逆に，妊娠を望んでいたり性的活動性があり，かつ効果的な避妊を継続していない場合は，EFVを含むレジメンを使用すべきではない。スタブジンやジダノシンは妊娠中は使うべきではない。乳酸アシドーシスや脂肪肝のリスクが増すからである。こうした薬の使用そのものに注意が必要なのだ。

妊娠時，抗レトロウイルス薬を投与されているのにウイルスが抑制されていない場合は，Chapter 3のウイルスの失敗のアセスメントを行う。最適なレジメンは薬のアドヒアランスや耐性検査結果，妊娠中の抗レトロウイルス薬の既知，あるいは未知の安全性の理解などによる。

通常，周産期のHIV感染の予防のみを目的としたART(時にART予防と称する)を行う場合，分娩後の治療継続も選択肢とはいえる。非妊婦でCD4が＞500/mm^{3}の治療と同様である。最新の治療ガイドライン(非妊婦成人)に基づけば，この選択肢は無症状の妊婦でCD4が

> 500/mm^3 で，治療継続を望む場合においてである。治療前の CD4 やレジメンの忍容性次第だが，早期治療の利益の可能性や，治療中止のリスクの報告も勘案して，治療継続を望む女性もいる(N Engl J Med 2006；355：2283-96)。妊娠時，重篤な副作用や妊娠悪阻により，もし，治療が中止されねばならない場合は，すべての薬剤を同時に中止するのが原則だ。再開するときも，全部同時だ。例外は NNRTI ベースのレジメンで，可能であれば，NRTI のバックボーンは NNRTI 中止後 7 日間継続し，NNRTI 耐性選択を回避すべきだ。

マネジメントとモニタリング，その他

A. マネジメントについて，その他

HIV 感染妊婦は喫煙，違法薬物，コンドームなしのセックスをやめるよう教わるべきである。母乳は避けたほうがよい。日和見感染予防は非妊婦同様に推奨される(Chapter 5)。ART が妊娠による高血糖に寄与する懸念もあり，正式な糖負荷試験は通常より早めに行うほうがよい。妊娠第 3 期にも繰り返したほうがよい。

B. 胎児のモニタリング

ART が原因で特別な産科的問題が生じたことはない。しかし，多くの医療者は胎児の解剖，成長，健康状態を定期的に超音波，心音などでモニターする。特に，妊娠第 1 期での超音波は妊娠週数を確認したり，予定帝王切開のタイミングを見積もるうえで推奨されている(ウイルス抑制ができなかった場合に 38 週での帝王切開が推奨されている)。妊娠後半まで受診のなかった妊婦については，妊娠第 2 期の超音波で胎児の解剖や妊娠週数の見積もりが可能だ。妊娠第 2 期の超音波は併用 ART を妊娠第 1 期に内服していた妊婦にも推奨される。特に，エファビレンツが含まれている場合はそうだ。併用 ART を使用している場合，妊娠第 3 期の超音波による児の成長や健康のアセスメントも検討されてよい。ART の妊婦への使用は経験値が不十分だからだ。超音波の結果や母親の既往歴次第で，胎児心音モニターなど他の方法も活用される。

分娩後のマネジメント

HIV 感染者から生まれた児は HIV 感染の可能性と，子宮内での抗レトロウイルス薬曝露による短期および長期的薬剤毒性の可能性のためにフォローが必要だ。抗レトロウイルス薬に曝露されたという事実は永久にカルテに残しておくべき情報だ。母親の長期にわたるケアについてはさらに配慮が必要だ。プライマリ・ケアおよび HIV 専門ケアのアポは退院前に行うべきだ。家族計画のカウンセリングも必要だ。メンタルヘルスのアセスメントを行い，分娩後うつの可能性にも留意し，必要に応じたケアを提供する。分娩後の ART のアドヒアランスの重要性は受診のたびに強調されねばならない。医療を継続し，支援を続けていくための体制が重要なのである。

表 7.4　HIV 感染妊婦の抗レトロウイルス薬。ヒトの妊娠における薬物動態や毒性と，妊娠時の推奨

ARV 薬一般名(略称)	剤形	推奨される投与法[a]	推奨される使用法	妊娠時の薬物動態(PK)[b]	妊娠時の懸念事項
NRTI			NRTI は併用療法に組み込むよう推奨されている。通常は 2 つの NRTI を 1 つの NNRTI か，1 つ以上の PI と併用する。NRTI 1 剤あるいは 2 剤のみの使用は HIV 感染治療には推奨されない		母体や胎児のミトコンドリア毒性については本文参照
推奨される薬剤					
ラミブジン(3TC)エピビル®	エピビル® 150 mg，300 mg 錠剤か 10 mg/mL 経口液剤 コンビビル® 3TC 150 mg ＋ ZDV 300 mg エプジコム® 3TC 300 mg ＋ ABC 600 mg Trizivir®c ZDV 300 mg ＋ 3TC 150 mg ＋ ABC 300 mg	エピビル® 150 mg 1 日 2 回か，300 mg を 1 日 1 回。食事と関係なし コンビビル® 1 錠を 1 日 2 回 エプジコム® 1 錠を 1 日 1 回 Trizivir® 1 錠を 1 日 2 回	3TC は妊婦に経験値が高く，ZDV とともに用いられてきたため，3TC と ZDV は妊婦の NRTI バックボーンとして推奨される	妊娠しても PK は大きく変化なし。投与量変更も必要ない[1]。胎盤移行性は高度で，胎児に移行する	ヒトへの催奇形性を示すエビデンスはなく，出生異常の 1.5 倍増加は起きないことが示されている[2]。飲みやすく，母児ともに短期の安全性が示されている。B 型肝炎共感染がある場合は，分娩後薬剤を中止すると再燃する可能性がある。特別なシチュエーション：「B 型肝炎ウイルス共感染」(81 ページ)参照
ジドブジン(AZT，ZDV)レトロビル®	レトロビル® 100 mg カプセル 300 mg 錠 10 mg/mL 注射剤 10 mg/mL 経口液剤 コンビビル® ZDV 300 mg ＋ 3TC 150 mg Trizivir®c ZDV 300 mg ＋ 3TC 150 mg ＋ ABC 300 mg	レトロビル® 300 mg を 1 日 2 回か，200 mg を 1 日 3 回。食事と関係なし コンビビル® 1 錠を 1 日 2 回 Trizivir® 1 錠を 1 日 2 回	妊婦では ZDV は 3TC とともに経験値が高いため，ZDV と 3TC は妊婦の NRTI バックボーンとして推奨される	妊娠しても PK は大きく変化なし。投与量変更も必要ない[3]。胎盤移行性は高度で，胎児に移行する	ヒトへの催奇形性を示すエビデンスはなく，出生異常の 1.5 倍増加は起きないことが示されている[2]。飲みやすく，母児ともに短期の安全性が示されている
代替薬					
アバカビル(ABC)ザイアジェン®	ザイアジェン® 300 mg 錠あるいは 20 mg/mL 経	ザイアジェン® 300 mg を 1 日 2 回か，600 mg 1 日 1	NRTI 2 剤のバックボーンとしての代替薬	妊娠しても PK は大きく変化なし。投与量変更	ヒトへの催奇形性を示すエビデンスはなく，出生異常の 2 倍増加は

[a] 投与法は腎不全，肝不全時には調整されねばならない〔成人ガイドライン(Appendix B. Table 7)を参照〕。

[b] 胎盤移行性カテゴリー：臍帯血 / 母体の分娩時の血漿の薬物レシオの平均値あるいは中央値。高度：＞ 0.6，中等：0.3 ～ 0.6，低度：0.1 ～ 0.3，最小限のみ：＜ 0.1

(次ページへ続く)

表 7.4 HIV 感染妊婦の抗レトロウイルス薬。ヒトの妊娠における薬物動態や毒性と，妊娠時の推奨（続き）

ARV 一般名（略称）	剤形	推奨される投与法[a]	推奨される使用法	妊娠時の薬物動態（PK）[b]	妊娠時の懸念事項
代替薬					
アバカビル（ABC）ザイアジェン®（続き）	口液剤 エプジコム® ABC 600 mg ＋ 3TC 300 mg Trizivir®c ABC 300 mg ＋ ZDV 300 mg ＋ 3TC 150 mg	回。食事と関係なし エプジコム® 1 錠を 1 日 1 回 Trizivir® 1 錠を 1 日 2 回	NRTI 3 剤療法については注 c を参照	も必要ない[4]。胎盤移行性は高度で，胎児に移行する	起きないことが示されている[2]。過敏反応が非妊婦の 5 ～ 8%で起きる。死に至るのはそのうちごくわずかで通常は再投与による。妊婦における発生率は不明である。HLA-B* 5701 で反応リスクの高い人をみつけることができる[5,6]。ABC を始める前に検査して，陰性結果をカルテに明記しておくべきだ。過敏反応の症状については患者はよく教育されていなければならない
エムトリシタビン（FTC）エムトリバ®	エムトリバ® 200 mg カプセルか，10 mg/mL 経口液剤 ツルバダ® FTC 200 mg ＋ TDF 300 mg Atripla® FTC 200 mg ＋ EFV[d] 600 mg ＋ TDF 300 mg	エムトリバ® 200 mg カプセル。1 日 1 回か，240 mg（24 mL）経口液剤 1 日 1 回。食事と関係なし ツルバダ® 1 日 1 錠 Atripla® 就寝前あるいは就寝時に 1 錠。副作用回避のために空腹時に飲むこと	NRTI 2 剤のバックボーンとしての代替薬	PK スタディーによると，妊娠第 3 期の血中濃度は分娩後と比べるとわずかに低下する[7]。増量は特に必要ない。胎盤移行性は高度で，胎児に移行する	ヒトへの催奇形性を示すエビデンスはなく，出生異常の 2 倍増加は起きないことが示されている[2]。B 型肝炎共感染がある場合は，分娩後薬剤を中止すると再燃する可能性がある。特別なシチュエーション：「B 型肝炎ウイルス共感染」（81 ページ）参照
テノホビルジソプロキシルフマル酸塩（TDF）ビリアード®	ビリアード® 300 mg 錠 ツルバダ® TDF 300 mg ＋ FTC 200 mg	ビリアード® 1 錠 1 日 1 回。食事と関係なし ツルバダ® 1 錠 1 日 1 回	NRTI 2 剤のバックボーンとしての代替薬。慢性 HBV 感染がある場合，TDF は 3TC か FTC と組み合わせて使うことが推奨されている。腎毒性の可能性があり，腎機能のモニターが必要である。	妊娠第 3 期は分娩後と比べて AUC が低いが，トラフ値は十分である[8]。胎盤移行性は高度で，胎児に移行する[9,10-13]	ヒトへの催奇形性を示すエビデンスはなく，出生異常の 2 倍増加は起きないことが示されている[2]。サルの研究で，ヒトの治療量の約 2 倍，母体の治療に用いた場合は，2 か月以内で胎児成長の遅れと胎児の骨の多孔率低下が認められている[14]。ヒトの臨床研究（特に

[c] アバカビルを含む NRTI 3 剤レジメンは，ウイルス学的に PI ベースの併用 ARV レジメンに比べて効果が低い。NRTI 3 剤は NNRTI や PI ベースの組み合わせが使えないとき，たとえば，重篤な薬物相互作用があるときのみ用いる。

[d] エファビレンツに関する催奇形性と妊婦のリスクについては本文参照。

表 7.4 HIV 感染妊婦の抗レトロウイルス薬。ヒトの妊娠における薬物動態や毒性と，妊娠時の推奨（続き）

ARV 一般名（略称）	剤形	推奨される投与法[a]	推奨される使用法	妊娠時の薬物動態（PK）[b]	妊娠時の懸念事項
代替薬					
テノホビルジソプロキシルフマル酸塩（TDF）ビリアード®（続き）	Atripla® TDF 300 mg + EFV[d] 600 mg + FTC 200 mg	Atripla® 就寝前あるいは就寝時に 1 錠。副作用回避のために空腹時に飲むこと			小児）では，骨のミネラル減少が慢性期の使用で認められるが，臨床的な意義は不明である[15, 16]。B 型肝炎共感染がある場合は，分娩後薬剤を中止すると再燃する可能性がある。特別なシチュエーション：「B 型肝炎ウイルス共感染」（81 ページ）参照
特別な場合にのみ用いる					
ジダノシン（ddI）ヴァイデックス EC®	ヴァイデックス EC® 125, 200, 250, 400 mg カプセル 錠剤（EC ではないもの）は現在入手不可 ヴァイデックス® 10 mg/mL 経口液剤	**体重≧ 60 kg 以上**：400 mg 1 日 1 回。TDF と用いるときは 250 mg 1 日 1 回 **体重＜ 60 kg**：250 mg 1 日 1 回。TDF と用いるときは 200 mg 1 日 1 回 食事 30 分前か 2 時間後に内服 経口液剤は 1 日 2 回内服が望ましい（1 日内服量を 2 分して飲む）	空腹時に内服しなければならず，毒性の可能性もあるため，ddI は他の NRTI が使えない特別な場合にのみ用いる。d4T と併用してはならない	妊娠しても PK は大きく変化なし。投与量変更も必要ない[17]。胎盤移行性は中等度で，胎児に移行する	APR によると，ddI 使用時には，一般人に比べて出生異常の出現率が高いとされている。妊娠第 1 期（19/409, 4.6%, 95%CI 2.8 ～ 7.2）でも，後の曝露（20/460, 4.3%, 95%CI 2.7 ～ 6.6）でもそうであった。これは加齢とか疾患の進行といった ddI を用いている母体側の影響かもしれない。特異的な異常のパターンはなく，臨床的な意義は不明である。時に死に至る乳酸アシドーシスが，ddI と d4T 両者を与えられていた妊婦で報告されている[19, 20]
サニルブジン（stavudine）（d4T）ゼリット®	ゼリット® 15, 20, 30, 40 mg カプセルか，1 mg/mL 経口液剤	**体重≧ 60 kg**：40 mg 1 日 2 回 **体重＜ 60 kg**：30 mg 1 日 2 回 食事に関係なし WHO は 30 mg 1 日 2 回を体重とは関係なく推奨している	毒性の可能性があるため，d4T は特別な場合で他の NRTI が使えないとき以外は選択すべきでない。d4T は ddI や ZDV と併用してはならない	妊娠しても PK は大きく変化なし。投与量変更も必要ない[18]。胎盤移行性は高度	ヒトへの催奇形性を示すエビデンスはなく，出生異常の 2 倍増加は起きないことが示されている[2]。時に死に至る乳酸アシドーシスが，ddI と d4T 両者を与えられていた妊婦で報告されている[19, 20]
NNRTI			NNRTI は 2 つの NRTI と併用するこ		肝毒性などの過敏反応や皮疹はより女性に多

（次ページへ続く）

表 7.4 HIV 感染妊婦の抗レトロウイルス薬。ヒトの妊娠における薬物動態や毒性と，妊娠時の推奨（続き）

ARV 一般名（略称）	剤形	推奨される投与法[a]	推奨される使用法	妊娠時の薬物動態（PK）[b]	妊娠時の懸念事項
特別な場合にのみ用いる					
NNRTI（続き）			とが推奨されている		い。妊婦に多いかは不明
推奨されている薬剤					
ネビラピン（NVP）ビラミューン®	200 mg 錠か，50 mg/5mL 経口液剤	200 mg 1 日 1 回を 14 日間（導入期）。のちに 200 mg 1 日 2 回。食事に関係なし 治療が 7 日以上中断された場合は導入期を繰り返すこと 導入期に軽症・中等症の皮疹が出た患者で，全身症状を欠く場合は，導入期を皮疹が消失するまで継続すること。ただし，28 日以上続けてはならない	NVP は CD4 が > 250/mm³ の妊婦では，その利益が明らかにリスクを上回る場合以外は用いてはならない。CD4 が高い女性では，命にかかわりかねない肝障害のリスクが増すからだ。ベースでトランスアミナーゼが高い場合も NVP 毒性のリスクが増す。NVP 内服中に妊娠した女性で飲み続けられる場合はそのまま継続してもよいだろう。CD4 は関係ない	妊娠しても PK は大きく変化なし。投与量変更も必要ない[21-23]。胎盤移行性は高度で，胎児に移行する	ヒトへの催奇形性を示すエビデンスはなく，出生異常の 2 倍増加は起きないことが示されている[2]。CD4 > 250/mm³ の女性では，治療開始時に，しばしば皮疹を伴い，生命にかかわりかねない肝毒性のリスクが増す[24,25]。妊娠がリスクを増すかどうかは不明である
特別な場合にのみ用いる					
エファビレンツ[d]（EFV）ストックリン®（Sustiva®）	50, 200 mg カプセルか，600 mg 錠	600 mg 1 日 1 回を就寝時か就寝前に。副作用軽減のために空腹時に飲むこと	妊娠可能性のある非妊婦は EFV 開始前に妊娠検査を受けるべきで，EFV の入ったレジメンでは胎児にリスクの可能性があり，妊娠を避けるのが望ましい旨，カウンセリングを受けるべきだ。女性で (1) 妊娠を計画している，(2) 性的活動性があり，効果的な避妊をしていない場合は，EFV を含まない ARV レジメンのほうが強く薦められる。少なくとも医療者にとって容認でき，女性の健康を損なうようなレジメンでない限りは。神経管欠損のリスクは妊	妊娠第 3 期では，AUC が分娩後よりも小さくなるが，妊娠第 3 期の被検者全員が目標濃度以上を達成しており，投与量の変更は必要ない[26]。胎児への胎盤からの移行は中等度である	米国食品医薬品局（FDA）の妊娠クラス D である。無脳，無眼，口蓋裂といった重篤な奇形が，EFV 投与を妊娠第 1 期に受け，血中濃度がヒトの治療曝露に相当していたカニクイザルから生まれた児で認められた（20 匹中 3 匹，15%）。これまで 4 つの後ろ向き症例報告と 1 つの前向き報告で，妊娠第 1 期でのヒトへの曝露後に神経管欠損が報告されており，1 つの前向き報告で口蓋裂を伴う無脳症が報告されている[2,27,28]。相対リスクは不明である

表 7.4 HIV 感染妊婦の抗レトロウイルス薬。ヒトの妊娠における薬物動態や毒性と，妊娠時の推奨（続き）

AR 薬一般名（略称）	剤形	推奨される投与法[a]	推奨される使用法	妊娠時の薬物動態（PK）[b]	妊娠時の懸念事項
特別な場合にのみ用いる					
エファビレンツ[d]（EFV）ストックリン®（Sustiva®）（続き）			娠初期 5, 6 週に限定され，妊娠は通常 4～6 週以前には気づかないため，妊娠中の不要な ARV の変更はウイルスコントロールを妨げて，周産期の感染リスクを増やしてしまう可能性がある。妊婦で EFV ベースのレジメンを投与されており，妊婦検診に妊娠第 1 期に受診したとき，ウイルス抑制がそのレジメンでうまくいっていれば，EFV を継続するのもあり，である（「現在抗レトロウイルス療法を行っている HIV 感染妊婦のマネジメント」のところを参照）		
	atripla® EFV[d] 600 mg ＋FTC 200 mg ＋TDF 300 mg	atripla® 就寝前あるいは就寝時に 1 錠			
推奨するにはデータが不十分					
エトラビリン（ETR）インテレンス®	100, 200 mg 錠	200 mg を 1 日 2 回。食後に内服	妊娠時の安全性や PK データは不十分で妊娠時に推奨するのは難しい	妊娠時の PK データは限定的である。4 人の妊婦では，薬物濃度と AUC は非妊婦成人と同様であったので，投与量の調節は必要ないかもしれない[29]	ヒトの妊娠時での使用経験に乏しい。APR には 23 例の妊娠第 1 期曝露の報告があるのみである。ラットとウサギでは催奇形性のエビデンスがない
リルピビリン（RPV）エジュラント®	25 mg 錠 Complera® RPV 25 mg ＋TDF 300 mg ＋FTC 200 mg	25 mg 1 日 1 回食事とともに Complera® 1 錠 1 日 1 回	妊娠時の安全性や PK データは不十分で妊娠時に推奨するのは難しい	妊娠時の PK スタディーは存在しない。胎盤移行も不明である	ヒトの妊娠時に使用報告がない。ラットとウサギでは催奇形性のエビデンスがない

（次ページへ続く）

表 7.4 HIV 感染妊婦の抗レトロウイルス薬。ヒトの妊娠における薬物動態や毒性と，妊娠時の推奨（続き）

ARV 一般名（略称）	剤形	推奨される投与法[a]	推奨される使用法	妊娠時の薬物動態（PK）[b]	妊娠時の懸念事項
推奨するにはデータが不十分					
PI			PI は 2 つ の NRTI と組み合わせて用いることが推奨される。		高血糖や糖尿病の増悪，発症，糖尿病性ケトアシドーシスが PI の使用で報告されている。妊娠がリスクを増すかどうかは定かではない。PI を内服している女性では，早産が増すかどうかについては相反するデータがある（本文参照）
推奨される薬					
アタザナビル（ATV）レイアタッツ®（低用量の RTV ブーストと組み合わせる）	100, 150, 200, 300 mg カプセル	ATV 300 mg ＋ RTV 100 mg 1 日 1 回 妊娠第2期, 第3期：エキスパートによっては，全妊婦で妊娠第 2 期，第 3 期の投与量増加を推奨している（ATV 400 mg ＋ RTV 100 mg 1 日 1 回）。ATV の添付文書では，次のような場合に増量を推奨している（ATV 400 mg ＋ RTV 100 mg 1 日 1 回） ・ARV 経験のある妊婦で，TDF か H_2 ブロッカーと併用するとき（両者ではない。TDF と H_2 ブロッカーが併用されているときは ATV は推奨されない）。 ・ARV 経験のない（ナイーブ）患者に EFV[d] と併用するとき（ATV と EFV の併用を ARV 経験者に使用することは推奨されない。ATV 濃度が下がるからだ）	妊娠時の推奨される PI。低用量の RTV ブーストとともに 1 日 1 回で使用する。妊娠時に標準量では，ATV の血中濃度が下がるという研究がいくつか存在する[10, 30, 31]。妊娠第 2 期，第 3 期で増量すると，非妊婦成人の標準量と同じくらいの血中濃度に至る[32]。ATV 量を妊娠第 2 期，第 3 期に増量することを推奨するエキスパートもいるが，添付文書では，ATV の増量は ARV 経験のある妊婦の妊娠第 2 期，第 3 期で TDF か H_2 ブロッカーを併用している場合か，ARV ナイーブな妊婦で EFV を飲んでいる場合にのみ推奨されている。ATV は，TDF と H_2 ブロッカー両者を飲んでいる患者や ARV 経験者かつ EFV を飲んでいる患者には使ってはならない	3 つある厳密な PK 研究のうち 2 つで，ARV の RTV ブーストを妊娠時に検討している。最近承認された製品説明で紹介されている PK スタディーでは，妊婦での標準量使用は，非妊婦成人に比べ，血中濃度低下をまねくことが示唆されている[10, 13, 30,31]。ATV 濃度は TDF との併用で，さらに 25 程度下がる[10, 13]。胎盤移行性は低度である[10, 30]	ヒトへの催奇形性を示すエビデンスはなく，出生異常の 2 倍増加は起きないことが示されている[2]。間接ビリルビンの上昇が新生児の生理的な高ビリルビン血症を増悪させるという理論的な懸念があるが，臨床研究で現在のところは観察されたことがない[10, 13, 30, 31, 33]

表 7.4　HIV 感染妊婦の抗レトロウイルス薬。ヒトの妊娠における薬物動態や毒性と，妊娠時の推奨（続き）

ARV 一般名（略称）	剤形	推奨される投与法[a]	推奨される使用法	妊娠時の薬物動態（PK）[b]	妊娠時の懸念事項
推奨される薬					
		食事とともに内服すること			
ロピナビル・リトナビル（LPV / r）カレトラ®	錠剤：LPV 200 mg ＋ RTV 50 mg か，LPV 100 mg ＋ RTV 25 mg 経口液剤：5 mL 中に LPV 400 mg と RTV 100 mg が入っている。経口液剤には 42% のアルコールが入っているため，妊娠中の使用には適さないかもしれない	LPV / r 400 mg / 100 mg を 1 日 2 回 妊娠第 2 期，第 3 期では，LPV / r 600 mg / 150 mg 1 日 2 回への増量を推奨するエキスパートもいる EFV[d] や NVP との併用（PI ナイーブあるいは PI 経験ありの患者）： LPV / r 500 mg / 125 mg を 1 日 2 回（LPV / r 200 mg / 50 mg 錠を 2 錠と，LPV / r 100 mg / 25 mg 錠を 1 錠使用すれば，合わせて，LPV / r 500 mg / 125 mg となる） あるいは LPV / r 533 mg / 133 mg 経口液剤（6.5 mL）を 1 日 2 回 錠剤：食事と関係なし 経口液剤：食事とともに内服 妊婦での使用してはならないもの：LPV / r 800 mg / 200 mg 1 日 1 回は妊婦には推奨されない	PK スタディーによると，妊娠第 2 期，第 3 期では，投与量を 600 mg / 150 mg 1 日 2 回に増量すべきである。これは特に，PI での治療経験がある患者ではそうである。もし，標準量を使うのであれば，ウイルス量の推移や，可能であれば，LPV の薬物濃度をモニターしたほうがよい。1 日 1 回の LPV / r は妊娠中は推奨されない。この場合の薬物濃度が適切かどうか，データを欠くからだ	標準量では，妊娠第 2 期と第 3 期で AUC が減る[34-36]。LPV / r 600 mg / 150 mg 1 日 2 回なら，米国の女性の妊娠第 3 期において，非妊婦成人が LPV / r 400 mg / 100 mg 1 日 2 回内服するときと同様の AUC であった[30]。胎児への胎盤移行性は低度である	ヒトへの催奇形性を示すエビデンスはなく，出生異常の 2 倍増加は起きないことが示されている[2]。飲みやすく，短期の安全性が第 I 相，第 II 相試験で示されている
リトナビル（RTV）ノービア® 他の PI のブースターとして低用量用いる	100 mg カプセル 100 mg 錠 80 mg/mL 経口液剤 経口液剤には 43% のアルコールが入っている	他の PI の PK ブースターとして： 100 ～ 400 mg 1 日量として，1 日 1 回もしくは 2 回（具体的な投与推奨については，各 PI の	他の PI とともに低用量の RTV を用い，その PI の濃度を「ブースト」するためだけに用いること。PI を単独で妊婦に用いると濃度が低く	妊婦を対象とした第 I 相，第 II 相試験では，分娩後に比べると濃度が低くなる[37]。胎児への胎盤移行性は最小限で	ヒトへの催奇形性を示すエビデンスはなく，出生異常の 2 倍増加は起きないことが示されている[2]。ヒトの妊娠時での最大投与量での経験は限定的。低用量

（次ページへ続く）

表 7.4 HIV 感染妊婦の抗レトロウイルス薬。ヒトの妊娠における薬物動態や毒性と，妊娠時の推奨（続き）

ARV 一般名（略称）	剤形	推奨される投与法[a]	推奨される使用法	妊娠時の薬物動態（PK）[b]	妊娠時の懸念事項
推奨される薬					
リトナビル（RTV）ノービア®（続き）	ため，妊娠中の使用には適さないかもしれない	項参照） 錠剤：食事とともに カプセルと経口液剤：可能なら食事とともに。忍容性が改善するかもしれない	なり，投与量を増やすと忍容性が低下するからだ	ある	RTV として，他の PI のブースト目的で使用すること
代替薬					
ダルナビル（DRV）プリジスタ®（低用量 RTV と組み合わせて使用すること）	75，150，400，600，そして 800 mg 錠	ARV ナイーブ（未経験）な患者： ・DRV 800 mg ＋ RTV 100 mg 1 日 1 回 ARV 経験者： DRV 800 mg ＋ RTV 100 mg 1 日 1 回（DRV 耐性突然変異がない場合） DRV 600 mg ＋ RTV 100 mg 1 日 2 回（DRV 耐性突然変異のいずれかがある場合） エキスパートのなかには，妊婦には 1 日 2 回投与のみを推奨する者もいる（DRV 600 mg ＋ RTV 10 mg）1 日 2 回。ブーストなしの DRV は**推奨しない**。食事とともに内服する	妊婦における安全性や PK データは不十分。DRV は他の推奨薬，代替薬が使用できない場合に考慮できよう。低用量 RTV でブーストして用いねばならない	妊娠第 3 期および分娩後の女性の PK スタディーでは，妊娠第 3 期の DRV 平均血中濃度は，1 日 1 回でも 1 日 2 回投与でも 23～28% 低下しており，第 3 期のトラフ濃度は低く，これは特に 1 日 1 回投与でそうだった[38] 妊娠時に 1 日 2 回投与のみを推奨するエキスパートもおり，増量 1 日 2 回投与の研究が進行中である。胎児への胎盤移行性は低度である[38]	ヒトの催奇形性を吟味するにはデータが不十分。マウス，ラット，ウサギでは催奇形性のエビデンスはないが，バイオアベイラビリティーの低い，限定的な曝露であった。ヒトの妊娠時での経験値は不足している
サキナビル（SQV）インビラーゼ®（カプセルあるいは錠剤。SQV は低用量 RTV ブーストと組み合わせて用いること）	500 mg 錠か 200 mg カプセル	SQV 1,000 mg ＋ RTV 100 mg 1 日 2 回。ブーストなしの SQV は**推奨しない**。食事とともに，あるいは食後 2 時間以内に内服	SQV カプセルや錠剤の妊婦における PK データは不足している。RTV ブーストした SQV カプセルや錠剤は妊婦における併用療法の代替案であり，非妊婦成人の初期 ARV の代替推奨薬である。	カプセルや 500 mg 錠の PK データはわずかにあり，1,000 mg SQV カプセルと 100 mg RTV を 1 日 2 回投与すると，妊婦でも適切な SQV 薬物濃度に達するこ	ヒトの催奇形性を吟味するにはデータが不十分である。ラットやウサギでは催奇形性のエビデンスはないが，バイオアベイラビリティーの低い，限定的な曝露であった。飲みやすい。SQV を低用量 RTV でブーストし

表 7.4　HIV 感染妊婦の抗レトロウイルス薬。ヒトの妊娠における薬物動態や毒性と，妊娠時の推奨（続き）

ARV 一般名（略称）	剤形	推奨される投与法[a]	推奨される使用法	妊娠時の薬物動態（PK）[b]	妊娠時の懸念事項
代替薬					
サキナビル（SQV）インビラーゼ®（続き）			低用量 RTV でブーストして投与すること	とが示唆されている[39]。胎児への胎盤移行性は最小限である	た場合の母児の短期的な安全性は示されている。ベースの心電図検査が推奨されている。PR や QT 延長が報告されているからだ。心伝導系疾患がある患者には禁忌である
特別な場合にのみ用いる					
インジナビル（IDV）クリキシバン®（低用量 RTV ブーストと組み合わせて用いること）	100, 200, 400 mg カプセル	RTV とともに：IDV 800 mg ＋ RTV 100 ～ 200 mg を 1 日 2 回。食事と関係なし 妊婦に使ってはいけない場合：IDV 成人投与量（RTV なし）の 800 mg 8 時間おきは妊婦には推奨されない	1 日 2 回でピルバーデン（薬剤数）も多く，腎結石の可能性もあるため，IDV は推奨薬や代替薬が使用できないときのみ用いる。低用量 RTV でブーストして用いること	18 人の女性が参加した 2 つの研究によると，IDV 800 mg 1 日 3 回では，妊娠時の血中濃度は分娩後に比べて著しく低かった。ただし，HIV RNA 抑制はなされていた[40, 41]。RTV ブーストした IDV（400 mg IDV / 100 mg RTV 1 日 2 回）の研究では，82% の女性がターゲットとなるトラフレベルに達した[42]。胎児への胎盤移行性は最小限	ヒトへの催奇形性を示すエビデンスはなく，出生異常の 2 倍増加は起きないことが示されている[2]。間接ビリルビンの上昇が新生児の生理的な高ビリルビン血症を増悪させるという理論的な懸念があるが，胎盤への移行性はほとんどない。妊娠中にブーストなしでの IDV は推奨されない
ネルフィナビル（NFV）ビラセプト®	250, 625 mg 錠 50 mg/g 経口粉末	1,250 mg 1 日 2 回。食事とともに 妊婦に使用してはならない方法：妊娠中に NFV 750 mg 1 日 3 回の成人投与法は推奨されない	妊婦に対するこれまでの十分な経験値と PK データによると，NFV は他の薬が飲めず，他に方法がないときの特殊な状況下では，感染予防に用いることが考慮されうる。非妊婦成人を対象にした初期治療の臨床試験では，NFV ベースのレジ	1,250 mg 1 日 2 回の NFV を投与すると，妊婦でも適切な濃度に達するが，妊娠後期になると濃度は変じやすい[22, 43, 44]。妊娠第 2 期，第 3 期の女性に対する研究では，1,250 mg 1 日 2 回で	ヒトへの催奇形性を示すエビデンスはなく，出生異常の 2 倍増加は起きないことが示されている[2]。飲みやすく，母児に対する短期的な安全が示されている

（次ページへ続く）

表 7.4 HIV 感染妊婦の抗レトロウイルス薬。ヒトの妊娠における薬物動態や毒性と，妊娠時の推奨（続き）

ARV 一般名（略称）	剤形	推奨される投与法[a]	推奨される使用法	妊娠時の薬物動態（PK）[b]	妊娠時の懸念事項
特別な場合にのみ用いる					
ネルフィナビル（NFV）ビラセプト®（続き）			メンは，LPV / r あるいは EFV ベースのレジメンと比較してウイルスに対する反応は低かったが，ATV や NVP ベースのレジメンとは同等のウイルスに対する効果であった	は，第 3 期において NFV の濃度は第 2 期よりも低かった[44]。新しい 625 mg 錠★を用いた研究では，1,250 mg 1 日 2 回では，AUC とピークの血中濃度は分娩後よりも妊娠第 3 期で低かった[45]。胎児への胎盤移行性は最小限あるいは低度である	
ホスアンプレナビル（FPV）レクシヴァ®（低用量 RTV ブーストと組み合わせることが薦められる）	700 mg 錠 50 mg/mL 経口液剤	ARV ナイーブ（未経験）な患者： ・FPV 1,400 mg 1 日 2 回あるいは ・FPV 1,400 mg + RTV 100 ～ 200 mg 1 日 1 回あるいは ・FPV 700 mg + RTV 100 mg 1 日 2 回 PI 経験ある患者（1 日 1 回投与は推奨されない）： ・FPV 700 mg + RTV 100 mg 1 日 2 回 EFV とともに ・FPV 700 mg + RTV 100 mg 1 日 2 回 あるいは	ARV ナイーブな患者で，妊娠時の安全性と PK のデータは不十分で，ルーチンでの使用は推奨できない 低用量 RTV ブーストの投与が推奨される	RTV ブーストでは，妊娠第 3 期に AUC が減るが，非妊婦成人のブーストしない場合よりも妊娠第 3 期のブーストしたほうが濃度は高い。また，妊娠第 3 期のトラフは PI 耐性突然変異がない場合には適切であった[46]。胎児への胎盤移行は低度	催奇形性を吟味するにはデータが不十分である。ウサギでは胎児死亡が増加するが，ラットとウサギで出世異常は増加しなかった。ヒトの妊娠に関しては経験値が乏しい

★ 訳注：日本未発売。

表 7.4 HIV 感染妊婦の抗レトロウイルス薬。ヒトの妊娠における薬物動態や毒性と，妊娠時の推奨（続き）

ARV 一般名（略称）	剤形	推奨される投与法[a]	推奨される使用法	妊娠時の薬物動態（PK）[b]	妊娠時の懸念事項
推奨するにはデータが不十分					
ホスアンプレナビル（FPV）レクシヴァ®（続き）		・FPV 1,400 mg ＋ RTV 300 mg 1日1回 錠剤：食事と関係なし（RTV ブーストがない場合） 液剤：空腹時に内服 RTV 錠とともに：食事と一緒に内服			
tipranavir（TPV）Aptivus®（低用量 RTV ブーストと組み合わせて用いなければならない）	250 mg カプセルか，100 mg/mL 経口液剤	TPV 500 mg ＋ RTV 200 mg 1日2回 ブーストしない TPV は推奨しない TPV を RTV 錠と組み合わせる場合は食事とともに内服する TPV を RTV カプセルか液剤と併用する場合は食事と関係なし	ARV ナイーブな患者では，妊娠中の安全性や PK データは不十分で，ルーチンな使用には推奨されない。低用量 RTV ブーストして用いねばならない	ヒトの妊娠においては PK スタディーが不十分。胎児への胎盤移行性は 1 人の患者報告においては中等度であった[47]	ヒトの催奇形性を吟味するに十分なデータはない。ラットとウサギでは催奇形性は認められなかった。ヒトの妊娠に関してはデータが不十分
エントリー阻害薬					
推奨するにはデータが不十分					
enfuvirtide（T20）Fuzeon®	・注射薬：凍結乾燥粉末として供給される ・1 バイアルに 108 mg の T20 が入っている。1.1 mL の蒸留水で溶かすと，およそ 90 mg/1 mL となる	90 mg（1 mL）皮下注を 1 日 2 回	妊娠における安全性や PK のデータは不十分であり，ARV ナイーブな患者では妊娠中の使用は推奨できない	ヒトの妊娠に関しては PK スタディーは限定的である。胎児への胎盤移行性はないという，ごくわずかなデータがある[47, 48]	ヒトの催奇形性に関してはデータが不十分。ラットとウサギでは催奇形性を示すエビデンスはない。ヒトの妊娠に関してはデータがほとんどない[47, 49]
マラビロク（MVC）シーエルセントリ®	150 mg，300 mg 錠	・150 mg 1 日 2 回：強い CYP3A 阻害薬とともに用いるとき。CYP3A 誘導薬の有無は問わない。PI も同様，ただし，	妊娠時の安全性，PK データは不十分で，ARV ナイーブな患者には推奨できない	ヒトの妊娠に関して PK スタディーなし。胎児への胎盤移行性は不明	ヒトの催奇形性を吟味するためのデータは不十分。ラットとウサギでは催奇形性のエビデンスはない。ヒトの妊娠には使用経験が乏しい

（次ページへ続く）

表 7.4 HIV 感染妊婦の抗レトロウイルス薬。ヒトの妊娠における薬物動態や毒性と，妊娠時の推奨（続き）

ARV 一般名（略称）商品名	剤形	推奨される投与法[a]	推奨される使用法	妊娠時の薬物動態(PK)[b]	妊娠時の懸念事項
エントリー阻害薬					
推奨するにはデータが不十分					
マラビロク(MVC) シーエルセントリ®(続き)		TPV / r は例外 ・300 mg 1日2回：NRTI，NVP，RAL，T-20，TPV / r など強くない CYP3A 阻害薬あるいは誘導薬と用いるとき ・600 mg 1日2回：CYP3A 誘導薬と用いるとき。たとえば，EFV，ETR(ただし，CYP3A 阻害薬を併用していない場合) 食事と関係なし			
インテグラーゼ阻害薬					
特別な場合にのみ用いる					
ラルテグラビル(RAL) アイセントレス	400 mg 錠	400 mg 1日2回 リファンピシンと併用時は 800 mg 1日2回。食事と関係なし	妊娠時の安全性や PK データは不十分。推奨薬や代替薬が使えない特別な場合に考慮してもよい	妊娠第3期において，RAL の PK データはさまざまであったが，分娩後や歴史的過去のデータに比べて一貫した違いというのはなかった。標準量は妊娠中でも適切なようだ[50]。胎児への胎盤移行性はばらつきがあるが，高度である[50, 51]	ヒトの催奇形性を吟味するにはデータが不十分。ラットでは骨格の標準からの乖離が認められる。ウサギでは出生異常は増えなかった。ヒトの妊娠に関しては経験値が乏しい

略語：APR＝抗レトロウイルス薬妊娠登録(Antiretroviral Pregnancy Registry)，ARV＝抗レトロウイルス薬，AUC＝血中濃度曲線下面積，CI＝信頼区間，CYP＝チトクローム P450 系，EC＝腸溶コーティングの，FDA＝米国食品医薬品局(Food and Drug Administration)，HBV＝B 型肝炎ウイルス，NNRTI＝非ヌクレオシド逆転写酵素阻害薬，NRTI＝ヌクレオシド / ヌクレオチド逆転写酵素阻害薬，PI＝プロテアーゼ阻害薬，PK＝薬物動態，PPI＝プロトンポンプ阻害薬，WHO＝世界保健機関

(Recommendations for Use of Antiretroviral Drugs in Pregnant HIV-1-Infected Women for Maternal Health and Interventions to Reduce Perinatal HIV Transmission in the United States. Aidsinfo.nih.gov. より改変)

1. Moodley J, Moodley D, Pillay K, et al. Pharmacokinetics and antiretroviral activity of lamivudine alone or when co-administered with zidovudine in human immunodeficiency virus type 1-infected pregnant women and their off-

spring. J Infect Dis. Nov 1998;178(5):1327-1333. Available at http://www.ncbi.nlm.nih.gov/pubmed/9780252.

2. Antiretroviral Pregnancy Registry Steering Committee. Antiretroviral pregnancy registry international interim report for 1 Jan 1989-31 January 2012. Wilmington, NC: Registry Coordinating Center; 2012. Available at http://www.APRegistry.com.
3. O'Sullivan MJ, Boyer PJ, Scott GB, et al. The pharmacokinetics and safety of zidovudine in the third trimester of pregnancy for women infected with human immunodeficiency virus and their infants: phase I acquired immunodeficiency syndrome clinical trials group study (protocol 082). Zidovudine Collaborative Working Group. Am J Obstet Gynecol. 1993;168(5):1510-1516. Available at http://www.ncbi.nlm.nih.gov/entrez/query.fcgi?cmd=Retrieve&db=pubmed&dopt=Abstract&list_uids=8098905.
4. Best BM, Mirochnick M, Capparelli EV, et al. Impact of pregnancy on abacavir pharmacokinetics. AIDS. Feb 28 2006;20(4):553-560. Available at http://www.ncbi.nlm.nih.gov/pubmed/16470119.
5. Mallal S, Phillips E, Carosi G, et al. HLA-B*5701 screening for hypersensitivity to abacavir. N Engl J Med. Feb 7 2008;358(6):568-579. Available at http://www.ncbi.nlm.nih.gov/pubmed/18256392.
6. Saag M, Balu R, Phillips E, et al. High sensitivity of human leukocyte antigen-b*5701 as a marker for immunologically confirmed abacavir hypersensitivity in white and black patients. Clin Infect Dis. Apr 1 2008;46(7):1111-1118. Available at http://www.ncbi.nlm.nih.gov/pubmed/18444831.
7. Best BM, Stek AM, Mirochnick M, et al. Lopinavir tablet pharmacokinetics with an increased dose during preg nancy. J Acquir Immune Defic Syndr. Aug 2010;54(4):381-388. Available at http://www.ncbi.nlm.nih.gov/pubmed/20632458.
8. Burchett SK, Best B, Mirochnick M, et al. Tenofovir pharmacokinetics during pregnancy, at delivery and postpartum. Paper presented at: 14th Conference on Retroviruses and Opportunistic Infections (CROI); February 25-28, 2007; Los Angeles, CA. Abstract 738b.
9. Hirt D, Urien S, Ekouevi DK, et al. Population pharmacokinetics of tenofovir in HIV-1-infected pregnant women and their neonates (ANRS 12109). Clin Pharmacol Ther. Feb 2009;85(2):182-189. Available at http://www.ncbi.nlm.nih.gov/pubmed/18987623.
10. Mirochnick M, Best BM, Stek AM, et al. Atazanavir pharmacokinetics with and without tenofovir during pregnancy. J Acquir Immune Defic Syndr. Apr 15 2011;56(5):412-419. Available at http://www.ncbi.nlm.nih.gov/pubmed/21283017.
11. Mirochnick M, Kunwenda N, Joao E, et al. Tenofovir disoproxil fumarate (TDF) pharmacokinetics (PK) with increased doses in HIV-1 infected pregnant women and their newborns (HPTN 057). Paper presented at: 11th International Workshop on Clinical Pharmacology of HIV Therapy; April 7-9, 2010; Sorrento, Italy. Abstract 3.
12. Flynn PM, Mirochnick M, Shapiro DE, et al. Pharmacokinetics and safety of single-dose tenofovir disoproxil fumarate and emtricitabine in HIV-1-infected pregnant women and their infants. Antimicrob Agents Chemother. Dec 2011;55(12):5914-5922. Available at http://www.ncbi.nlm.nih.gov/pubmed/21896911.
13. Mirochnick M, Kafulafula G, et al. The pharmacokinetics (PK) of tenofovir disoproxil fumarate (TDF) after administration to HIV-1 infected pregnant women and their newborns. Paper presented at: 16th Conference on Retroviruses and Opportunistic Infections (CROI); February 8-11, 2009;Montreal, Canada. Abstract 940.
14. Tarantal AF, Castillo A, Ekert JE, Bischofberger N, Martin RB. Fetal and maternal outcome after administration of tenofovir to gravid rhesus monkeys (Macaca mulatta). J Acquir Immune Defic Syndr. Mar 1 2002;29(3):207-220. Available at http://www.ncbi.nlm.nih.gov/pubmed/11873070.
15. Gafni RI, Hazra R, Reynolds JC, et al. Tenofovir disoproxil fumarate and an optimized background regimen of antiretroviral agents as salvage therapy: impact on bone mineral density in HIV-infected children. Pediatrics. Sep 2006;118(3):e711-718. Available at http://www.ncbi.nlm.nih.gov/pubmed/16923923.
16. Schooley RT, Ruane P, Myers RA, et al. Tenofovir DF in antiretroviral-experienced patients: results from a 48-week, randomized, double-blind study. AIDS. Jun 14 2002;16(9):1257-1263. Available at http://www.ncbi.nlm.nih.gov/pubmed/12045491.
17. Wang Y, Livingston E, Patil S, et al. Pharmacokinetics of didanosine in antepartum and postpartum human immunodeficiency virus--infected pregnant women and their neonates: an AIDS clinical trials group study. J Infect Dis. 1999;180(5):1536-1541. Available at http://www.ncbi.nlm. nih.gov/entrez/query.fcgi?cmd=Retrieve&db=pubmed&dopt=Abstract&list_uids=10515813.
18. Wade NA, Unadkat JD, Huang S, et al. Pharmacokinetics and safety of stavudine in HIV-infected pregnant women and their infants: Pediatric AIDS Clinical Trials Group protocol 332. J Infect Dis. Dec 15 2004;190(12):2167-2174. Available at http://www.ncbi.nlm.nih.gov/pubmed/15551216.
19. Bristol-Myers Squibb Company. Healthcare provider important drug warning letter. January 5, 2001. Available at http://www.bms.com.
20. Sarner L, Fakoya A. Acute onset lactic acidosis and pancreatitis in the third trimester of pregnancy in HIV-1 positive women taking antiretroviral medication. Sex Transm Infect. Feb 2002;78(1):58-59. Available at http://www.ncbi.nlm.nih.gov/pubmed/11872862.
21. Capparelli EV, Aweeka F, Hitti J, et al. Chronic administration of nevirapine during pregnancy: impact of pregnancy on pharmacokinetics. HIV Med. Apr 2008;9(4):214-220. Available at http://www.ncbi.nlm.nih.gov/pubmed/18366444.
22. Aweeka F, Lizak P, Frenkel L, et al. Steady state nevirapine pharmacokinetics during 2nd and 3rd trimester pregnancy and postpartum: PACTG 1022. Paper presented at: 11th Conference on Retroviruses and Opportunistic Infections (CROI); February 8-11, 2004; San Francisco, CA. Abstract 932.

23. Mirochnick M, Siminski S, Fenton T, Lugo M, Sullivan JL. Nevirapine pharmacokinetics in pregnant women and in their infants after in utero exposure. Pediatr Infect Dis J. Aug 2001;20(8):803-805. Available at http://www.ncbi.nlm.nih.gov/pubmed/11734746.
24. Baylor MS, Johann-Liang R. Hepatotoxicity associated with nevirapine use. J Acquir Immune Defic Syndr. 2004;35(5):538-539. Available at http://www.ncbi.nlm.nih.gov/entrez/query.fcgi?cmd=Retrieve&db=pubmed&dopt=Abstract&list_uids=15021321.
25. Dieterich DT, Robinson PA, Love J, Stern JO. Drug-induced liver injury associated with the use of nonnucleoside reverse-transcriptase inhibitors. Clin Infect Dis. 2004;38 (Suppl 2):S80-89. Available at http://www.ncbi.nlm.nih.gov/entrez/query.fcgi?cmd=Retrieve&db=pubmed&dopt=Abstract&list_uids=14986279.
26. Cressey TR, Stek A, Capparelli E, et al. Efavirenz pharmacokinetics during the third trimester of pregnancy and postpartum. J Acquir Immune Defic Syndr. Mar 1 2012;59(3):245-252. Available at http://www.ncbi.nlm.nih.gov/pubmed/22083071.
27. De Santis M, Carducci B, De Santis L, Cavaliere AF, Straface G. Periconceptional exposure to efavirenz and neural tube defects. Arch Intern Med. Feb 11 2002;162(3):355. Available at http://www.ncbi.nlm.nih.gov/pubmed/11822930.
28. Fundaro C, Genovese O, Rendeli C, Tamburrini E, Salvaggio E. Myelomeningocele in a child with intrauterine exposure to efavirenz. AIDS. Jan 25 2002;16(2):299-300. Available at http://www.ncbi.nlm.nih.gov/pubmed/11807320.
29. Izurieta P, Kakuda TN, Feys C, Witek J. Safety and pharmacokinetics of etravirine in pregnant HIV-1-infected women. HIV Med. Apr 2011;12(4):257-258. Available at http://www.ncbi.nlm.nih.gov/pubmed/21371239.
30. Ripamonti D, Cattaneo D, Maggiolo F, et al. Atazanavir plus low-dose ritonavir in pregnancy: pharmacokinetics and placental transfer. AIDS. Nov 30 2007;21(18):2409-2415. Available at http://www.ncbi.nlm.nih.gov/pubmed/18025877.
31. Conradie F, Zorrilla C, Josipovic D, et al. Safety and exposure of once-daily ritonavir-boosted atazanavir in HIV-infected pregnant women. HIV Med. Oct 2011;12(9):570-579. Available at http://www.ncbi.nlm.nih.gov/pubmed/21569187
32. Mirochnick M, Stek A, Capparelli EV, et al. Pharmacokinetics of increased dose atazanavir with and without tenofovir during pregnancy. Paper presented at: 12th International Workshop on Clinical Pharmacology of HIV Therapy; April 13-16, 2011; Miami, FL.
33. Natha M, Hay P, Taylor G, et al. Atazanavir use in pregnancy: a report of 33 cases. Paper presented at: 14th Conference on Retoviruses and Opportunistic Infections (CROI); February 25-28, 2007; Los Angeles, CA. Abstract 750.
34. Cressey TR, Jourdain G, Rawangban B, et al. Pharmacokinetics and virologic response of zidovudine/lopinavir/ritonavir initiated during the third trimester of pregnancy. AIDS. Sep 10 2010;24(14):2193-2200. Available at http://www.ncbi.nlm.nih.gov/pubmed/20625263.
35. Stek AM, Mirochnick M, Capparelli E, et al. Reduced lopinavir exposure during pregnancy. AIDS. Oct 3 2006;20(15):1931-1939. Available at http://www.ncbi.nlm.nih.gov/pubmed/16988514.
36. Lambert JS, Else LJ, Jackson V, et al. Therapeutic drug monitoring of lopinavir/ritonavir in pregnancy. HIV Med. Mar 2011;12(3):166-173. Available at http://www.ncbi.nlm.nih.gov/pubmed/20726906.
37. Scott GB, Rodman JH, Scott WA, et al. for the PACTG 354 Protocol Team. Pharmacokinetic and virologic response to ritonavir (RTV) in combination with zidovudine (XDV) and lamivudine (3TC) in HIV-1 infected pregnant women and their infants. Paper presented at: 9th Conference on Retroviruses and Opportunistic Infections (CROI); February 24-28, 2002; Seattle, WA. Abstract 794-W. Available at http://www.retroconference.org/2002/.
38. Capparelli EV, Best BM, Stek A, et al. Pharmacokinetics of darunavir once or twice daily during pregnancy and postpartum. Paper presented at: 3rd International Workshop on HIV Pediatrics; July 15-16, 2011; Rome, Italy.
39. van der Lugt J, Colbers A, Molto J, et al. The pharmacokinetics, safety and efficacy of boosted saquinavir tablets in HIV type-1-infected pregnant women. Antivir Ther. 2009;14(3):443-450. Available at http://www.ncbi.nlm.nih.gov/pubmed/19474478.
40. Unadkat JD, Wara DW, Hughes MD, et al. Pharmacokinetics and safety of indinavir in human immunodeficiency virus-infected pregnant women. Antimicrob Agents Chemother. Feb 2007;51(2):783-786. Available at http://www.ncbi.nlm.nih.gov/pubmed/17158945.
41. Hayashi S, Beckerman K, Homma M, Kosel BW, Aweeka FT. Pharmacokinetics of indinavir in HIV-positive pregnant women. AIDS. May 26 2000;14(8):1061-1062. Available at http://www.ncbi.nlm.nih.gov/pubmed/10853990.
42. Ghosn J, De Montgolfier I, Cornelie C, et al. Antiretroviral therapy with a twice-daily regimen containing 400 milligrams of indinavir and 100 milligrams of ritonavir in human immunodeficiency virus type 1-infected women during pregnancy. Antimicrob Agents Chemother. Apr 2008;52(4):1542-1544. Available at http://www.ncbi.nlm.nih.gov/pubmed/18250187.
43. Bryson YJ, Mirochnick M, Stek A, et al. Pharmacokinetics and safety of nelfinavir when used in combination with zidovudine and lamivudine in HIV-infected pregnant women: Pediatric AIDS Clinical Trials Group (PACTG) Protocol 353. HIV Clin Trials. Mar-Apr 2008;9(2):115-125. Available at http://www.ncbi.nlm.nih.gov/pubmed/18474496.
44. Villani P, Floridia M, Pirillo MF, et al. Pharmacokinetics of nelfinavir in HIV-1-infected pregnant and nonpregnant

women. Br J Clin Pharmacol. Sep 2006;62(3):309-315. Available at http://www.ncbi.nlm.nih.gov/pubmed/16934047.
45. Read JS, Best BM, Stek AM, et al. Pharmacokinetics of new 625 mg nelfinavir formulation during pregnancy and postpartum. HIV Med. Nov 2008;9(10):875-882. Available at http://www.ncbi.nlm.nih.gov/pubmed/18795962.
46. Capparelli EV, Stek A, Best B, et al. Boosted fosamprenavir pharmacokinetics during Pregnancy. Paper presented at: 17th Conference on Retroviruses and Opportunistic Infections (CROI); February 16-19, 2010; San Francisco, CA. Abstract 908.
47. Weizsaecker K, Kurowski M, Hoffmeister B, Schurmann D, Feiterna-Sperling C. Pharmacokinetic profile in late pregnancy and cord blood concentration of tipranavir and enfuvirtide. Int J STD AIDS. May 2011;22(5):294-295. Available at http://www.ncbi.nlm.nih.gov/pubmed/21571982.
48. Brennan-Benson P, Pakianathan M, Rice P, et al. Enfurvitide prevents vertical transmission of multidrug-resistant HIV-1 in pregnancy but does not cross the placenta. AIDS. Jan 9 2006;20(2):297-299. Available at http://www.ncbi.nlm.nih.gov/pubmed/16511429.
49. Meyohas MC, Lacombe K, Carbonne B, Morand-Joubert L, Girard PM. Enfuvirtide prescription at the end of pregnancy to a multi-treated HIV-infected woman with virological breakthrough. AIDS. Sep 24 2004;18(14):1966-1968. Available at http://www.ncbi.nlm.nih.gov/pubmed/15353987.
50. Best BM, Capparelli EV, Stek A, et al. Raltegravir pharmacokinetics during pregnancy. Paper presented at: 50th Interscience Conference on Antimicrobial Agents and Chemotherapy (ICAAC); September 12-15, 2010; Boston, MA.
51. McKeown DA, Rosenvinge M, Donaghy S, et al. High neonatal concentrations of raltegravir following transplacental transfer in HIV-1 positive pregnant women. AIDS. Sep 24 2010;24(15):2416-2418. Available at http://www.ncbi.nlm.nih.gov/pubmed/20827058.

文献リスト，参考文献

Antiretroviral Pregnancy Registry Steering Committee. Antiretroviral pregnancy registry international interim report for 1 Jan 1989 - 31 January 2012. Wilmington, NC: Registry Coordinating Center; 2012. Available at http://www.APRegistry.com.

Aweeka F, Lizak P, Frenkel L, et al. Steady state nevirapine pharmacokinetics during 2nd and 3rd trimester pregnancy and postpartum: PACTG 1022. Paper presented at: 11th Conference on Retroviruses and Opportunistic Infections (CROI); February 8-11, 2004; San Francisco, CA. Abstract 932.

Baylor MS, Johann-Liang R. Hepatotoxicity associated with nevirapine use. J Acquir Immune Defic Syndr. 2004;35(5):538-539. Available at http://www.ncbi.nlm.nih.gov/entrez/query.fcgi?cmd=Retrieve&db=pubmed&dopt=Abstract&list_uids=15021321.

Best BM, Capparelli EV, Stek A, et al. Raltegravir pharmacokinetics during pregnancy. Paper presented at: 50th Interscience Conference on Antimicrobial Agents and Chemotherapy (ICAAC); September 12-15, 2010; Boston, MA.

Best BM, Mirochnick M, Capparelli EV, et al. Impact of pregnancy on abacavir pharmacokinetics. AIDS. Feb 28 2006;20(4):553-560. Available at http://www.ncbi.nlm.nih.gov/pubmed/16470119.

Best BM, Stek AM, Mirochnick M, et al. Lopinavir tablet pharmacokinetics with an increased dose during pregnancy. J Acquir Immune Defic Syndr. Aug 2010;54(4):381-388. Available at http://www.ncbi.nlm.nih.gov/pubmed/20632458.

Brennan-Benson P, Pakianathan M, Rice P, et al. Enfurvitide prevents vertical transmission of multidrug-resistant HIV-1 in pregnancy but does not cross the placenta. AIDS. Jan 9 2006;20(2):297-299. Available at http://www.ncbi.nlm.nih.gov/pubmed/16511429.

Bristol-Myers Squibb Company. Healthcare provider important drug warning letter. January 5, 2001. Available at http://www.bms.com.

Bryson YJ, Mirochnick M, Stek A, et al. Pharmacokinetics and safety of nelfinavir when used in combination with zidovudine and lamivudine in HIV-infected pregnant women: Pediatric AIDS Clinical Trials Group (PACTG) Protocol 353. HIV Clin Trials. Mar-Apr 2008;9(2):115-125. Available at http://www.ncbi.nlm.nih.gov/pubmed/18474496.

Burchett SK, Best B, Mirochnick M, et al. Tenofovir pharmacokinetics during pregnancy, at delivery and postpartum. Paper presented at: 14th Conference on Retroviruses and Opportunistic Infections (CROI); February 25-28, 2007; Los Angeles, CA. Abstract 738b.

Capparelli EV, Aweeka F, Hitti J, et al. Chronic administration of nevirapine during pregnancy: impact of pregnancy on pharmacokinetics. HIV Med. Apr 2008;9(4):214-220. Available at http://www.ncbi.nlm.nih.gov/pubmed/18366444.

Capparelli EV, Best BM, Stek A, et al. Pharmacokinetics of darunavir once or twice daily during pregnancy and postpartum. Paper presented at: 3rd International Workshop on HIV Pediatrics; July 15-16, 2011; Rome, Italy.

Capparelli EV, Stek A, Best B, et al. Boosted fosamprenavir pharmacokinetics during Pregnancy. Paper presented at: 17th Conference on Retroviruses and Opportunistic Infections (CROI); February 16-19, 2010; San Francisco, CA. Abstract 908.

Conradie F, Zorrilla C, Josipovic D, et al. Safety and exposure of once-daily ritonavir-boosted atazanavir in HIV-infected pregnant women. HIV Med. Oct

2011;12(9):570-579. Available at http://www.ncbi.nlm.nih.gov/pubmed/21569187

Cressey TR, Jourdain G, Rawangban B, et al. Pharmacokinetics and virologic response of zidovudine/lopinavir/ritonavir initiated during the third trimester of pregnancy. AIDS. Sep 10 2010;24(14):2193-2200. Available at http://www.ncbi.nlm.nih.gov/pubmed/20625263.

Cressey TR, Stek A, Capparelli E, et al. Efavirenz pharmacokinetics during the third trimester of pregnancy and postpartum. J Acquir Immune Defic Syndr. Mar 1 2012;59(3):245-252. Available at http://www.ncbi.nlm.nih.gov/pubmed/22083071.

De Santis M, Carducci B, De Santis L, Cavaliere AF, Straface G. Periconceptional exposure to efavirenz and neural tube defects. Arch Intern Med. Feb 11 2002;162(3):355. Available at http://www.ncbi.nlm.nih.gov/pubmed/11822930.

Dieterich DT, Robinson PA, Love J, Stern JO. Drug-induced liver injury associated with the use of nonnucleoside reverse-transcriptase inhibitors. Clin Infect Dis. 2004;38 (Suppl 2):S80-89. Available at http://www.ncbi.nlm.nih.gov/entrez/query.fcgi?cmd=Retrieve&db=pubmed&dopt=Abstract&list_uids=14986279.

Flynn PM, Mirochnick M, Shapiro DE, et al. Pharmacokinetics and safety of single-dose tenofovir disoproxil fumarate and emtricitabine in HIV-1-infected pregnant women and their infants. Antimicrob Agents Chemother. Dec 2011;55(12):5914-5922. Available at http://www.ncbi.nlm.nih.gov/pubmed/21896911.

Fundaro C, Genovese O, Rendeli C, Tamburrini E, Salvaggio E. Myelomeningocele in a child with intrauterine exposure to efavirenz. AIDS. Jan 25 2002;16(2):299-300. Available at http://www.ncbi.nlm.nih.gov/pubmed/11807320.

Gafni RI, Hazra R, Reynolds JC, et al. Tenofovir disoproxil fumarate and an optimized background regimen of antiretroviral agents as salvage therapy: impact on bone mineral density in HIV-infected children. Pediatrics. Sep 2006;118(3):e711-718. Available at http://www.ncbi.nlm.nih.gov/pubmed/16923923.

Ghosn J, De Montgolfier I, Cornelie C, et al. Antiretroviral therapy with a twice-daily regimen containing 400 milligrams of indinavir and 100 milligrams of ritonavir in human immunodeficiency virus type 1-infected women during pregnancy. Antimicrob Agents Chemother. Apr 2008;52(4):1542-1544. Available at http://www.ncbi.nlm.nih.gov/pubmed/18250187.

Hayashi S, Beckerman K, Homma M, Kosel BW, Aweeka FT. Pharmacokinetics of indinavir in HIV-positive pregnant women. AIDS. May 26 2000;14(8):1061-1062. Available at http://www.ncbi.nlm.nih.gov/pubmed/10853990.

Hirt D, Urien S, Ekouevi DK, et al. Population pharmacokinetics of tenofovir in HIV-1-infected pregnant women and their neonates (ANRS 12109). Clin Pharmacol Ther. Feb 2009;85(2):182-189. Available at http://www.ncbi.nlm.nih.gov/pubmed/18987623.

Izurieta P, Kakuda TN, Feys C, Witek J. Safety and pharmacokinetics of etravirine in pregnant HIV-1-infected women. HIV Med. Apr 2011;12(4):257-258. Available at http://www.ncbi.nlm.nih.gov/pubmed/21371239.

Lambert JS, Else LJ, Jackson V, et al. Therapeutic drug monitoring of lopinavir/ritonavir in pregnancy. HIV Med. Mar 2011;12(3):166-173. Available at http://www.ncbi.nlm.nih.gov/pubmed/20726906.

Mallal S, Phillips E, Carosi G, et al. HLA-B*5701 screening for hypersensitivity to abacavir. N Engl J Med. Feb 7 2008;358(6):568-579. Available at http://www.ncbi.nlm.nih.gov/pubmed/18256392.

McKeown DA, Rosenvinge M, Donaghy S, et al. High neonatal concentrations of raltegravir following transplacental transfer in HIV-1 positive pregnant women. AIDS. Sep 24 2010;24(15):2416-2418. Available at http://www.ncbi.nlm.nih.gov/pubmed/20827058.

Meyohas MC, Lacombe K, Carbonne B, Morand-Joubert L, Girard PM. Enfuvirtide prescription at the end of pregnancy to a multi-treated HIV-infected woman with virological breakthrough. AIDS. Sep 24 2004;18(14):1966-1968. Available at http://www.ncbi.nlm.nih.gov/pubmed/15353987.

Mirochnick M, Best BM, Stek AM, et al. Atazanavir pharmacokinetics with and without tenofovir during pregnancy. J Acquir Immune Defic Syndr. Apr 15 2011;56(5):412-419. Available at http://www.ncbi.nlm.nih.gov/pubmed/21283017.

Mirochnick M, Kafulafula G, et al. The pharmacokinetics (PK) of tenofovir disoproxil fumarate (TDF) after administration to HIV-1 infected pregnant women and their newborns. Paper presented at: 16th Conference on Retroviruses and Opportunistic Infections (CROI); February 8-11, 2009; Montreal, Canada. Abstract 940.

Mirochnick M, Kunwenda N, Joao E, et al. Tenofovir disoproxil fumarate (TDF) pharmacokinetics (PK) with increased doses in HIV-1 infected pregnant women and their newborns (HPTN 057). Paper presented at: 11th International Workshop on Clinical Pharmacology of HIV Therapy; April 7-9, 2010; Sorrento, Italy. Abstract 3.

Mirochnick M, Siminski S, Fenton T, Lugo M, Sullivan JL. Nevirapine pharmacokinetics in pregnant women and in their infants after in utero exposure. Pediatr Infect Dis J. Aug 2001;20(8):803-805. Available at http://www.ncbi.nlm.nih.gov/pubmed/11734746.

Mirochnick M, Stek A, Capparelli EV, et al. Pharmacokinetics of increased dose atazanavir with and without tenofovir during pregnancy. Paper presented at: 12th International Workshop on Clinical Pharmacology of HIV Therapy; April 13-16, 2011; Miami, FL.

Moodley J, Moodley D, Pillay K, et al. Pharmacokinetics and antiretroviral activity of lamivudine alone or when coadministered with zidovudine in human immunodeficiency virus type 1-infected pregnant women and their offspring. J Infect Dis. Nov 1998;178(5):1327-1333. Available at http://www.ncbi.nlm.nih.gov/pubmed/9780252.

Natha M, Hay P, Taylor G, et al. Atazanavir use in pregnancy: a report of 33 cases. Paper presented at: 14th Conference on Retoviruses and Opportunistic Infections (CROI); February 25-28, 2007; Los

Angeles, CA. Abstract 750.

O'Sullivan MJ, Boyer PJ, Scott GB, et al. The pharmacokinetics and safety of zidovudine in the third trimester of pregnancy for women infected with human immunodeficiency virus and their infants: phase I acquired immunodeficiency syndrome clinical trials group study (protocol 082). Zidovudine Collaborative Working Group. Am J Obstet Gynecol. 1993;168(5):1510-1516. Available at http://www.ncbi.nlm.nih.gov/entrez/query.fcgi?cmd=Retrieve&db=pubmed&dopt=Abstract&list_uids=8098905.

Read JS, Best BM, Stek AM, et al. Pharmacokinetics of new 625 mg nelfinavir formulation during pregnancy and postpartum. HIV Med. Nov 2008;9(10):875-882. Available at http://www.ncbi.nlm.nih.gov/pubmed/18795962.

Ripamonti D, Cattaneo D, Maggiolo F, et al. Atazanavir plus low-dose ritonavir in pregnancy: pharmacokinetics and placental transfer. AIDS. Nov 30 2007;21(18):2409-2415. Available at http://www.ncbi.nlm.nih.gov/pubmed/18025877.

Saag M, Balu R, Phillips E, et al. High sensitivity of human leukocyte antigen-b*5701 as a marker for immunologically confirmed abacavir hypersensitivity in white and black patients. Clin Infect Dis. Apr 1 2008;46(7):1111-1118. Available at http://www.ncbi.nlm.nih.gov/pubmed/18444831.

Sarner L, Fakoya A. Acute onset lactic acidosis and pancreatitis in the third trimester of pregnancy in HIV-1 positive women taking antiretroviral medication. Sex Transm Infect. Feb 2002;78(1):58-59. Available at http://www.ncbi.nlm.nih.gov/pubmed/11872862.

Schooley RT, Ruane P, Myers RA, et al. Tenofovir DF in antiretroviral-experienced patients: results from a 48-week, randomized, double-blind study. AIDS. Jun 14 2002;16(9):1257-1263. Available at http://www.ncbi.nlm.nih.gov/pubmed/12045491.

Scott GB, Rodman JH, Scott WA, et al. for the PACTG 354 Protocol Team. Pharmacokinetic and virologic response to ritonavir (RTV) in combination with zidovudine (XDV) and lamivudine (3TC) in HIV-1 infected pregnant women and their infants. Paper presented at: 9th Conference on Retroviruses and Opportunistic Infections (CROI); February 24-28, 2002; Seattle, WA. Abstract 794-W. Available at http://www.retroconference.org/2002/.

Stek AM, Mirochnick M, Capparelli E, et al. Reduced lopinavir exposure during pregnancy. AIDS. Oct 3 2006;20(15):1931-1939. Available at http://www.ncbi.nlm.nih.gov/pubmed/16988514.

Tarantal AF, Castillo A, Ekert JE, Bischofberger N, Martin RB. Fetal and maternal outcome after administration of tenofovir to gravid rhesus monkeys (Macaca mulatta). J Acquir Immune Defic Syndr. Mar 1 2002;29(3):207-220. Available at http://www.ncbi.nlm.nih.gov/pubmed/11873070.

Unadkat JD, Wara DW, Hughes MD, et al. Pharmacokinetics and safety of indinavir in human immunodeficiency virus-infected pregnant women. Antimicrob Agents Chemother. Feb 2007;51(2):783-786. Available at http://www.ncbi.nlm.nih.gov/pubmed/17158945.

van der Lugt J, Colbers A, Molto J, et al. The pharmacokinetics, safety and efficacy of boosted saquinavir tablets in HIV type-1-infected pregnant women. Antivir Ther. 2009;14(3):443-450. Available at http://www.ncbi.nlm.nih.gov/pubmed/19474478.

Villani P, Floridia M, Pirillo MF, et al. Pharmacokinetics of nelfinavir in HIV-1-infected pregnant and nonpregnant women. Br J Clin Pharmacol. Sep 2006;62(3):309-315. Available at http://www.ncbi.nlm.nih.gov/pubmed/16934047.

Wade NA, Unadkat JD, Huang S, et al. Pharmacokinetics and safety of stavudine in HIV-infected pregnant women and their infants: Pediatric AIDS Clinical Trials Group protocol 332. J Infect Dis. Dec 15 2004;190(12):2167-2174. Available at http://www.ncbi.nlm.nih.gov/pubmed/15551216.

Wang Y, Livingston E, Patil S, et al. Pharmacokinetics of didanosine in antepartum and postpartum human immunodeficiency virus--infected pregnant women and their neonates: an AIDS clinical trials group study. J Infect Dis. 1999;180(5):1536-1541. Available at http://www.ncbi.nlm.nih.gov/entrez/query.fcgi?cmd=Retrieve&db=pubmed&dopt=Abstract&list_uids=10515813.

Weizsaecker K, Kurowski M, Hoffmeister B, Schurmann D, Feiterna-Sperling C. Pharmacokinetic profile in late pregnancy and cord blood concentration of tipranavir and enfuvirtide. Int J STD AIDS. May 2011;22(5):294-295. Available at http://www.ncbi.nlm.nih.gov/pubmed/21571982.

Chapter 8
曝露後，曝露前予防[★1]

★1　訳注：なお、日本の職業曝露については ART については労災保険の給付対象である。詳しくは国立国際医療研究センター・エイズ治療・研究開発センターのサイトを参照されたい：www.acc.go.jp/doctor/eventSupport.html。

職業上の曝露後予防(PEP)

米国疾病対策センター(Centers for Disease Control and Prevention：CDC)によると，毎年60万件以上の重大な血液感染を起こす病原体との曝露が起きているそうだ。医療者でのHIV感染は56件確認されているが，90%以上が針刺しである。残りは粘膜や傷のある皮膚への曝露である。HIV感染血液での針刺しや粘膜曝露後のHIV抗体陽転化(セロコンバージョン)率は，それぞれ0.3%，0.09%と見積もられている。傷のある皮膚への曝露でも可能性は低いながら感染が報告されている。傷のない皮膚から感染した事例は報告されたことがない(これに対して，B型肝炎やC型肝炎ウイルスに針刺し曝露をしたときの陽転率はそれぞれ30%，3%である)。針刺し後のHIV伝播のリスク因子としては，深い傷(オッズ比 16.1)，デバイスに血が付いているのが見える(オッズ比 5.2)，ソースの患者(HIVをもともともっている患者)が末期の状態である(オッズ比 6.4)，あるいは針が患者の動静脈に入った(オッズ比 5.1)，である。ZDV予防は感染リスクを下げる(オッズ比 0.2)。どのガイドラインも，曝露後できるだけ早く職業上の曝露後予防(post-exposure prophylaxis：PEP)を始めるよう推奨している。しかし，重大な曝露後にPEPを始めなくてもよい時期については，これという定見がない(例：1～2週間以後，など)。

PEPに関する米国の連邦ガイドラインは2013年に改訂された(Infect Control Hosp Epidemiology 2013；34：875-92)。これはネット上で無料で手に入る(www.jstor.org/stable/10.1086/672271)。このガイドラインは2005年のバージョンからいくつかの大きな変更点をもつ。たとえば，(1) すべてのPEPレジメンは3つの抗ウイルス薬からなること；(2) 好ましいPEPレジメンはエムトリシタビン・テノホビル ジソプロキシマル酸塩(TDF / FTC)にラルテグラビル(RAL)である。ほかにもいくつかの代替選択肢がある；(3) 最新の第4世代，p24抗原検査を含むHIV抗体検査が曝露した医療者のフォローアップに使われたときは，HIV検査は曝露後4か月に行われるべきである，など。

本章はこうした最新のガイドラインとニューヨーク州で発行されたもの(www.hivguidelines.org/clinical-guidelines/post-exposure-prophylaxis/hiv-prophylaxis-following-occupational-exposure/)から取り上げる。さらに追加情報がNational Clinicians' Post-exposure Prophylaxisホットラインから入手できる(nccc.ucsf.edu/clinician-consultation/pep-post-exposure-prophylaxis/ か，888-448-4911)。職業的に感染したHIVとPEP失敗についてはCDC(404-639-2050)に報告しなければならない。

表8.1　1回ごとの曝露による感染源からの推定HIV感染率[1]

曝露の種類	1万回曝露ごとのリスク
経静脈的	
輸血	9,000[2]
注射薬物使用の針の共有	67[3]
経皮的針刺し	30[4]
性的	
受け側のアナルセックス	50[5, 6]
受け側のペニス - 膣のセックス	10[5, 6, 7]
挿入側のアナルセックス	6.5[5, 6]

(次ページへ続く)

表 8.1　1 回ごとの曝露による感染源からの推定 HIV 感染率[1]（続き）

曝露の種類	1 万回曝露ごとのリスク
性的	
挿入側のペニス - 膣のセックス	5[5, 6]
受け側のオーラルセックス	低い[5, 9]
挿入側のオーラルセックス	低い[5, 9]
その他[8]	
咬傷	無視できるほど低い[10]
つばを飛ばす	無視できるほど低い
体液を飛ばす（精液，唾液を含む）	無視できるほど低い
大人のおもちゃを共有する	無視できるほど低い

1. HIV 伝播のリスクを上げる要素として，性感染症の存在，早期あるいは晩期 HIV 感染，血液中の大量の HIV，がある。HIV 伝播のリスクを減らす因子として，コンドーム使用，男性の割礼，そして抗レトロウイルス薬の使用，がある。
2. Donegan E, Stuart M, Niland JC, et al. Infection with human immunodeficiency virus type 1 (HIV-1) among recipients of antibody-positive blood donations. Ann Intern Med 1990 ; 113(10) : 733–9.
3. Kaplan EH, Heimer R. A model-based estimate of HIV infectivity via needle sharing. J Acquir Immune Defic Syndr 1992 ; 5(11) : 1116–8.
4. Bell DM. Occupational risk of human immunodeficiency virus infection in healthcare workers : an overview. Am J Med 1997 ; 102(5B) : 9–15.
5. Varghese B, Maher JE, Peterman TA, Branson BM, Steketee RW. Reducing the risk of sexual HIV transmission : quantifying the per-act risk for HIV on the basis of choice of partner, sex act, and condom use. Sex Transm Dis 2002 ; 29(1) : 38–43.
6. European Study Group on Heterosexual Transmission of HIV. Comparison of female to male and male to female transmission of HIV in 563 stable couples. BMJ 1992 ; 304(6830) : 809–813.
7. Leynaert B, Downs AM, de Vincenzi I ; European Study Group on Heterosexual Transmission of HIV. Heterosexual transmission of HIV : variability of infectivity throughout the course of infection. Am J Epidemiol 1998 ; 148(1) : 88–96.
8. HIV がこのような曝露で伝播する経路は理論的にはありだが，きわめてありそうにないし，過去に実例もない。
9. HIV 伝播がオーラルセックスで起きた事例はある。が，まれである。正確なリスクの推定値は存在しない。
10. Pretty LA, Anderson GS, Sweet DJ. Human bites and the risk of human immunodeficiency virus transmission. Am J Forensic Med Pathol 1999 ; 20(3) : 232–9.

〔データは，MMWR Recomm Rep 54(RR-2) : 1-20. より〕

さらに詳しい文献は

Cohen MS, Chen YQ, McCauley M, et al ; HPTN 052 Study Team. Prevention of HIV-1 Infection with early antiretroviral therapy. N Engl J Med 2011 ; 365(6) : 493–505.
Weller SC, Davis-Beaty K. Condom effectiveness in reducing heterosexual HIV transmission (Review). The Cochrane Collaboration. Wiley and Sons, 2011.

一般的なマネジメントの推奨は：
・PEP を曝露後できるだけ早く開始。そして，ソースの患者で HIV 感染が除外できなかった場合，その PEP を 4 週間継続
・いろいろな状況に対し，専門家をコンサルトすること。特に，ソースの患者がウイルス耐性をもっていたり，曝露された人が妊婦だった場合（表 8. 2 参照）
・妊娠可能な女性で妊娠が不明な場合，全例で妊娠検査を提案する
・曝露された人には，フォローアップの間は急性疾患の内科的評価を行うようアドバイスする
・HIV 抗体検査と HIV RNA 検査を，急性レトロウイルス症候群に合致するどのような疾患であっても行うこと（例：咽頭炎，発熱，皮疹，筋肉痛，倦怠感，気分不良，リンパ節腫脹）

表 8.2 ヒト免疫不全ウイルス(HIV)曝露後予防(PEP)でエキスパートのコンサルトが推奨される状況

曝露報告の遅れ(すなわち，72 時間以上経っている)
・PEP の効果がはっきりしている期間は過ぎている

ソースが不明(例：ゴミ箱や洗濯物の中の針)
・PEP を使うかはケースバイケースで
・曝露の重大性や HIV 曝露の疫学的な「らしさ」を考慮
・針やその他鋭利な器具の HIV 検査をしないこと

妊娠しているかその疑いがある曝露された人物
・PEP の提供は遅らせてはならない。そのうえでエキスパートにコンサルト

ソースの抗レトロウイルス薬耐性がある，あるいは疑われている
・ソース人物のウイルスが 1 つ以上の PEP に使用したい薬に耐性があるとわかっている，あるいは疑われている場合，薬剤の選択は，ウイルスが耐性をもっていないようなものが推奨されている
・PEP 開始を遅らせてはならない。その間，ソース患者のウイルスの耐性検査結果を待つ

初期 PEP レジメン毒性
・症状(例：消化器症状その他)はしばしば PEP レジメンを変えなくても対応可能だ。止痢薬や制吐薬を出すだけで十分なのだ
・副作用について相談にのったりケアするのはとても重要だ。不安で症状はしばしば増悪するのである

曝露された人物に重大な内科疾患がある
・基礎疾患が重大である場合(例：腎疾患)，曝露された医療者がすでに複数の薬を飲んでいる場合は薬剤の毒性リスクや相互作用のリスクが増す

現地のエキスパートに相談してもよいし，National Clinicians' Post-Exposure Prophylaxis ホットライン 888-448-4911 に連絡してもよい

(Updated U.S. Public Health Service Guidelines for the Management of Occupational Exposures to HIV and Recommendations for Postexposure Prophylaxis / CDC. より改変)

・曝露後少なくとも 6 か月間は HIV 抗体検査をすること(ベースライン，6 週後，3 か月，6 か月)
・曝露された人物にはフォローアップの期間中，二次伝播を防ぐようアドバイスする。特に，最初の 6～12 週間が大事である。ほとんどの HIV 感染患者はこの時期にセロコンバージョンを起こすからだ。性行為を回避するかコンドームを用い，献血はしない。血漿，臓器，組織，あるいは精液を提供しない。高リスク曝露の後は母乳育児を中止する
・曝露された，PEP を飲んでいる人物を曝露後 72 時間経ってから評価する。少なくとも 2 週間は薬剤毒性をモニターする。およそ 50%で悪心，気分不良，頭痛，食思不振を経験する。3 分の 1 は PEP を薬剤毒性のために中止してしまう。少なくとも血算，血中クレアチニン，肝機能検査，グルコース(もし，プロテアーゼ阻害薬をもらっているとき。高血糖をみつけるためだ)を検査。B 型肝炎ウイルス(hepatitis B virus：HBV)と C 型肝炎ウイルス(hepatitis C virus：HCV)もモニターする。重大な有害事象は米国食品医薬品局(Food and Drug Administration：FDA)の MedWatch プログラムに報告しなければならない。
・可能であれば，曝露のあった職員は，雇用者の規則に則って指定されている産業衛生部門でのフォローアップを受けるべきだ。感染があったとき，その職業に定義される権利や利益を知ることが可能になる

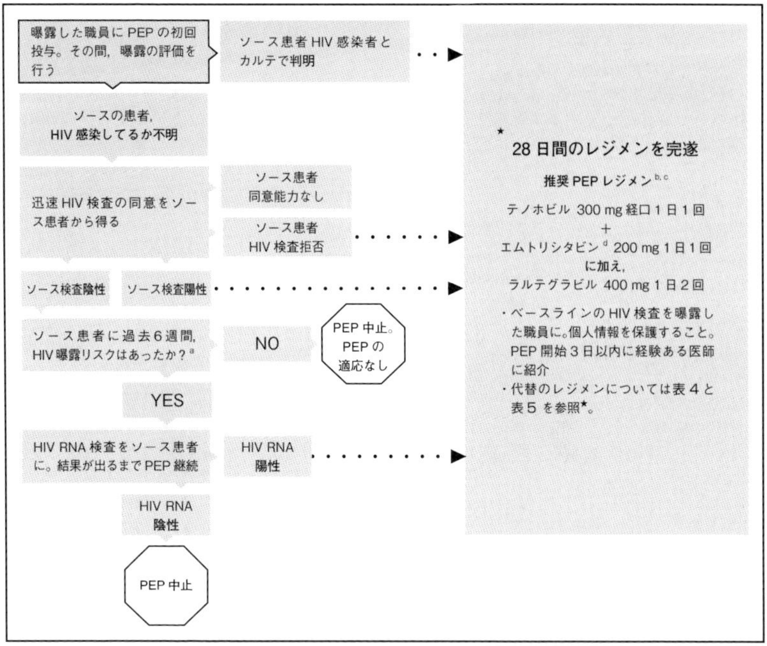
曝露した職員に PEP の初回投与。その間，曝露の評価を行う
ソース患者 HIV 感染者とカルテで判明
ソースの患者，HIV 感染してるか不明
迅速 HIV 検査の同意をソース患者から得る
ソース患者同意能力なし
ソース患者HIV 検査拒否
ソース検査陰性
ソース検査陽性
ソース患者に過去 6 週間，HIV 曝露リスクはあったか？ a
NO
PEP 中止。PEP の適応なし
YES
HIV RNA 検査をソース患者に。結果が出るまで PEP 継続
HIV RNA 陽性
HIV RNA 陰性
PEP 中止
★
28 日間のレジメンを完遂
推奨 PEP レジメン b,c
テノホビル 300 mg 経口 1 日 1 回
＋
エムトリシタビン d 200 mg 1 日 1 回
に加え，
ラルテグラビル 400 mg 1 日 2 回
・ベースラインの HIV 検査を曝露した職員に。個人情報を保護すること。PEP 開始 3 日以内に経験ある医師に紹介
・代替のレジメンについては表 4 と表 5 を参照★。

図 8.1　職業上の曝露後の PEP

[a] 用いられた検査次第で，ウインドウ期は 6 週間より短いことがある。医師は適切な検査のプロに相談し，用いられている検査のウインドウ期をはっきりさせておくべきだ。

[b] もし，ソースが HIV 感染者とわかっていれば，その人物のウイルス価，ART，その他の服薬歴，抗レトロウイルス薬耐性の履歴を可能な限り入手する。PEP のレジメンを選択するためだ（Beltrami EM, Cheingsong R, Heneine WM, et al. Antiretroviral drug resistance in human immunodeficiency virus-infected source patients for occupational exposures to healthcare workers. Infect Control Hosp Epidemiol 2003 ; 24 : 724-30.）。**最初の PEP 投与はこうした情報や耐性検査の結果を待つ間遅らせるべきではない**。情報が手に入ったら，PEP レジメンは必要に応じて変更してもよい。経験ある医師に相談すること。

[c] 腎不全患者の推奨投与量については，元文献の Appendix A を参照。

[d] ラミブジン 300 mg 経口 1 日 1 回はエムトリシタビンの代わりになりうる。テノホビルをエムトリシタビンと一緒に使うときは合剤がある。

（New York State Department of Health AIDS Institute, 2013 より . 改変）

★ 訳注：これは元文献で読むことができる。

表 8.3 A　ヒト免疫不全ウイルス（HIV）陽性の，あるいはそれが疑われるソースから曝露した医療者のフォローアップ

カウンセリング（曝露時と，フォローアップの外来で）。曝露された医療者には予防策を用いるよう伝える（例：コンドームなどの物理的な避妊法，血液や組織の提供を避ける。妊娠しない。可能ならば授乳も避ける）。二次伝播を避けるためである。これは特に，曝露後 6 ～ 12 週でそうである

曝露後予防（PEP）が処方された場合，医療者は以下の情報を与えられなければならない：
・薬物毒性の可能性（例：皮疹，過敏反応。これは急性 HIV セロコンバージョンに似ていることもある。発症時はモニターも必要だ）
・薬物相互作用の可能性
・PEP レジメンアドヒアランスの必要性

曝露後の初期再評価。PEP を医療者が飲んでいるかどうかにかかわらず，曝露を受けた医療者の，曝露後 72 時間での再評価が強く推奨される。曝露について，あるいはソースの人物についての詳しい情報が入手

（次ページへ続く）

表 8.3 A ヒト免疫不全ウイルス(HIV)陽性の，あるいはそれが疑われるソースからの曝露した医療者のフォローアップ(続き)

できているかもしれないからである

フォローアップの検査と外来。フォローアップは最低限以下を行うべきだ：

- HIV 検査をベースラインと曝露後 6，12 週，6 か月に。または，もし，主治医が第 4 世代の HIVp24 抗原を組み込んだ HIV 抗体検査が使われていることを確認していれば，ベースライン，6 週，4 か月後という検査にしてもよい
- 血算，腎機能，肝機能をベースライン，曝露 2 週後，必要に応じてそれ以降も(検査異常があれば)

HIV 検査結果は曝露された医療者に，直接，面接して伝えられるのが望ましい

(Updated U.S. Public Health Service Guidelines for the Management of Occupational Exposures to HIV and Recommendations for Postexposure Prophylaxis / CDC. より改変)

表 8.3 B ヒト免疫不全ウイルス(HIV)曝露後予防 PEP レジメン

好ましい HIV PEP レジメン

ラルテグラビル(アイセントレス®；RAL) 400 mg 1 日 2 回

に加え，

ツルバダ®1 錠 1 日 1 回

〔テノホビル ジソプロキシルフマル酸(ビリアード®；TDF) 300 mg＋エムトリシタビン(エムトリバ®；FTC) 200 mg〕

代替のレジメン

(左側の薬剤を 1 剤と，右のヌクレオシド / ヌクレオチド逆転写酵素阻害薬 2 つを組み合わせる。こうした薬に慣れていない医療者は，薬の特徴や毒性に詳しい専門家にコンサルトすること)[a]

ラルテグラビル(アイセントレス®；RAL) ダルナビル(プリジスタ®；DRV)＋リトナビル(ノービア®；RTV) エトラビリン(インテレンス®；ETR) リルピビリン(エジュラント®；RPV) アタザナビル(レイアタッツ®；ATV)＋リトナビル(ノービア®；RTV) ロピナビル・リトナビル(カレトラ®；LPV / r)	テノホビル ジソプロキシルフマル酸(ビリアード®；TDF)＋エムトリシタビン(エムトリバ®；FTC)。ツルバダ®として テノホビル ジソプロキシルフマル酸(ビリアード®)＋ラミブジン(エピビル®；3TC) ジドブジン(レトロビル®；ZDV；AZT)＋ラミブジン(エピビル®；3TC)。コンビビル®として ジドブジン(レトロビル®；ZDV；AZT)＋エムトリシタビン(エムトリバ®；FTC)

以下の代替レジメンは 3 剤合剤である。他の抗レトロウイルス薬は追加しなくてよい：スタリビルド®(エルビテグラビル，コビシスタット，テノホビル ジソプロキシルフマル酸，エムトリシタビン)

専門家と相談したときだけ PEP として使える代替抗レトロウイルス薬

アバカビル(ザイアジェン®；ABC)

エファビレンツ(ストックリン®；EFV)

enfuvirtide(Fuzeon®；T20)

ホスアンプレナビル(レクシヴァ®；FOSAPV)

マラビロク(シーエルセントリ®；MVC)

サキナビル(インビラーゼ®；SQV)

サニルブジン(ゼリット®；d4T)

PEP としては一般に推奨されない抗レトロウイルス薬

ジダノシン(ヴァイデックス EC®；ddI)

ネルフィナビル(ビラセプト®；NFV)

tipranavir(Aptivus®；TPV)

PEP としては禁忌の抗レトロウイルス薬

ネビラピン(ビラミューン®；NVP)

注意：HIV PEP の相談については，National Clinicians' Post-Exposure Prophylaxis Hotline(888-448-4911)に連絡。あるいは nccc.ucsf.edu/clinician-consultation/pep-post-exposure-prophylaxis/ を参照。

[a] 代替のレジメンは好ましい順に並べた。しかし，他の選択肢も患者や医師の好みも鑑み，リーズナブルかもしれない。

(Updated U.S. Public Health Service Guidelines for the Management of Occupational Exposures to HIV and Recommendations for Postexposure Prophylaxis / CDC. より改変)

職業とは関係ない曝露後予防(nPEP)

2005 年 1 月，米国保険社会福祉省(US Department of Health and Human Services)は，セックス，注射薬物使用，その他職業とは関係ない HIV 曝露に対する抗レトロウイルス薬の PEP について推奨事項を発表した(MMWR 2005；54：1-28)。このガイドラインは本書執筆時には改訂準備中なので，我々は 2013 年の職業曝露 PEP のガイドラインにリストされているレジメンと同じものを使うことを提案する。

職業とは関係ない曝露後予防(non-occupational post-exposure prophylaxis：nPEP)マネジメントの暫定的な資料としては，ニューヨーク州保健省 AIDS 研究所(New York State Department of Health AIDS Institute)のものがある。ここが非職業 PEP ガイドラインを 2013 年に改訂している★2(www.hivguidelines.org/clinical-guidelines/post-exposure-prophylaxis/hiv-prophylaxis-following-non-occupational-exposure/#table1)。これが以下の議論に活用されている。

A. 評価

職業とは関係ない PEP を求める人物の評価では，以下が提供できるようなセッティングでリスクアセスメントと nPEP の開始を行うべきだ：

- 曝露後の HIV リスクのアセスメント
- HIV その他の性感染症(sexually transmitted infections：STI)検査と治療
- 予防やリスクを減らすためのカウンセリング
- ART に慣れた医師
- nPEP をすぐ始めることができる

上記ができなければ，医師は曝露をアセスメントし，nPEP が必要なら開始すべきだ。その基準はガイドラインの推奨事項による。その後，抗レトロウイルス薬や予防カウンセリングに経験ある医師に紹介する。

HIV に経験ある医師にアクセスがない医師は，National Clinicians' Consultation Center PEPline に電話すること(1-888-448-4911)。

nPEP を求めてやってきた患者はできるだけ早く評価すべきだ。治療をすぐに開始するためだ。できれば曝露後 72 時間以内が望ましい。

HIV 曝露が起きたときは，起こった出来事とその後行った介入を明確に記録し，nPEP の効果を評価できるようにする。

B. 抗レトロウイルス薬の使用

上記のように，職業上の PEP と同じレジメンを非職業上の PEP にも用いるべきだ(表 8.4 参照)。治療期間は 28 日間だ。

C. フォローアップ検査

最新のニューヨーク州非職業 PEP ガイドライン(New York State non-occupational PEP guidelines)のまとめが表 8.5 にある。フォローアップの期間は 12 週間に縮められている。専門家委員会はもう，6 か月というフォローアップを推奨していない。1990 年以降，そのような遅いセロコンバージョンの報告はない。おそらくは現在の HIV 抗体検査の感度が改善したためであろう。

表 8.4　リスク曝露のタイプによる nPEP の検討

nPEP が推奨されるべき曝露のタイプ(高リスク曝露)	・受け側，あるいは挿入側の経腟，あるいはアナルセックス[a] ・針の共有[a] ・血液や感染可能性のある体液に曝露するようなけが。ソースが HIV 感染しているとわかっている場合や HIV の状況が不明な場合(針刺しで中空が開いている筒状のもの，ヒト咬傷，事故)

[a] ソースが HIV 感染者とわかっているか，HIV の状態が不明である。

(次ページへ続く)

★2 訳注：翻訳時の最新版は 2014 年のもの。

表 8.4 リスク曝露のタイプによる nPEP の検討(続き)

nPEP についてはリスクが比較的低く，ケース・バイ・ケースで評価する場合(曝露リスクは比較的低い。nPEP を始める前に他のリスクがないか評価する)	・クンニリングス(口と膣との接触：受け側も挿入側も) ・口と肛門の接触(受け側も挿入側も) ・フェラチオ(ペニスと口の接触。射精の有無にかかわらず，受け側も挿入側も)
	リスクを増やす因子： ・ソースの人物が HIV 感染者でウイルス価が高い ・傷のついた口腔粘膜(例：口腔病変，歯肉炎，傷) ・血液曝露：血液曝露がわずかで曝露側が気づかないこともあることに注意。明らかな血液暴露があると曝露された人物がいうなら，PEP の適応がある ・陰部潰瘍やその他の STI がある。
nPEP は必要ない場合(リスクなし)	・キス[b] ・粘膜障害のない口と口との接触(例：マウス・トウ・マウス蘇生) ・出血のないヒト咬傷 ・中空の開いていない針や尖ったもので，最近血液と接触がないもの[c] ・皮膚の傷や血液曝露を伴わない相互のマスターベーション

[b] 口を閉じたままのキスによるリスクはない。口を開いたフレンチ・キスではわずかなリスクがある。歯肉に傷や出血がある場合で，血液の交換が行われた場合だ。
[c] 中空の開いていない針には，タトウー用の針，糖尿病患者の血糖測定用ランセットがある。

(New York State Department of Health AIDS institute, 2013. より改変)

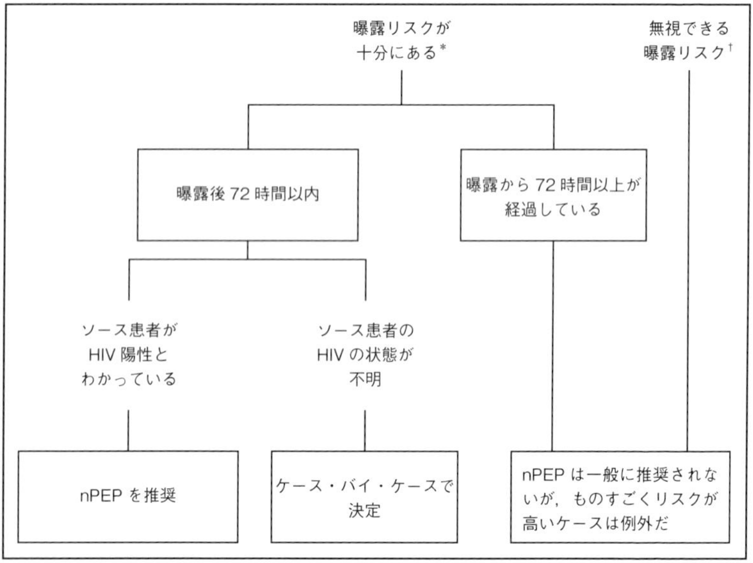

図 8.2 非職業的 HIV 曝露の可能性がある場合の治療・評価

* HIV 曝露リスクが十分にある＝膣，直腸，眼，口，その他の粘膜，傷のある皮膚，あるいは注射で血液，精液，膣分泌液，直腸分泌液，母乳，他の見た目血液を伴う体液と接触があり，かつソースが HIV 感染しているとわかっている場合。
† 無視できる HIV 曝露リスク＝膣，直腸，眼，口，その他の粘膜，傷の有無にかかわらず皮膚，それから注射で尿，鼻汁，唾液，汗，涙に接触がある。見た目血液がない場合である。これはソースの HIV 感染状況とは関係ない。

(Centers for Disease Control and Prevention, MMWR January 21, 2005 / 54 ; 1-20. より改変)

表 8.5 PEP レジメン開始後のモニターに関する推奨。非職業的曝露について

	ベースライン	週 1	週 2	週 3	週 4	週 12
通院	✓	✓ あるいは電話で	✓ あるいは電話で	✓ あるいは電話で	✓	
妊娠検査	✓					
血中肝酵素，BUN，クレアチニン，血算[a]	✓		✓		✓	
HIV 検査[b]	✓				✓	✓
STI スクリーニング（性暴力とは関係ない曝露に対して）[b] 淋菌／クラミジア NAAT（曝露した場所による） RPR（rapid plasma regain） 性暴力の場合は，「性暴力犠牲者の HIV 予防の推奨（HIV Prophylaxis for Victims of Sexual Assault）」を参照★	✓		✓ （考慮）			
B 型，C 型肝炎[b]	B 型と C 型肝炎の曝露後予防については，セクション IX の「B 型，C 型肝炎非職業曝露（Non-Occupational Exposures to Hepatitis B and C）」の項参照★					

[a] 血算はすべての曝露された人物からベースラインで得る。フォローの血算はジドブジンの入ったレジメンのときだけ必要。
[b] PEP 拒否された場合も推奨される。

★ 訳注：これは元文献で読むことができる。訳出時は 2014 年 10 月改訂版（www.hivguidelines.org/clinical-guidelines/post-exposure-prophylaxis/hiv-prophylaxis-following-non-occupational-exposure/#table1）。

（New York State Department of Health AIDS institute, 2013. より改変）

曝露前予防（PrEP）

曝露前予防（pre-exposure prophylaxis：PrEP）は HIV 感染のリスクが高い，しかし感染していない人物に抗レトロウイルス療法を提供し，感染を防ぐというものをいう。PrEP は同性愛男性（men having sex with men：MSM），ヘテロセクシャルな男女，注射薬物使用者に有効なことが示されている。

PrEP が有効だと最初に示した研究は iPrEx 研究である。南米，米国，タイ，そして南アフリカの，およそ 2,500 人の HIV 陰性 MSM が参加し，ランダム化二重盲検化試験で経口 TDF / FTC 1 日 1 回かプラセボを投与された（N Engl J Med 2010；363：2587-99）。PrEP を飲んでいた患者では，HIV 感染リスクが 44％減じた。薬のアドヒアランスがよい患者では，その効果はさらによかった。TDF / FTC グループで特に大きな毒性はみられなかった。その後，さらに研究がサハラ以南のアフリカで行われた。ヘテロセクシャルな男女を対象とした研究で，やはり PrEP が効果的だと示されたのだ。ただし，薬のアドヒアランスがよかったという前提で，だが。PrEP の効果を示せなかった研究では，常に参加者の薬の内服率がとても低かった。

こうした研究結果を受けて，CDC は暫定的な指針を出した。臨床現場での PrEP の使い方だ。最初は MSM に，のちにヘテロセクシャルや注射薬物使用者に。米国では，こうした推奨は高リスクなグループにだけ当てはまる。米国の「コミュニティーでのリスク」において，ヘテロセクシャルな人たちの HIV 感染率はあまりに低く，PrEP を必要とするものではなかっ

た。同様に，HIV 感染のリスクが低い MSM や注射薬物使用者にも PrEP は推奨できない。

報告全部は，www.cdc.gov/mmwr/preview/mmwrhtml/mm6003a1.htm?s_cid = mm6003a1_w および，www.cdc.gov/mmwr/preview/mmwrhtml/mm6131a2.htm?s_cid = mm6131a2_e，www.cdc.gov/mmwr/preview/mmwrhtml/mm6223a2.htm で手に入る。

PrEP を始める前に

必要性を吟味する
- PrEP を始める直前に HIV 抗体検査が陰性であることを確認し，記録する
- 急性 HIV 感染の検査。患者が急性 HIV 感染に合致する症状のとき
- 患者に強くて，現行する，HIV 感染高リスクがあることを確認
- 計算したクレアチニン・クリアランスが≧ 60 mL/ 分であること（Cockcroft-Gault 式による）

他にも推奨されるのは
- B 型肝炎感染，もし，抗体陰性ならワクチンを打つこと。活動性感染があれば治療する。これは PrEP 処方の有無と関係ない
- STI の検査・治療を必要に応じて

最初の PrEP のレジメン

- ツルバダ®1 錠（TDF 300 mg と FTC 200 mg）を処方する。1 日 1 回
- 一般に，処方は 90 日以上出してはならない。HIV 検査で感染がないことを確認してから再処方する
- 活動性のある B 型肝炎感染が判明したら，TDF / FTC を HIV 予防と B 型肝炎治療の両方に使うことを検討
- リスクを減らす方法と PrEP アドヒアランスのカウンセリング，コンドームを提供

PrEP を飲んでいる間のフォローアップ

- 2, 3 か月おきに HIV 抗体検査。陰性結果を記録
- 再診のたびに PrEP アドヒアランスを評価し，サポートする。特に，アドヒアランスが一定しない場合
- 2, 3 か月おきにリスク行為を確認し，リスクを減らすためのカウンセリングとコンドームを提供する。STI の症状有無を確認し，もしあるなら，検査・治療を必要に応じて行う
- 6 か月おきに STI 検査を行う。無症状でも検査し，必要なら治療する
- 開始 3 か月後と，年に 1 回，PrEP の最中に血中 BUN とクレアチニンをチェックする

PrEP 中止について（患者の要望，安全面の懸念，HIV 感染が起きてしまった）

- HIV 検査を行い，感染が起きたか確認する
- HIV 陽性なら，耐性検査を行い，結果を記録する。HIV ケアへの紹介を行う
- HIV 陰性なら，リスクを減らすサポートグループに必要に応じて紹介する
- 活動性のある B 型肝炎が PrEP 開始時に判明したら，B 型肝炎の継続治療に必要な適切な薬を検討する

略語：FTC ＝エムトリシタビン，HIV ＝ヒト免疫不全ウイルス，STI ＝性感染症，TDF ＝テノホビル ジソプロキシルフマル酸

Chapter 9
抗レトロウイルス薬，抗 B 型肝炎ウイルス(HBV)薬，抗 C 型肝炎ウイルス(HCV)薬 サマリー

本章では，成人における抗レトロウイルス薬★の臨床使用に関連した処方情報を扱う。情報源としては，MICROMEDEX®，Micromedex 2.0，UpToDate オンラインバージョン 21.2®，米国保健社会福祉省(Department of Health and Human Services：DHHS)「HIV-1 感染成人および青少年の抗レトロウイルス薬使用ガイドライン」(www.aidsinfo.nih.gov/guidelines/) 2013 年 3 月 27 日，製造会社の説明文書，などがある。ここに挙げる情報は包括的ではなく，読者は他の薬剤情報文献や製造会社の製品説明文書をさらに参照されたい。ここでの情報を臨床使用する際生じたいかなる結果も，処方した医師に責任が帰せられる。著者，編集者，出版社は本章にある情報に対していかなる保証を与えるものでもなく，過誤や不作為に対するいかなる法的責任を拒否するものである。**どんな医薬品でも，使用に当たっては添付文書を注意深く読んだ後に行うべきであり，そこには米国食品医薬品局(Food and Drug Administration：FDA)が承認した適応や投与量が書かれている。各医薬品のまとめに関して，ウェブ上で入手可能な情報については，章末の文献リストに載せた。**

★ 訳注：日本で承認されていない HIV / AIDS 治療薬や日和見感染治療薬は，熱帯病治療研究班かエイズ治療薬研究班(それぞれ略称)で入手可能である。

熱帯病治療薬研究班の保持するエイズ関連薬提供医療機関については HP 参照のこと(trop-parasit.jp/index.html)。 閲覧日：2015 年 7 月 29 日

以下，承認されているが日本にない剤形はカナ(原語)，未承認の薬剤は原語(カナ)で示した。

- ・nitazoxanide(ニタゾキサニド：クリプトスポリジウム症)
- ・pyrimethamine(ピリメタミン：トキソプラズマ症)
- ・sulfadiazine(スルファジアジン：トキソプラズマ症)

エイズ治療薬研究班の保持するエイズ関連薬については，HP 参照のこと(labo-med.tokyo-med.ac.jp/aidsdrugmhlw/pub/portal/top/top.jsp)/。 閲覧日：2015 年 7 月 29 日

- ・ジドブジン(zidovudine)点滴薬(HIV 感染症)
- ・ジドブジン(zidovudine)シロップ(HIV 感染症)
- ・ラミブジン(lamivudine)経口液剤(HIV 感染症)
- ・アバカビル(abacavir)経口液剤(HIV 感染症)
- ・amprenavir 経口液剤(アンプレナビル：HIV 感染症)
- ・ネビラピン(nevirapine)シロップ(HIV 感染症)
- ・ST 合剤経口液剤(ニューモシスチス肺炎)
- ・pyrimethamine(ピリメタミン：トキソプラズマ症)
- ・sulfadiazine(スルファジアジン：トキソプラズマ症)
- ・cidofovir(シドフォビル：サイトメガロウイルス感染症)

薬はアルファベット順に並べ，一般名の後でカッコ付けで商品名を載せた。商品名から探す場合は，索引を用いること。それぞれの薬のサマリーには次の情報が載っている。

通常投与量は，肝腎機能正常な成人HIV乾癬患者の通常治療量を意味する。詳細は製造会社の添付文書や製品に関する文献を参照のこと。

バイオアベイラビリティーとは，経口とか筋注とかで投与した部位から，全身の循環に達する量のパーセンテージのことである。経口薬の場合，バイオアベイラビリティーは消化管から吸収されるパーセンテージを意味する。

不変排泄(excreted unchanged)とは，薬が変化なしで排泄するパーセンテージを指す。尿中や糞便中の薬の濃度を間接的に示すものである。

血清半減期〔正常 / 末期腎不全(end-stage kidney disease：ESKD)〕：血清半減期($T_{1/2}$)は血清中濃度が50%低下するのに要する時間で，「何時間」という単位で表記する。投与間隔を決定するのに有用である。腎排泄性の薬がESKDで半減期が延長する場合，1日投与量は腎不全の程度に応じて減らされる。ESKDでの半減期が正常の半減期に近いならば，1日投与量は変わらない。

血漿蛋白結合　可逆的に血清アルブミンに結合した薬のパーセンテージを指す。非結合(フリー)な薬は組織と平衡状態に達し，抗ウイルス活性を示す。血漿蛋白結合は95%を超えない限り，通常は抗微生物効果に影響する要素ではない。血清アルブミンの減少(ネフローゼ症候群，肝疾患など)や他の薬との蛋白結合の競合，あるいは内的に産生された物質(尿毒症，高ビリルビン血症)で，抗微生物効果を示すフリーな薬のパーセンテージは増し，減量を要するかもしれない。血清結合蛋白上昇(外傷，手術，重症状態)は，抗微生物活性のあるフリーな薬のパーセンテージを減じるため，増量を要することがある。

分布容積(volume of distribution：V_d)　分布する薬の見かけ上の体積を示す。体内の薬の量を血中濃度で除して計算する(L/kg)。V_dは体内全水分布と相関している(V_d H_2O = 0.7 L/kg)。親水性(水に溶ける)薬は細胞外液にとどまり，V_dは0.7 L/kg以下である。対照的に，疎水性の(脂質に溶ける)薬は体内のほとんどの体液や組織に移行するため，大きなV_dをもつ。特定の組織(例：肝臓)に集積する薬は体の全水分量をはるかに超えるV_dをもつことがある。V_dは，器官の血流，膜の拡散 / 透過性，脂溶性，蛋白結合，体内の部分部分の平衡状態に影響される。水溶性の薬だと，V_dは，熱傷，心不全，透析，敗血症，肝硬変，人工換気で増える。V_dは，外傷，出血，膵炎(初期)，消化管からの水の喪失で減る。V_d増加では，抗微生物効果を得るために薬の1日投与量を増やす必要があるかもしれない。V_dが減ると，薬を減らす必要があるかもしれない。薬の分布だけでなく，V_dはコレステロール膜への結合の度合いや器官・組織(例：肝臓)内濃度に関係する。

排泄経路とは，薬の不活性化 / 排泄の主な経路を意味する。腎 / 肝不全での投与量調節に影響を及ぼす。

投与量調節：腎機能と肝機能に応じた投与量の調節も表にまとめた。血液透析中(hemodialysis：HD)，腹膜透析中(peritoneal dialysis：PD)の抗微生物薬投与量は，CrClが<10 mL/分の患者と同様である。抗微生物薬によっては，透析直後に追加投与が必要になることもある。追加投与ののち，やはりクレアチニン・クリアランス(creatinine clearance：CrCl)<10 mL/分の患者と同様に投与を再開する。「変更なし」は，通常量から変える必要がないことを意味する。「使用しない」は，その薬が説明されたセッティングでは使うべきではないことを意味する。「なし」は，追加投与が必要ないことを意味する。「情報なし」は，投与量の推奨を行うに必要なデータが不足していることを意味する。投与量の推奨は，データ，経験，薬物動態学的パラメータから導き出された。持続静静脈血液濾過法(continuous venovenous hemofiltration：CVVH)投与量推奨はあくまで一般論である。フィルターの面積や種類，濾過速度，ふるい係数に依存するからである。追加投与については個別に扱うべきで，血中濃度

を活用するのが理想的だ。CrCl は，腎不全の程度を測るのに用いられる。次の式で見積もることが可能だ：CrCl(mL/ 分)＝[(140－年齢)×体重(kg)] / [72×血中クレアチニン(mg/dL)]。この値に女性の場合はさらに 0.85 倍する。加齢によって腎機能は低下し，高齢者で「正常」血中クレアチニンでも，CrCl は低くて投与量調節が必要な場合もあることに留意すべきだ(たとえば，70 歳で 50 kg の女性で，血清クレアチニンが 1.2 mg/dL の場合，見積もられる CrCl は 34 mL/ 分である)。「抗レトロウイルス薬投与量調節」の項は，プロテアーゼ阻害薬(protease inhibitor：PI)や非ヌクレオシド逆転写酵素阻害薬(non-nucleoside reverse transcriptase inhibitor：NNRTI)が併用された場合やリファンピシン，リファブチンとともに用いる場合の推奨される投与量調節を示す。ここは，「HIV-1 感染成人および青少年の抗レトロウイルス薬使用ガイドライン」2013 年 3 月 27 日の HIV 感染治療の実践(Panel on Clinical Practices for Treatment of HIV Infection)〔DHHS(www.aidsinfo.nih.gov/guidelines/)を活用してまとめた。

薬物相互作用：これはよくある，または重要な薬物相互作用を指す。いろいろな情報源を用いてここではまとめた。特定の薬物相互作用が明記されている場合，同じクラスの他の薬についても，理論的な根拠から言及している可能性がある(例:アトルバスタチン)。薬物相互作用は，吸収の変化(例：テトラサイクリンの金属イオンによるキレート)，分布の変化(例：スルホンアミドがバルビツレートを血清アルブミンから引き剝がしてしまう)，代謝の変化(例：リファンピシンによる肝 P450 によるテオフィリンやワルファリンの代謝誘導。クロラムフェニコールのフェニトイン代謝阻害)，あるいは排泄の変化(例：プロベネシドがペニシリンと腎臓での能動輸送を競合)による。

副作用：よくある，あるいは重大な副作用が示されている。

アレルギーの可能性：低いか高い，で示している。特定の抗微生物薬の過敏反応の発生頻度にも言及している。

妊娠時の安全性：米国食品医薬品局(FDA)により規定されている妊娠時の使用コード(表 9.1)。

抗レトロウイルス薬妊娠登録(Antiretroviral Pregnancy Registry)：抗レトロウイルス薬を使用する妊娠女性の母児のアウトカムをモニターするために，抗レトロウイルス薬妊娠登録制度が設けられた。HIV 感染のある妊婦を治療する医師は，出生前の抗レトロウイルス薬(単剤でも併用療法でも)への曝露を報告することが強く薦められる。登録制度は妊娠中の抗レトロウイルス薬への曝露の観察，非実験的データも集めており，催奇形性の可能性を吟味しようとしている。電話番号は，910-251-9087 か 1-800-258-4263 である。ウェブサイトは www.apregistry.com。e-mail は registries@kendle.com。

コメント：個々の抗レトロウイルス薬について有用な情報をコメントしている。

文献：文献は古典的，重要な，あるいは最新のものである。製造会社の処方情報や添付文書がウェブサイトでアクセスできる場合はそれも提供している。

表 9.1 米国 FDA の妊娠時使用のコード

カテゴリー	解釈
A	**比較対象試験でリスクがないことが示されている。**妊婦を対象とした適切な比較対象研究で，妊娠のどの時期においても胎児に対するリスクを示さなかった
B	**ヒトへのリスクを示すエビデンスがない。**動物実験では異常が認められるが，妊婦を対象とした適切な比較対照研究が胎児奇形のリスク増加を示したという事例がない。あるいは，ヒトを対象とした適切な研究がないが，動物実験で胎児へのリスクがない。胎児への害は可能性としては低いが，排除できない
C	**リスクは排除できない。**ヒトを対象とした適切な比較対照研究がなく，動物実験では胎児へのリスクを示しているか，実験そのものが存在しない。妊娠中に投与された場合，胎児への害の可能性はある。しかし，薬の使用の利益は可能性のあるリスクを上回るかもしれない
D	**リスクのエビデンスがある。**ヒトを対象とした研究か，実験段階もしくは市販後データで胎児へのリスクが示されている。にもかかわらず，薬を使用する利益は可能性のあるリスクを上回る可能性がある。たとえば，その薬は生命を脅かすような状況で必要だったり，重篤な疾患でかつより安全な薬が使用できない，あるいは効果がない場合には正当化されるかもしれない
X	**妊婦には禁忌。**動物実験やヒトを対象とした研究，実験段階あるいは市販後の報告で胎児異常のエビデンスが示されるか，患者への利益よりもリスクが明らかに上回る場合

(データは，米国 FDA による)

アバカビル(硫酸塩) abacavir(ABC) ザイアジェン®

クラス：抗レトロウイルス，ヌクレオシド / ヌクレオチド逆転写酵素阻害薬(nucleoside / nucleotide reverse transcriptase inhibitor：NRTI)

通常投与量：HLA-B*5701 陰性患者に 300 mg 経口 1 日 2 回

剤形：経口液剤 20 mg/mL，錠剤 300 mg

薬物動態パラメータ：

- ピーク血中濃度：3 μg/mL
- バイオアベイラビリティー：83%
- 不変排泄(尿)：1.2%
- 血中半減期(正常 / ESRD)：1.5 / 8 時間
- 血漿蛋白結合：50%
- 分布容積(V_d)：0.86 L/kg

主な排泄経路：肝臓

投与量調節*

CrCl 50 ～ 80 mL/ 分	変更なし
CrCl 10 ～ 50 mL/ 分	変更なし
CrCl ＜ 10 mL/ 分	変更なし
血液透析後追加投与	なし
腹膜透析後追加投与	なし
CVVH 投与	変更なし
軽度肝不全	200 mg 経口 1 日 1 回
中等度から重度肝不全	使用しない

CrCl ＝クレアチニン・クリアランス，CVVH ＝持続的静静脈血液濾過

薬物相互作用：メサドン(↑メサドンのクリアランス。アバカビル 600 mg 1 日 2 回で★)；エタノール(↑アバカビルの血中濃度と半減期。毒性上がるかも)

副作用：**アバカビルは重篤な過敏反応を起こすことがある(コメント参照)。通常，治療開始後 4 ～ 6 週間で起き，致死的なこともある。**アバカビルの過敏症候群例は報告すること。過敏症登録制度(Hypersensitivity Registry) 1-800-270-0425 まで(米国)。薬剤熱，皮疹，腹痛，下痢，悪心・嘔吐，食思不振，不眠，虚弱，頭

「通常投与量」は腎機能 / 肝機能が正常であることを前提にしたもの。

* 腎機能障害がある場合は，通常投与量投与後，CrCl に応じて維持量を投与する。透析患者では CrCl ＜ 10 mL/ 分と同様に投与し，透析後，追加投与を透析直後に行う。各見出し語について詳しくは本文(170 ～ 172 ページ)を参照。

痛。↑ AST / ALT，高血糖，高中性脂肪血症，乳酸アシドーシスと脂肪肝(まれだが，NRTI 使用では時に致死的に毒性だ)。心血管系イベントの可能性。特に心血管リスク因子がある場合

アレルギーの可能性：高い(約 5%)

妊娠時の安全性：C

コメント：食事と関係なく内服できる。HLA-B*5701 検査を行ってからアバカビル，あるいはアバカビルを含む薬を用い，過敏反応のリスクを減らすこと。もし，過敏反応が起きたら即座に使用を中止し，二度と使わないこと。過敏反応が起きたら，あるいは過敏反応が除外できないとき(発熱，皮疹，倦怠感，悪心・嘔吐，下痢，腹痛，食思不振，呼吸器症状などかもしれない)は，決してアバカビル硫酸塩・ラミブジンを再開してはならない。エタノールはアバカビルの濃度を 41%まで増す

髄液透過性：27 ～ 33%

★ 訳注：メサドン併用時のアバカビルの投与量。

文献：

Carr A, Workman C, Smith DE, et al. Abacavir substitution for nucleoside analogs in patients with HIV lipoatrophy. A randomized trial. JAMA 288:207–15, 2002.

Cutrell A, Brothers C, Yeo J, et al. Abacavir and the potential risk of myocardial infarction. Lancet 2008 April 1, e-pub.

Katalama C, Clotet B, Plettenberg A, et al. The role of abacavir (AVC, 1592) in antiretroviral therapy-experiences patients: results from randomized, double-blind, trial. CNA3002 European Study Team. AIDS 14:781–9, 2000.

Keating MR. Antiviral agents. Mayo Clin Proc 67:160–78, 1992.

Mallal S, Phillips E, Carosi G, et al. HLA-B*5701 screening for hypersensitivity to abacavir. N Engl J Med 358:568–79, 2008.

McDowell JA, Lou Y, Symonds WS, et al. Multiple-dose pharmacokinetics and pharmacodynamics of abacavir alone and in combination with zidovudine in human immunodeficiency virus-infected adults. Antimicrob Agents Chemother 44:2061–7, 2000.

Panel on Antiretroviral Guidelines for Adults and Adolescents. Guidelines for the use of antiretroviral agents in HIV-1-infected adults and adolescents. Department of Health and Human Services. March 27, 2013; 1–240. Available at **http://www.aidsinfo.nih.gov/contentfiles/lvguidelines/adultandadolescentgl.pdf**.

Staszewski S, Keiser P, Mantaner J, et al. Abacavir-lamivudine-zidovudine vs. indinavir-lamivudine-zidovudine in antiretroviral-naïve HIV-infected adults: a randomized equivalence trial. JAMA 285:1155–63, 2001.

ラミブジン・アバカビル lamivudine + abacavir エプジコム®

クラス：抗レトロウイルス薬，NRTI 合剤

通常投与量：HLA-B*5701 陰性患者に，エプジコム錠＝アバカビル 600 mg ＋ラミブジン 300 mg 経口 1 錠 1 日 1 回

剤形：錠剤：アバカビル硫酸塩 300 mg とラミブジン 600 mg を含む

薬物動態パラメータ：

- ピーク血中濃度：3/1.5 μg/mL
- バイオアベイラビリティー：83% / 86%
- 不変排泄(尿)：1.2% / 71%
- 血中半減期(正常 / ESRD)：(1.5 / 8) / (5 ～ 7 / 20)時間
- 血漿蛋白結合：50% / 36%
- 分布容積(V_d)：0.86 / 1.3 L/kg

主な排泄経路：肝臓 / 腎臓

投与量調節*

CrCl < 50 mL/ 分	推奨されない
血液透析後追加投与	推奨されない
腹膜透析後追加投与	推奨されない
CVVH 投与	推奨されない
軽度肝不全	禁忌
中等度から重度肝不全	禁忌

薬物相互作用：メサドン(↑メサドンのクリアランス。アバカビル 600 mg 1 日 2 回で★)；エタノール(↑アバカビルの血中濃度と半減期。毒性上がるかも)；ジダノシン，ザルシタビン(膵炎のリスク増す)；ST 合剤(↑ラミブジン濃度)；ジドブジン(ZDV) (↑ジドブジン濃度)

副作用：アバカビルは重篤な過敏反応を起こすことがある(コメント参照)。通常，治療開始後 4 ～ 6 週間で起き，致死的なこともある。アバカビルの過敏症候群例は報告すること。過敏症

「通常投与量」は腎機能 / 肝機能が正常であることを前提にしたもの。

* 腎機能障害がある場合は，通常投与量投与後，CrCl に応じて維持量を投与する。透析患者では CrCl < 10 mL/ 分と同様に投与し，透析後，追加投与を透析直後に行う。各見出し語について詳しくは本文(170 ～ 172 ページ)を参照。

登録制度(Hypersensitivity Registry) 1-800-270-0425 まで(米国)。薬剤熱，皮疹，腹痛，下痢，悪心・嘔吐，食思不振，貧血，白血球減少，光過敏，うつ，不眠，虚弱，頭痛。咳，鼻症状，浮遊感(めまい)，末梢ニューロパチー，筋肉痛，↑ AST / ALT，高血糖，高中性脂肪血症，膵炎，乳酸アシドーシスと脂肪肝(まれだが，NRTI 使用では時に致死的に毒性だ)

アレルギーの可能性：高い(約 5%) (アバカビル) / 低い(ラミブジン)

妊娠時の安全性：C

コメント：食事と関係なく内服できる。HLA-B*5701 検査をしてからアバカビル，あるいはアバカビルを含む薬を用い，過敏反応のリスクを減らすこと。もし，過敏反応が起きたら即座に使用を中止し，二度と使わないこと。過敏反応が起きたら，あるいは過敏反応が除外できないとき(発熱，皮疹，倦怠感，悪心・嘔吐，下痢，腹痛，食思不振，呼吸器症状などかもしれない)は決してアバカビル硫酸塩・ラミブジンを再開してはならない。ジダノシンとの交差耐性の可能性。ラミブジンは ZDV 耐性が生じるのを防ぎ，ZDV 感受性を取り戻す。HIV と HBV 共感染の場合は治療中，治療後数か月間は肝機能を密にモニターする

髄液透過性：27 ～ 33% / 15%

★ 訳注：メサドン併用時のアバカビルの投与量。

文献：

Mallal S, Phillips E, Carosi G, et al. HLA-B*5701 screening for hypersensitivity to abacavir. N Engl J Med 358:568–79, 2008.

No authors listed. Two once-daily fixed-dose NRTI combination for HIV. Med Lett Drugs Ther. 47: 19–20, 2005.

Panel on Antiretroviral Guidelines for Adults and Adolescents. Guidelines for the use of antiretroviral agents in HIV-1-infected adults and adolescents. Department of Health and Human Services. March 27, 2013; 1–240. Available at **http://www.aidsinfo.nih.gov/contentfiles/lvguidelines/adultandadolescentgl.pdf**.

Sosa N, Hill-Zabala C, Dejesus E, et al. Abacavir and lamivudine fixed-dose combination tablet once daily compared with abacavir and lamivudine twice daily in HIV-infected patients over 48 weeks. J Acquir Immune Defic Syndr 40:422–7, 2005.

アバカビル＋ラミブジン＋ジドブジン abacavir ＋ lamivudine ＋ zidovudine Trizivir®

クラス：抗レトロウイルス薬，NRTI 合剤

通常投与量：HLA-B*5701 陰性患者に，Trizivir® 錠＝アバカビル 300 mg ＋ラミブジン 150 mg ＋ジドブジン 300 mg。経口 1 錠 1 日 2 回

剤形：錠剤：アバカビル 300 mg ＋ラミブジン 150 mg ＋ジドブジン 300 mg

薬物動態パラメータ：

- ピーク血中濃度 3 / 1.5 / 1.2 μg/mL
- バイオアベイラビリティー：86% / 86% / 64%
- 不変排泄(尿)：1.2% / 90% / 16%
- 血中半減期(正常 / ESRD)：(1.5 / 6 / 1.1) / (8 / 20 / 2.2)時間
- 血漿蛋白結合：30% / 36% / 20%
- 分布容積(V_d)：0.86 / 1.3 / 1.6 L/kg

主な排泄経路：肝臓 / 腎臓

投与量調節*

CrCl ＜ 50 mL/ 分	使用しない
血液透析後追加投与	使用しない
腹膜透析後追加投与	使用しない
CVVH 投与	使用しない
中等度から重度肝不全	推奨されない

薬物相互作用：amprenavir★，アトバコン(↑ジドブジン濃度)，クラリスロマイシン(↓ジドブジン濃度)，cidofovir(↑ジドブジン濃度，インフル様症状)，ドキソルビシン(好中球減少)，サニルブジン(ジドブジンとアンタゴニズム。併用を避ける)。ST 合剤(↑ラミブジンとジドブジン濃度)，ザルシタビン(↓ラミブジン濃度)

副作用：HLA-B*5701 検査をしてからアバカビル，あるいはアバカビルを含む薬を用い，過敏反応のリスクを減らすこと。もし，過敏反

「通常投与量」は腎機能 / 肝機能が正常であることを前提にしたもの。

* 腎機能障害がある場合は，通常投与量投与後，CrCl に応じて維持量を投与する。透析患者では CrCl ＜ 10 mL/ 分と同様に投与し，透析後，追加投与を透析直後に行う。各見出し語について詳しくは本文(170 ～ 172 ページ)を参照。

応が起きたら即座に使用を中止し，二度と使わないこと。過敏反応が起きたら，あるいは過敏反応が除外できないとき(発熱，皮疹，倦怠感，悪心・嘔吐，下痢，腹痛，食思不振，呼吸器症状などかもしれない)は，決してアバカビル硫酸塩 / ラミブジン / ジドブジンを再開してはならない。よくある副作用(> 5%)：悪心・嘔吐，下痢，食思不振，不眠，発熱・悪寒，頭痛，気分不良・倦怠感。その他(比較的まれ)：末梢ニューロパチー，ミオパチー，脂肪肝，膵炎。検査異常：軽度高血糖，貧血，肝機能異常，高中性脂肪血症，白血球減少

アレルギーの可能性：高い(約5%)

妊娠時の安全性：C

コメント：CrCl < 50 mL/分では使用しない。食事と関係なく内服できる。B型肝炎はラミブジン中止時に再発するかもしれない

★ 訳注：日本では，amprenavir(アンプレナビル)は販売中止。

文献：

Havlir DV, Lange JM. New antiretrovirals and new combinations. AIDS 12(Suppl A):S165–74, 1998.
Mallal S, Phillips E, Carosi G, et al. HLA-B*5701 screening for hypersensitivity to abacavir. N Engl J Med 358:568–79, 2008.
McDowell JA, Lou Y, Symonds WS, et al. Multiple-dose pharmacokinetics and pharmacodynamics of abacavir alone and in combination with zidovudine in human immunodeficiency virus-infected adults. Antimicrob Agents Chemother 44:2061–7, 2000.
Panel on Antiretroviral Guidelines for Adults and Adolescents. Guidelines for the use of antiretroviral agents in HIV-1-infected adults and adolescents. Department of Health and Human Services. March 27, 2013; 1–240. Available at **http://www.aidsinfo.nih.gov/contentfiles/lvguidelines/adultandadolescentgl.pdf**.
Three new drugs for HIV infection. Med Lett Drugs Ther 40:114–6, 1998.
Weverling GJ, Lange JM, Jurriaans S, et al. Alternative multidrug regimen provides improved suppression of HIV-1 replication over triple therapy. AIDS 12:117–22, 1998.

アデホビル ピボキシル adefovir dipivoxil ヘプセラ®

クラス：抗B型肝炎薬(NRTI)

通常投与量：10 mg 経口1日1回

剤形：錠剤 10 mg

薬物動態パラメータ：

- ピーク血中濃度：18 ng/mL
- バイオアベイラビリティー：59%
- 不変排泄(尿)：45%
- 血中半減期(正常 / ESRD)：7.5 / 9時間
- 血漿蛋白結合：4%
- 分布容積(V_d)：0.4 L/kg

主な排泄経路：腎臓

投与量調節*

CrCl ≧ 50 mL/分	10 mg 経口1日1回
CrCl 20～50 mL/分	10 mg 経口2日に1回
CrCl < 10～20 mL/分	10 mg 経口3日に1回
血液透析後追加投与	10 mg 経口7日に1回
腹膜透析後追加投与	情報なし
CVVH投与	情報なし
中等度から重度肝不全	変更なし

薬物相互作用：ラミブジン，ST合剤，アセトアミノフェン，イブプロフェンとの重大な相互作用なし

副作用：無力，頭痛，腹痛，悪心，腹満，下痢，消化不良

アレルギーの可能性：低い

妊娠時の安全性：C

コメント：食事と関係なく内服。CP450イソエンザイムを阻害しない。急にやめるとB型肝炎の増悪をきたすことがあるので避けること

髄液透過性：データなし

文献：

Buti M, Esteban R. Adefovir dipivoxil. Drugs of Today 39:127–35, 2003.
Cundy KC, Burditch-Crovo P, Walker RE, et al. Clinical pharmacokinetics of adefovir in human HIV-1 infected patients. Antimicrob Agents Chemother 35:2401–2405, 1995.
Davis GL. Update on the management of chronic hepatitis B. Rev Gastroenterol Disord 2:

「通常投与量」は腎機能 / 肝機能が正常であることを前提にしたもの。

* 腎機能障害がある場合は，通常投与量投与後，CrClに応じて維持量を投与する。透析患者ではCrCl < 10 mL/分と同様に投与し，透析後，追加投与を透析直後に行う。各見出し語について詳しくは本文(170～172ページ)を参照。

106–15, 2002.
Hadziyannis SJ, Tassopoulos NC, Heathcote E, et al. Adefovir dipivoxil for the treatment of hepatitis B e antigen-negative chronic hepatitis B. N Engl J Med 348:800–7, 2003.
Perrillo R, Schiff E, Yoshida E, et al. Adefovir for the treatment of lamivudine-resistant hepatitis B mutants. Hepatology 32:129–34, 2000.
Peters MG, Hann Hw H, Martin P, et al. Adefovir dipivoxil alone or in combination with lamivudine in patients with lamivudine-resistant chronic hepatitis B. Gastroenterology 126:90–101, 2004.

アタザナビル(硫酸塩)　atazanavir(ATV) レイアタッツ®

クラス：抗レトロウイルス薬，プロテアーゼ阻害薬

通常投与量：400 mg 経口1日1回。リトナビル 100 mg 経口1日1回と併用するときは300 mg 経口1日1回

剤形：カプセル 100 mg，150 mg，200 mg，300 mg

薬物動態パラメータ：

- ピーク血中濃度：3,152 ng/mL
- バイオアベイラビリティー：データなし
- 不変排泄(尿/糞便)：7%/20%
- 血中半減期(正常/ESRD)：7時間/データなし
- 血漿蛋白結合：86%
- 分布容積(V_d)：データなし

主な排泄経路：肝臓

投与量調節*

CrCl < 50 mL/分	データなし
血液透析後追加投与	データなし
腹膜透析後追加投与	データなし
CVVH 投与	データなし
中等度肝不全	300 mg 経口1日1回
重度肝不全	使用しない

抗レトロウイルス投与量調節

delavirdine	情報なし
ジダノシン	アタザナビル(ATV)を腸溶コーティングの(EC)ジダノシン2時間前か1時間後に投与
エファビレンツ	ブーストなしのATVとは併用しないこと。治療ナイーブな患者においては，ATV 400 mg ＋ RTV 100 mg 1日1回。治療経験のある患者では併用しないこと
インジナビル	併用を避けること
ロピナビル・リトナビル(LPV)	ATV 300 mg 1日1回 ＋ LPV/r 400/100 mg 1日2回
ネルフィナビル	情報なし
ネビラピン	(リトナビル併用あるなしにかかわらず)アタザナビルと併用しない
リトナビル(RTV)	アタザナビル 300 mg/日とリトナビル 100 mg/日を1日1回食事とともに
サキナビル	サキナビルソフトジェルの濃度を上げる。情報なし
リファンピシン	併用を避ける
リファブチン	150 mgを2日に1回か，週に3回
エトラビリン	(リトナビル併用あるなしにかかわらず)アタザナビルと併用しない
マラビロク(MVC)	MVC 150 mg 1日2回をATV ± RTV
ラルテグラビル	変更なし

薬物相互作用：制酸薬や腸溶コーティングをした薬品(↓アタザナビル濃度。アタザナビルを2時間前か1時間後に投与)。H_2ブロッカー(↓アタザナビル濃度。H_2ブロッカーを飲んでいる治療ナイーブな患者では，H_2ブロッカーの少なくとも2時間前か10時間後に食事とともにアタザナビル 400 mg 1日1回投与。あるいは，アタザナビル 300 mgとリトナビル 100 mgを食事とともに1日1回を，H_2ブロッカーとの時間間隔とは関係なしに内服。治療経験のある患者では，アタザナビル 300 mgとリトナビル 100 mgを1日1回，食事とともに

「通常投与量」は腎機能/肝機能が正常であることを前提にしたもの。
* 腎機能障害がある場合は，通常投与量投与後，CrClに応じて維持量を投与する。透析患者ではCrCl < 10 mL/分と同様に投与し，透析後，追加投与を透析直後に行う。各見出し語について詳しくは本文(170〜172ページ)を参照。

に，H_2ブロッカーを少なくとも2時間前か10時間後に)。抗不整脈薬(↑アミオダロン，全身投与のリドカイン，キニジン濃度。PR間隔の延長。抗不整脈薬の濃度をモニターすること)。抗うつ薬(↑三環系抗うつ薬，濃度をモニター)。カルシウムチャネル遮断薬(↑カルシウムチャネル遮断薬濃度，PR間隔延長，ジルチアゼムの投与量は半分に減らして注意すること，心電図モニターも考慮)。クラリスロマイシン〔↑クラリスロマイシンとアタザナビル濃度，投与量半減を検討。MAI(*Mycobacterium avium-intracellulare*)以外の感染ならば，他の抗菌薬を検討〕。シクロスポリン，シロリムス，タクロリムス(↑免疫抑制剤濃度。濃度をモニターのこと)。エチニルエストラジオール，norethindrone(↑経口避妊薬濃度，効果があるかぎり最小の避妊薬投与量を用いること)。ロバスタチン，シンバスタチン(ミオパチー，横紋筋融解症のリスク増す。併用を避けること)。シルデナフィル(↑シルデナフィル濃度。25 mg 2時間おき以上には内服しないこと)。タダラフィル(最大72時間で10 mg)。バルデナフィル(最大72時間で2.5 mg)。St. John's wort(併用を避けること)，ワルファリン〔↑ワルファリン濃度。プロトロンビン時間国際標準化比(prothrombin time-international normalized ratio：INR)をモニター〕。リバーロキサバン(↑リバーロキサバン濃度)。テノホビル(テノホビルがアタザナビルの全身への影響を減じてしまう。両者を併用する場合は，アタザナビル300 mgとリトナビル100 mgを1日1回使用すること)。

アタザナビルと併用すべきでない薬：alfuzosin，βブロッカー，シサプリド，ピモジド，リファンピシン，イリノテカン，ミダゾラム，トリアゾラム，ロバスタチン，シンバスタチン，ベプリジル，麦角派生物，インジナビル，プロトンポンプ阻害薬，St. John's wort

副作用：可逆的で無症候性の間接ビリルビン上昇が起こりうる。無症候性の投与量依存のPR間隔延長(24 msec程度)。PR間隔を延長しかねない薬との併用は注意すること(例：βブロッカー，ベラパミル，ジゴキシン)。高血糖や糖尿病のリスクを増すことがある。血友病(A, B)では出血のリスクが増すかもしれない。まれにStevens-Johnson症候群，多形滲出性紅斑，中毒性皮疹，薬疹，好酸球増加，全身症状症候群(drug rash, eosinophilia and systemic symptoms：DRESS)が報告されている

アレルギーの可能性：低い

髄液移行性：中等度

妊娠時の安全性：B

コメント：HBV，HCV感染がある場合は肝機能をモニター。400 mg(200 mg 2カプセル)を1日1回食事とともに

文献：

Colonno RJ, Thiry A, Limoli K, Parkin N. Activities of atazanavir (BMS-232632) against a large panel of Human Immunodeficiency Virus Type 1 clinical isolates resistant to one or more approved protease inhibitors. *Antimicrob Agents Chemother* 47: 1324–33, 2003.

Haas DW, Zala C, Schrader S, et al. Therapy with atazanavir plus saquinavir in patients failing highly active antiretroviral therapy: a randomized comparative pilot trial. *AIDS* 17: 1339–1349, 2003.

Havlir DV, O'Marro SD. Atazanavir: new option for treatment of HIV infection. *Clin Infect Dis* 38: 1599–604, 2004.

Jemsek JG, Arathoon E, Arlotti M, et al. Body fat and other metabolic effects of atazanavir and efavirenz, each administered in combination with zidovudine plus lamivudine, in antiretroviral-naïve HIV-infected patients. *Clin Infect Dis* 42:273–80, 2006.

Panel on Antiretroviral Guidelines for Adults and Adolescents. Guidelines for the use of antiretroviral agents in HIV-1-infected adults and adolescents. Department of Health and Human Services. March 27, 2013; 1–240. Available at **http://www.aidsinfo.nih.gov/contentfiles/lvguidelines/adultandadolescentgl.pdf**.

Piliero PJ. Atazanavir: a novel HIV-1 protease inhibitor. Expert Opin Investig Drugs 11:1295–301, 2002.

Sanne I, Piliero P, Squires K, et al. Results of a phase 2 clinical trial at 48 weeks (AI424-007): a dose-ranging, safety, and efficacy comparative trial of atazanavir at three doses in combination with didanosine and stavudine in antiretroviral-naïve subjects. *J Acquir Immune Defic Syndr* 32:18–29, 2003.

Wang F, Ross J. Atazanavir: a novel azapeptide inhibitor of

「通常投与量」は腎機能／肝機能が正常であることを前提にしたもの。

* 腎機能障害がある場合は，通常投与量投与後，CrClに応じて維持量を投与する。透析患者ではCrCl < 10 mL/分と同様に投与し，透析後，追加投与を透析直後に行う。各見出し語について詳しくは本文(170～172ページ)を参照。

HIV-1 protease. *Formulary* 38:691–702, 2003.

boceprevir
Victrelis®

クラス：抗 C 型肝炎薬(NS3 / 4A プロテアーゼ阻害薬)
通常投与量：800 mg 経口 1 日 3 回。食事とともに
剤形：カプセル 200 mg
薬物動態パラメータ：
- ピーク血中濃度：1,723 ng/mL
- バイオアベイラビリティー：研究なし
- 不変排泄(尿 / 糞便)：3% / 8%
- 血中半減期(正常 / ESRD)：3.4 時間 / データなし
- 血漿蛋白結合：75%
- 分布容積(V_d)：772 L

主な排泄経路：糞便
投与量調節*

CrCl 50 ～ 80 mL/ 分	変更なし
CrCl 30 ～ 49 mL/ 分	変更なし
CrCl < 30 mL/ 分	変更なし
ESKD 患者	変更なし
血液透析後追加投与	変更なし
腹膜透析後追加投与	データなし
CVVH 投与	データなし
軽度から中等度肝不全	変更なし
重度肝不全	変更なし

抗レトロウイルス投与量調節：HIV ARV との併用についてはデータに乏しい。ラルテグラビル・ベースが可能かもしれない
薬物相互作用：boceprevir は CYP3A4 / 5 と P- 糖蛋白(p-glycoprotein：P-gp)の強い阻害薬である。CYP3A4 / 5 や P- 糖蛋白(P-gp)で主に代謝される薬は，boceprevir 併用で大きな曝露になるかもしれない。boceprevir は CYP1A2，CYP2A6，CYP2B6，CYP2C8，CYP2C9，CYP2C19，CYP2D6，CYP2E1 を誘導したり阻害しない。boceprevir は主にアルドケトリダクターゼ(aldo-ketoreductase：AKR)によって代謝され，以下の薬と併用すると血中濃度が変化する：
↑抗不整脈薬，↑ジゴキシン，↑あるいは↓ワルファリン，↑トラゾドン，↑ desipramine★，↑クラリスロマイシン，↑カルバマゼピン(↓ boceprevir)，↑あるいは↓フェノバルビタール(↓ boceprevir)，↑あるいは↓フェニトイン(↓ boceprevir)，↓エスシタロプラム，↑抗真菌薬(ケトコナゾール，イトラコナゾール，posaconazole，ボリコナゾール(↑ boceprevir))，↑ colchicine，↑リファブチン(↓ boceprevir)，↑リファンピシン(↓ boceprevir)，↑アルプラゾラム，↑ミダゾラム，↑カルシウムチャネル遮断薬，変化なし デキサメタゾン(↓ boceprevir)，↑フルチカゾン，↑ブデソニド，↑ボセンタン，変化なし エファビレンツ(↓ boceprevir)，↑あるいは↓リトナビル(↓ boceprevir)，↑アトルバスタチン，↓エチニルエストラジオール，↑ドロスピレノン，↑シクロスポリン，↑シロリムス，↑タクロリムス，↑サルメテロール，↑あるいは↓メサドン，↑あるいは↓ブプレノルフィン，↑ PDE5(ホスホジエステラーゼ 5：phosphodiesterase 5)阻害薬(シルデナフィル 最大 48 時間で 25 mg，タダラフィル 最大 72 時間で 10 mg，バルデナフィル 最大 72 時間で 2.5 mg)
副作用：いちばん多い副作用は(臨床試験で> 35%の患者にみられた)，倦怠感，貧血，悪心，頭痛，味覚障害である。その他，臨床試験で報告された副作用を加えると，脱毛 22 ～ 27%，食思不振 25 ～ 26%，乾皮症 18 ～ 22%，下痢 25%，悪心 43 ～ 46%，味覚障害 35 ～ 44%，嘔吐 15 ～ 20%，口内乾燥 11 ～ 15%，貧血 45 ～ 50%，血小板減少< 1 ～ 4%，好中球減少 14 ～ 25%，関節痛 19 ～ 23%，無力症 15 ～ 21%，不眠 30 ～ 34%，倦怠感 55 ～ 58%，震え 33 ～ 34%
アレルギーの可能性：低い
妊娠時の安全性：B(リバビリンと併用するなら X)

「通常投与量」は腎機能 / 肝機能が正常であることを前提にしたもの。
* 腎機能障害がある場合は，通常投与量投与後，CrCl に応じて維持量を投与する。透析患者では CrCl < 10 mL/ 分と同様に投与し，透析後，追加投与を透析直後に行う。各見出し語について詳しくは本文(170 ～ 172 ページ)を参照。

コメント：食事や軽めのおやつとは7～9時間あけて内服する。HCVへの単剤治療はしてはならない。ペグインターフェロンアルファとリバビリンと併用せねばならない。boceprevirはHCVジェノタイプ1にのみ臨床的に有意な効果があり，他のジェノタイプの患者の治療に用いるべきではない。boceprevirの安全性や有効性は非代償性肝硬変患者(破壊された肝細胞の働きを，ほかの肝細胞が代償できない進行期)，臓器移植患者，HIVやHBV共感染のある患者では検証されていない。小児や妊婦でのboceprevirの臨床データは確たるものではない

髄液移行性：データなし

別名：SCH 503034

★訳注：日本では，desipramine(デシプラミン)は販売中止。

文献：

Product Information: VICTRELIS® oral capsules, boceprevir oral capsules. Merck & Co, Inc, Whitehouse Station, NJ, 2011.

Bacon BR, Gordon SC, Lawitz E, et al: Boceprevir for previously treated chronic HCV genotype 1 infection. N Engl J Med 2011; 364(13):1207–1217.

Poordad F, McCone J Jr, Bacon BR, et al: Boceprevir for untreated chronic HCV genotype 1 infection. N Engl J Med 2011; 364(13):1195–1206.

Kwo PY, Lawitz EJ, McCone J, et al. Efficacy of boceprevir, an NS3 protease inhibitor, in combination with peginterferon alfa-2b and ribavirin in treatment-naive patients with genotype 1 hepatitis C infection (SPRINT-1): an open-label, randomised, multicentre phase 2 trial. Lancet. Aug 28 2010;376(9742):705–716.

Foote BS, Spooner LM, Belliveau PP. Boceprevir: a protease inhibitor for the treatment of chronic hepatitis C. Ann Pharmacother. Sep 2011;45(9):1085–1093.

C Kasserra, E Hughes, M Treitel, et al. Clinical Pharmacology of BOC: Metabolism, Excretion, and Drug-Drug Interactions. 18th Conference on Retroviruses and Opportunistic Infections (CROI 2011). Boston. February 27–March 2, 2011. Abstract 118.

Ramanathan S, Mathias AA, German P, Kearney BP. Clinical pharmacokinetic and pharmacodynamic profile of the HIV integrase inhibitor elvitegravir. *Clinical pharmacokinetics*. Apr 2011;50(4):229–244.

de Kanter CT, Blonk MI, Colbers AP, Schouwenberg BJ, Burger DM. Lack of a Clinically Significant Drug-Drug Interaction in Healthy Volunteers Between the Hepatitis C Virus Protease Inhibitor Boceprevir and the HIV Integrase Inhibitor Raltegravir. *Clinical infectious diseases: an official publication of the Infectious Diseases Society of America*. Oct 19 2012.

Website: www.victrelis.com

ダルナビル(エタノール付加物) darunavir ethanolate(DRV) プリジスタ®

クラス：抗レトロウイルス薬，プロテアーゼ阻害薬

通常投与量：治療ナイーブ患者：800 mg(400 mg錠2錠)のダルナビル1日1回および100 mgのリトナビル経口1日1回。治療経験者：600 mg(600 mg錠1錠)のダルナビルを1日2回に，100 mgのリトナビル経口1日2回

剤形：錠剤 75 mg,150 mg,400 mg,600 mg,800 mg

薬物動態パラメータ：

- ピーク血中濃度：3,578 ng/mL
- バイオアベイラビリティー：37%(単独で)，82%(リトナビルともに)
- 不変排泄(尿/糞便)：7.7% / 41.2%
- 血中半減期(正常 / ESRD)：15時間 / 15時間
- 血漿蛋白結合：95%
- 分布容積(V_d)：研究なし

主な排泄経路：糞便 / 腎臓

投与量調節*

CrCl 50～80 mL/分	変更なし
CrCl 10～50 mL/分	変更なし
CrCl < 10 mL/分	変更なし
血液透析後追加投与	変更なし
腹膜透析後追加投与	変更なし
CVVH投与	変更なし
軽度肝不全	研究なし
中等度から重度肝不全	研究なし

「通常投与量」は腎機能 / 肝機能が正常であることを前提にしたもの。

* 腎機能障害がある場合は，通常投与量投与後，CrClに応じて維持量を投与する。透析患者ではCrCl < 10 mL/分と同様に投与し，透析後，追加投与を透析直後に行う。各見出し語について詳しくは本文(170～172ページ)を参照。

抗レトロウイルス投与量調節

エファビレンツ	変更なし
ネビラピン	変更なし
ジダノシン	ダルナビル投与1時間前か1時間後に
テノホビル	変更なし
ホスアンプレナビル	変更なし
インジナビル	情報なし
ロピナビル・リトナビル	併用しない
サキナビル	併用しない
リファブチン	150 mg 1日おきに
エトラビリン	変更なし
マラビロク	150 mg 1日2回
ラルテグラビル	変更なし

薬物相互作用：アルフゾシン，インジナビル，ケトコナゾール，ネビラピン，テノホビル(↑ダルナビル濃度)，ロピナビル・リトナビル，サキナビル，エファビレンツ(↓ダルナビル濃度)，ダルナビル / リトナビルとCYP3A依存の強い薬との併用，astemizole★1，シサプリド，ジヒドロエルゴタミン，エルゴノビン，エルゴタミン，メチルエルゴノビン，ミダゾラム，ピモジド，terfenadine★2，トリアゾラム(ダルナビルの濃度や効果を下げる懸念がある)。シルデナフィル，バルデナフィル，タダラフィル(↑PDE5阻害薬の濃度。シルデナフィルは48時間に25 mg以上使わないこと。バルデナフィルは72時間で2.5 mgを超えないこと。タダラフィルは72時間で10 mgを超えないこと)。リバーロキサバン(↑リバーロキサバン濃度)，ワルファリン(↑ワルファリン濃度。PT-INRをモニター)

副作用：下痢，悪心，頭痛，鼻咽頭炎

アレルギーの可能性：高い(コメント参照)

妊娠時の安全性：C

コメント：必ず食事とともに内服のこと。AUC(area under curve)，Cmax(最高血中濃度)がおよそ30%上がる。リトナビルとともに用いてバイオアベイラビリティーをブーストすること。ダルナビルはスルホンアミドの構成要素をもち，それはホスアンプレナビルやtipranavirも同様だ。サルファアレルギーのある患者には要注意。臨床試験では，この薬で7%に軽症から中等症の皮疹が起きているが，中止を必要とすることは少ない。しかし，重症皮疹(Stevens-Johnson症候群を含む)も報告されている

髄液移行性：データなし。

★1 訳注：日本では，astemizole(アステミゾール)は販売中止。

★2 訳注：日本では，terfenadine(テルフェナジン)は販売中止。

文献：

Clotet B, Bellos N, Moloina JM, et al. Efficacy and safety of darunavir-ritonavir at week 48 in treatment-experienced patients with HIV-1 infection in POWER 1 and 2: a pooled subgroup analysis of data from two randomised trials. *Lancet* 369:1169–78, 2007.

De Meyer SM, Spinosa-Guzman S, Vangeneugden TJ, et al. Efficacy of once-daily darunavir/ritonavir 800/100 mg in HIV-infected, treatment-experienced patients with no baseline resistance-associated mutations to darunavir. *J Acquir Immune Defic Syndr* 49(2):179–82, 2008.

De Meyer S, Azijn H, Surleraux D, et al. TMC114, a novel human immunodeficiency virus type 1 protease inhibitor active against protease inhibitor-resistant viruses, including a broad range of clinical isolates. *Antimicrob Agents Chemother* 49:2314–21, 2005.

Dominique L.N.G, Surleraux T, Abdellah Tahri T, et al. Discovery and selection of TMC114, a next generation HIV-I protease inhibitor. *J Med Chem* 48: 1813–22, 2005.

Grinsztejn, B. TMC114/r is well tolerated in 3-class-experienced patients: week 24 of POWER 1 (TMC114–C213). Tibotec Pharmaceuticals. Rio de Janerio, Brazil. Available from URL: www.tibotec.com

Katlama C. TMC114/r outperforms investigator-selected PI(s) in 3-class-experienced patients: week 24 primary efficacy analysis of POWER 1 (TMC114–C213). Tibotec Pharmaceuticals. Rio de Janerio, Brazil. Available from URL: www.tibotec.com

Madruga JV, Berger D, McMurchie M, et al. Efficacy and safety of darunavir-ritonavir compared with that of lopinavir-ritonavir at 48 weeks in treatment-experienced, HIV-infected patients in TITAN: a randomized controlled phase III trial. *Lancet* 370:3–5, 2007.

Ortiz R, Dejesus E, Khanlou H, et al. Efficacy and

「通常投与量」は腎機能 / 肝機能が正常であることを前提にしたもの。

* 腎機能障害がある場合は，通常投与量投与後，CrClに応じて維持量を投与する。透析患者ではCrCl < 10 mL/分と同様に投与し，透析後，追加投与を透析直後に行う。各見出し語について詳しくは本文(170～172ページ)を参照。

safety of once-daily darunavir/ritonavir versus lopinavir/ritonavir in treatment-naive HIV-1-infected patients at week 48 (ARTMIS). *AIDS* 2008;22(12): 1389–97.
Panel on Antiretroviral Guidelines for Adults and Adolescents. Guidelines for the use of antiretroviral agents in HIV-1-infected adults and adolescents. Department of Health and Human Services. March 27, 2013; 1–240. Available at **http://www.aidsinfo.nih.gov/contentfiles/lvguidelines/adultandadolescentgl.pdf**.
Product Information: PREZISTA(TM) oral tablets, darunavir oral tablets. Tibotec Therapeutics, Inc, Raritan, NJ, 2006.
Sorbera LA, Castaner J, Bayes M. Darunavir: Anti-HIV agent HIV protease inhibitor. Drugs of the Future. 30:441–449, 2005.
Website: www.prezista.com

デラビルジン★ delavirdine Rescriptor®

クラス：抗レトロウイルス薬，NNRTI
通常投与量：400 mg 経口 1 日 2 回
剤形：錠剤 100 mg, 200 mg
薬物動態パラメータ：
- ピーク血中濃度：35 μg/mL
- バイオアベイラビリティー：85%
- 不変排泄(尿)：5%
- 血中半減期(正常 / ESRD)：5.8 時間 / データなし
- 血漿蛋白結合：98%
- 分布容積(V_d)：0.5 L/kg

主な排泄経路：肝臓
投与量調節*

CrCl 50 ～ 80 mL/ 分	変更なし
CrCl 10 ～ 50 mL/ 分	変更なし
CrCl < 10 mL/ 分	変更なし
血液透析後追加投与	なし
腹膜透析後追加投与	なし
CVVH 投与	変更なし
中等度肝不全	情報なし
重度肝不全	使用に当たっては注意すること

抗レトロウイルス投与量調節

エファビレンツ	情報なし
インジナビル	インジナビルを 600 mg 1 日 3 回
ロピナビル・リトナビル	情報なし
ネルフィナビル	情報なし(好中球減少をモニターすること)
ネビラピン	情報なし
リトナビル	delavirdine：変更なし；リトナビル：情報なし
サキナビル(ソフトジェル)	サキナビル(ソフトジェル) 800 mg 1 日 3 回(トランスアミナーゼをモニターすること)
リファンピシン，リファブチン	併用を避けること
スタチン	推奨しない

薬物相互作用：抗レトロウイルス薬，リファブチン，リファンピシン(上記投与量調節参照)，astemizole，terfenadine，ベンゾジアゼピン，シサプリド，H_2 ブロッカー，プロトンポンプ阻害薬，麦角アルカロイド，キニジン，スタチン(可能なら使用を避ける)，カルバマゼピン，フェノバルビタール，フェニトイン(delavirdine 濃度を下げる可能性がある。抗けいれん薬濃度をモニターすること)，クラリスロマイシン，ダプソン(ジアフェニルスルホン)，ニフェジピン，ワルファリン(↑併用する薬濃度)，シルデナフィル(48 時間で 25 mg を超えないこと)，タダラフィル(最大 72 時間で 10 mg)，バルデナフィル(最大 72 時間で 2.5 mg)
副作用：薬剤熱，皮疹，Stevens-Johnson 症候群(まれ)，頭痛，悪心・嘔吐，下痢，AST / ALT 上昇
アレルギーの可能性：高い
妊娠時の安全性：C
コメント：食事と関係なく内服できるが，食事が吸収を 20% 落とす。100 mg 錠 4 錠を 100 mL 程度の水とかき混ぜてどろどろにして飲んでもよい。200 mg 錠はそのままの形で飲まねばならないので，経口液剤にしてはならない。ジダノシン(ddI)や制酸薬とは 1 時間あけ

「通常投与量」は腎機能 / 肝機能が正常であることを前提にしたもの。
* 腎機能障害がある場合は，通常投与量投与後，CrCl に応じて維持量を投与する。透析患者では CrCl < 10 mL/ 分と同様に投与し，透析後，追加投与を透析直後に行う。各見出し語について詳しくは本文(170 ～ 172 ページ)を参照。

て飲むこと

髄液移行性：0.4%

★訳注：日本では，delavirdine(デラビルジン)は販売中止。

文献：

Been-Tiktak AM, Boucher CA, Brun-Vezinet F, et al. Efficacy and safety of combination therapy with delavirdine and zidovudine: A European/Australian phase II trial. *Intern J Antimicrob Agents* 11:13–21, 1999.

Conway B. Initial therapy with protease inhibitor-sparing regimens: Evaluation of nevirapine and delavirdine. *Clin Infect Dis* 2:130–4, 2000.

Demeter LM, Shafer RW, Meehan PM, et al. Delavirdine susceptibilities and associated reverse transcriptase mutations in human immunodeficiency virus type 1 isolates from patients in a phase I/II trial of delavirdine monotherapy (ACTG260). *Antimicrob Agents Chemother* 44:794–7, 2000.

Justesen US, Klitgaard NA, Brosen K, et al. Dose-dependent pharmacokinetics of delavirdine in combination with amprenavir in healthy volunteers. *J Antimicrob Chemother* 54:206–10, 2004.

Panel on Antiretroviral Guidelines for Adults and Adolescents. Guidelines for the use of antiretroviral agents in HIV-1-infected adults and adolescents. Department of Health and Human Services. March 27, 2013; 1–240. Available at **http://www.aidsinfo.nih.gov/contentfiles/lvguidelines/adultandadolescentgl.pdf**.

ジダノシン　didanosine(ddI)
ヴァイデックス®

クラス：抗レトロウイルス薬，NRTI

通常投与量：

体重≧ 60 kg：400 mg 1日1回

体重< 60 kg：250 mg 1日1回

剤形：

ジェネリック★1：カプセル：徐放薬125 mg，200 mg，250 mg，400 mg

ヴァイデックスEC®：カプセル，徐放薬125 mg，200 mg，250 mg，400 mg

Videx®：口腔内崩壊錠 100 mg

Videx®小児用：粉末薬を経口液剤用に10 mg/mL

薬物動態パラメータ：

- ピーク血中濃度：29 μg/mL
- バイオアベイラビリティー：42%
- 不変排泄(尿)：60%
- 血中半減期(正常 / ESRD)：1.6時間 / 4.1時間
- 血漿蛋白結合：5%以下
- 分布容積(V_d)：1.1 L/kg

主な排泄経路：腎臓

投与量調節*：> 60 kg(< 60 kg)：

CrCl 39～59 mL/分	200 mg 1日1回(125 mg 1日1回)
CrCl 10～29 mL/分	125 mg 1日1回(125 mg 1日1回)
CrCl < 10 mL/分	125 mg 1日1回(推奨されない)
血液透析後追加投与	情報なし
腹膜透析後追加投与	100 mg 経口
CVVH 投与	150 mg 1日1回
中等度肝不全	変更なし
重度肝不全	変更なし

薬物相互作用：アルコール，ラミブジン，ペンタミジン，バルプロ酸(膵炎のリスク↑)；ダプソン，フルオロキノロン，ケトコナゾール，イトラコナゾール，テトラサイクリン(それぞれの薬の吸収が下がるため，ジダノシン投与2時間後に内服すること)。ダプソン，イソニアチド，メトロニダゾール，nitrofurantoin，サニルブジン，ビンクリスチン，ザルシタビン，神経毒性のある薬やニューロパチーの既往(ニューロパチーのリスク↑)；ダプソン ── ダプソンの吸収が下がり，ニューモシスチス肺炎(*Pneumocystis jirovecii*(*carinii*) pneumonia：PCP)のリスクが上がる ──；テノホビル(可能であれば，テノホビル併用は避ける。CD4反応が低下し，ウイルスの失敗のリスクが増す)。HIV感染者ではリバビリンは避けること

副作用：頭痛，うつ，悪心・嘔吐，腹部不快感 / 腹痛，下痢，薬剤熱 / 皮疹，貧血，白血球減少，

「通常投与量」は腎機能 / 肝機能が正常であることを前提にしたもの。

* 腎機能障害がある場合は，通常投与量投与後，CrCl に応じて維持量を投与する。透析患者では CrCl < 10 mL/分と同様に投与し，透析後，追加投与を透析直後に行う。各見出し語について詳しくは本文(170～172ページ)を参照。

血小板減少，肝毒性 / 肝壊死，膵炎(致死的なこともある。テノホビルの併用でリスクが増す)。中性脂肪増加，高尿酸血症，乳酸アシドーシス，リポアトロフィー，消耗，投与量依存性末梢ニューロパチー(≧ 0.06 mg/kg/日)，高血糖，肝硬変を伴わない門脈圧亢進症の報告も。脂肪肝に伴う乳酸アシドーシス(まれだが，NRTI使用では時に致死的なことも)；ジダノシンとサニルブジンを併用する妊婦ではリスクが増す

アレルギーの可能性：低い

妊娠時の安全性：B。胎児の膵炎のリスクが増す可能性があるので，妊娠時は避けたほうがよい

コメント：経口液剤と腸溶性徐放カプセルとして販売されている(ヴァイデックスEC® 400 mg 経口1日1回)。食前30分あるいは食後2時間で内服(食事は血中濃度を49%まで減らす)。アルコール性肝硬変や膵炎の既往がある患者では用いない。リバビリンには注意する。Na^+が1 gあたり11.5 mEq入っている。2006年2月に徐放錠は米国では製造中止となった★2

髄液移行性：20%

★1 訳注：日本には，ジェネリックなし。
★2 訳注：日本でも発売していない。

文献：

Barreiro P, Corbaton A, Nunez M, et al. Tolerance of didanosine as enteric-coated capsules versus buffered tablets. *AIDS Patient Care STDS* 18:329–31, 2004.

Hirsch MS, D'Aquila RT. Therapy for human immunodeficiency virus infection. *N Engl J Med* 328:1686–95, 1993.

HIV Trialists' Collaborative Group. Zidovudine, didanosine, and zalcitabine in the treatment of HIV infection: Meta-analyses of the randomised evidence. *Lancet* 353:2014–2025, 1999.

Montaner JS, Reiss P, Cooper D, et al. A randomized, double-blind trial comparing combinations of nevirapine, didanosine, and zidovudine for HIV-infected patients: The INCAS trial. Italy, the Netherlands, Canada and Australia Study. *J Am Med Assoc* 279:930–937, 1998.

Negredo E, Molto J, Munoz-Moreno JA, et al. Safety and efficacy of once-daily didanosine, tenofovir and nevirapine as a simplification antiretroviral approach. *Antivir Ther* 9:335–42, 2004.

Panel on Antiretroviral Guidelines for Adults and Adolescents. Guidelines for the use of antiretroviral agents in HIV-1-infected adults and adolescents. Department of Health and Human Services. March 27, 2013; 1–240. Available at **http://www.aidsinfo.nih.gov/contentfiles/lvguidelines/adultandadolescentgl.pdf**.

Perry CM, Balfour JA. Didanosine: An update on its antiviral activity, pharmacokinetic properties, and therapeutic efficacy in the management of HIV disease. *Drugs* 52:928–62, 1996.

Rathbun RC, Martin ES 3rd. Didanosine therapy in patients intolerant of or failing zidovudine therapy. *Ann Pharmacother* 26:1347–51, 1992.

ドルテグラビル dolutegravir
テビケイ®

クラス：HIV-1インテグラーゼ・ストランド移行阻害薬(integrase strand transfer inhibitor：INSTI)(インテグラーゼ阻害薬)

通常投与量：治療ナイーブ患者，あるいは治療経験者だがINSTIナイーブ。50 mg 1日1回。治療ナイーブ，あるいは治療経験者だがINSTIナイーブで，以下の強力なUGT1A / CYP3A誘導体と併用する場合。エファビレンツ，ホスアンプレナビル / リトナビル，tipranavir / リトナビル，リファンピシン：50 mg 1日2回，INSTI経験者でINSTI耐性関連突然変異があるか，臨床的にINSTI体制が疑われる場合，50 mg 1日2回。食事と関係なし

薬物動態パラメータ：50 mg 1日1回の場合

- ピーク血中濃度：3.67 μg/mL
- バイオアベイラビリティー：はっきりしない
- 不変排泄(尿 / 糞便)：31% / 53%
- 血中半減期：14時間
- 血漿蛋白結合：98.9%
- 分布容積(V_d)：17.4 L/kg
- 主な排泄経路：肝臓

肝・腎不全における投与量調節*

CrCl 50～80 mL/分	変更なし
CrCl 10～50 mL/分	変更なし
CrCl < 10 mL/分	変更なし

(次ページに続く)

「通常投与量」は腎機能 / 肝機能が正常であることを前提にしたもの。
* 腎機能障害がある場合は，通常投与量投与後，CrClに応じて維持量を投与する。透析患者ではCrCl < 10 mL/分と同様に投与し，透析後，追加投与を透析直後に行う。各見出し語について詳しくは本文(170～172ページ)を参照。

血液透析後追加投与	情報なし
腹膜透析後追加投与	情報なし
軽度から中等度肝不全	変更なし
重度肝不全	使用しないこと

抗レトロウイルス投与量調節：以下の強力なUGT1A / CYP3A誘導体と併用する場合：エファビレンツ，ホスアンプレナビル / リトナビル，tipranavir / リトナビル，リファンピシン：50 mg 1日2回，INSTI経験者でINSTI耐性関連突然変異があるか，臨床的にINSTI体制が疑われる場合，50 mg 1日2回

薬物相互作用：*in vivo*では，ドルテグラビルはOCT2(organic cation transporter 2)を阻害するために尿細管からのクレアチニン分泌を阻害する。ドルテグラビルはOCT2により排泄される薬の血中濃度を上げる可能性がある。すなわち，dofetilideやメトホルミンである。ドルテグラビルはdofetilideとの併用は避けるべきである。ドルテグラビルとメトホルミンの併用を開始する，あるいは中止する場合は注意深くモニターすることが推奨される。ドルテグラビルはエトラビリンと併用する場合は必ず，アタザナビル / リトナビル，ダルナビル / リトナビル，あるいはロピナビル / リトナビルと併用すること。リファンピシン，エファビレンツ，ホスアンプレナビル / リトナビル，tipranavir/リトナビルは，ドルテグラビルの代謝を誘導する。この場合，ドルテグラビル量50 mg 1日2回の使用が必要である。ドルテグラビルのフェニトイン，フェノバルビタール，カルバマゼピン，St. John's wortとの併用は，ドルテグラビルの血中濃度を下げるため行ってはならない。多価のカチオンを含む医薬品(例：Mg，Al，Fe，Ca)はドルテグラビルの吸収を阻害する。ドルテグラビルは多価のカチオンを含む医薬品をとる2時間前あるいは6時間後に内服すること

副作用：過敏反応(皮疹，全身症状，時に肝障害などの臓器障害などが特徴)が報告されている。過敏反応の発症が疑われた場合は，ドルテグラビルおよび他の疑わしい薬剤を即座に中止すること。中止の遅れは死に至ることもある。最もよくある，中等度あるいは強度の副作用で頻度が＞2%なのは不眠と頭痛である

アレルギーの可能性：低い

妊娠時の安全性：B。妊婦における経験値は乏しい。明らかに必要な場合以外は妊娠時は用いないこと

髄液移行性：治療ナイーブな被験者11人においては，ドルテグラビル50 mg 1日1回とアバカビル / ラミブジンの併用で，治療2週間後，ドルテグラビル投与後2～6時間の髄液濃度の中央値は，18 ng/mL(4～232 ng/mL)であった。この所見の臨床的意義は不明である。

文献：

Cahn, P, Pozniak AL, Mingrone H, et al. Once-daily dolutegravir versus raltegravir in antiretroviral-experienced, integrase-inhibitor-naive adults with HIV: week 48 results from the randomised, double-blind, non-inferiority SAILING study. *The Lancet* 382:700–708, 2013.

Raffi F, Rachlis A, Stellbrink HJ, et al. Once-daily dolutegravir versus raltegravir in antiretroviral-naive adults with HIV-1 infection: 48 week results from the randomised, double-blind, non-inferiority SPRING-2 study, *The Lancet* 381:735–743, 2013.

Walmsley SL, Antela A, Clumeck N, et al. Dolutegravir plus Abacavir–Lamivudine for the Treatment of HIV-1 Infection. *N Engl J Med* 369:1807–1818, 2013.

Product Information. TIVICAY (dolutegravir) oral tablets. ViiV Healthcare, Middlesex, United Kingdom, 2013.

エファビレンツ efavirenz(EFV) ストックリン®

クラス：抗レトロウイルス薬，NNRTI(非ヌクレオシド逆転写酵素阻害薬)

通常投与量：600 mg 1日1回(特に就寝前)

剤形：カプセル50 mg，200 mg，錠剤600 mg

薬物動態パラメータ：

- ピーク血中濃度：129 μg/mL
- バイオアベイラビリティー：食事で増加
- 不変排泄(尿)：14～34%
- 血中半減期(正常 / ESRD)：40～55時間 / データなし

「通常投与量」は腎機能 / 肝機能が正常であることを前提にしたもの。

* 腎機能障害がある場合は，通常投与量投与後，CrClに応じて維持量を投与する。透析患者ではCrCl＜10 mL/分と同様に投与し，透析後，追加投与を透析直後に行う。各見出し語について詳しくは本文(170～172ページ)を参照。

- 血漿蛋白結合：99%
- 分布容積(V_d)：データなし
- 主な排泄経路：肝臓

投与量調節*

CrCl < 60 mL/分	変更なし
血液透析後追加投与	なし
腹膜透析後追加投与	なし
CVVH投与	変更なし
中等度から重度肝不全	情報なし

抗レトロウイルス投与量調節

delavirdine	情報なし
インジナビル	インジナビル 1,000 mg 1日3回
ロピナビル/リトナビル(l/r)	l/r 533/133 mg 1日2回をPI経験者には検討
ネルフィナビル	変更なし
ネビラピン	併用しないこと
リトナビル	リトナビル 600 mg 1日2回(飲めないときは500 mg 1日2回)★
リファンピシン	変更なし
リファブチン	リファブチン 450～600 mg 1日1回か，600 mg週2～3回(ただし，これはPIと併用していない場合)
エトラビリン	併用しないこと
マラビロク	600 mg 1日2回
ラルテグラビル	変更なし

★訳注：このように書いてあるが，現実にはこのような併用の仕方はしないだろう。サキナビルは単一のPIとして併用しない。

薬物相互作用：抗レトロウイルス薬，リファブチン，リファンピシン(上記「投与量調節」参照)。astemizole，terfenadine，シサプリド，エルゴタミン，ミダゾラム，トリアゾラム(避けること)。カルバマゼピン，フェノバルビタール，フェニトイン(抗けいれん薬濃度をモニターすること。注意して用いる)。カスポファンギン(カスポファンギン濃度↓，カスポファンギンの効果が落ちるかもしれない)。メサドン，クラリスロマイシン(併用する薬の濃度が下がる，メサドンの投与量は効果をみて調節すること。クラリスロマイシンの代わりにアジスロマイシンの使用を検討すること)

副作用：薬剤熱/皮疹，中枢神経系症状〔悪夢，浮動感(めまい)，神経精神系症状，集中力低下，眠気〕，AST/ALT上昇，多形滲出性紅斑/Stevens-Johnson症候群(まれ)，カンナビノイドの検査で偽陽性が出ることがある

アレルギーの可能性：高い

妊娠時の安全性：D

コメント：皮疹や中枢神経症状は通常，2～4週間で消失する。就寝前に内服すること。脂質の多い食事の後で内服しないこと(50%濃度が上昇する)。600 mg錠剤の単剤投与が可能

髄液移行性：0.26～1.19%

文献：

Albrecht MA, Bosch RJ, Hammer SM, et al. Nelfinavir, efavirenz, or both after the failure of nucleoside treatment of HIV infection. *N Engl J Med* 345:398–407, 2001.

Gallant JE, DeJesus D, Arribas JR, et al. Tenofovir DF, emtricitabine, and efavirenz vs. zidovudine, lamivudine, and efavirenz for HIV. N Engl J Med 354:251–60, 2006.

Go JC, Cunha BA. Efavirenz. *Antibiotics for Clinicians* 5:1–8, 2001.

Haas DW, Fessel WJ, Delapenha RA, et al. Therapy with efavirenz plus indinavir in patients with extensive prior nucleoside reverse-transcriptase inhibitor experience: A randomized, double-blind, placebo-controlled trial. *J Infect Dis* 183:392–400, 2001.

la Porte CJ, de Graaff-Teulen MJ, Colbers EP, et al. Effect of efavirenz treatment on the pharmacokinetics of nelfinavir boosted by ritonavir in healthy volunteers. *Br J Clin Pharmacol* 58:632–40, 2004.

Marzolini C, Telenti A, Decosterd LA, et al. Efavirenz plasma levels can predict treatment failure and central nervous system side effects in HIV-1-infected patients. *AIDS* 15:71–5, 2001.

Negredo E, Cruz L, Paredes R, et al. Virological, immunological, and clinical impact of switching from protease inhibitors to nevirapine or to efavirenz in patients with human immunodeficiency virus infection and long-lasting viral suppression. *Clin Infect Dis* 34:504–510, 2002.

Panel on Antiretroviral Guidelines for Adults and Adolescents. Guidelines for the use of antiretroviral agents in HIV-1-infected adults and adolescents. Department of Health and Human Services.

「通常投与量」は腎機能/肝機能が正常であることを前提にしたもの。

* 腎機能障害がある場合は，通常投与量投与後，CrClに応じて維持量を投与する。透析患者ではCrCl < 10 mL/分と同様に投与し，透析後，追加投与を透析直後に行う。各見出し語について詳しくは本文(170～172ページ)を参照。

March 27, 2013; 1–240. Available at **http://www.aidsinfo.nih.gov/contentfiles/lvguidelines/adultandadolescentgl.pdf**.

エファビレンツ＋エムトリシタビン＋テノホビル(ジソプロキシルフマル酸塩) efavirenz + emtricitabine + tenofovir disoproxil fumarate
Atripla®

クラス：抗レトロウイルス薬

通常投与量：1錠(エファビレンツ 600 mg / エムトリシタビン 200 mg / テノホビル 300 mg)空腹時に1日1回経口

剤形：1錠に，エファビレンツ 600 mg，エムトリシタビン 200 mg，テノホビル ジソプロキシルフマル酸塩 300 mgを含む

薬物動態パラメータ：

- ピーク血中濃度：4.0 / 1.8 μg/mL，296 ng/mL
- バイオアベイラビリティー：報告なし / 93% / 25%
- 不変排泄：未変化体 < 1%，代謝産物 86%(尿) / 32%(糞便)
- 血中半減期(正常 / ESRD)：40〜55時間 / 血液透析時はおよそ10時間 / (10時間 / 延長する) / (17時間 / データなし)
- 血漿蛋白結合：99%/ < 4%/ < 0.7%
- 分布容積(V_d)：データなし / データなし / 1.2 L/kg

主な排泄経路：肝臓 / 腎臓 / 腎臓

投与量調節*

CrCl 50〜80 mL/分	変更なし
CrCl 10〜50 mL/分	使用を避けること
CrCl < 10 mL/分	使用を避けること
血液透析後追加投与	使用を避けること
腹膜透析後追加投与	使用を避けること
CVVH投与量	使用を避けること
軽度肝不全	情報なし
中等度から重度肝不全	情報なし

抗レトロウイルス投与量調節

ホスアンプレナビル / リトナビル	100 mg/日のリトナビルを追加する(リトナビルを1日300 mgにする)のがAtripla®とホスアンプレナビル / リトナビル1日1回を併用する際には推奨される。ホスアンプレナビル / リトナビル1日2回投与のときはリトナビル量は変更しない
アタザナビル	使用しない
インジナビル	インジナビル 1,000 mg 1日3回
ロピナビル / リトナビル	ロピナビル / リトナビルを600 / 150 mg(3錠)1日2回に増量
リトナビル	情報なし
サキナビル	使用しない
ジダノシン	使用しない
リファブチン	リファブチン 450〜600 mg 1日1回か，600 mg週2〜3回(ただし，これはPIと併用していない場合)
リファンピシン	変更なし

薬物相互作用：抗レトロウイルス薬，リファブチン(上記投与量調整参照)。astemizole，terfenadine，シサプリド，エルゴタミン，メチルエルゴノビン，ミダゾラム，トリアゾラム，St. John's wort(↓エファビレンツ濃度)，ボリコナゾール(↓ボリコナゾール濃度。避けること)；カスポファンギン(↓カスポファンギン濃度)；カルバマゼピン，フェノバルビタール，フェニトイン(抗けいれん薬濃度をモニターすること。注意して用いる。エファビレンツ濃度下がる可能性あり)；スタチン(スタチン濃度下がる恐れあり)；メサドン(↓メサドン濃度)；クラリスロマイシン(クラリスロマイシン濃度が下がり，効果が落ちる恐れあり，クラリスロマイシンの代わりにアジスロマイシンの使用を検討すること)

副作用：頭痛，下痢，悪心・嘔吐，腹部不快感，脂肪肝を伴う乳酸アシドーシス(まれだが

「通常投与量」は腎機能 / 肝機能が正常であることを前提にしたもの。

* 腎機能障害がある場合は，通常投与量投与後，CrClに応じて維持量を投与する。透析患者ではCrCl < 10 mL/分と同様に投与し，透析後，追加投与を透析直後に行う。各見出し語について詳しくは本文(170〜172ページ)を参照。

NRTI では，時に致死的なことも)，骨減少，皮疹，浮動感(めまい)，疲労，B 型肝炎再発，うつ，ビビッドな夢，腎機能低下

アレルギーの可能性：高い

妊娠時の安全性：D

コメント：皮疹や中枢神経症状は通常，数週間で消失する。就寝前，空腹時に内服すること。脂質の多い食事はエファビレンツ濃度が 50% アップする。けいれんの既往がある場合は注意(けいれんのリスク増す)。ラミブジン，ザルシタビン，アバカビル，そして，ジダノシンと交差耐性の可能性。DNA ポリメラーゼ γ と親和性は低い★。

髄液移行性：1% / データなし / データなし

★ 訳注：NRTI はヒトミトコンドリアの DNA ポリメラーゼ γ を阻害して，毒性を発揮することがある。テノホビルとエムトリシタビンはともに DNA ポリメラーゼ γ への親和性が低いために，毒性を発揮しにくいと考えられる。

文献：

Gallant JE, DeJesus E, Arribas JR, et al: Tenofovir DF, emtricitabine, and efavirenz vs. zidovudine, lamivudine, and efavirenz for HIV. N Engl J Med 354:251–260, 2006.

Izzedine H, Aymard G, Launay-Vacher V, et al. Pharmacokinetics of efavirenz in a patient on maintenance haemodialysis. AIDS 14:618–619.

Panel on Antiretroviral Guidelines for Adults and Adolescents. Guidelines for the use of antiretroviral agents in HIV-1-infected adults and adolescents. Department of Health and Human Services. March 27, 2013; 1–240. Available at **http://www.aidsinfo.nih.gov/contentfiles/lvguidelines/adultandadolescentgl.pdf**.

エルビテグラビル・コビシスタット・エムトリシタビン・テノホビル(ジソプロキシルフマル酸塩) elvitegravir / cobicistat / emtricitabine / tenofovir disoproxil fumarate スタリビルド®

クラス：抗レトロウイルス薬合剤

通常投与量：1 錠経口 1 日 1 回食事とともに(できれば高脂肪食と)

剤形：1 錠に 150 mg のエルビテグラビル，150 mg のコビシスタット，200 mg のエムトリシタビン，300 mg のテノホビル ジソプロキシルフマル酸塩が入っている

薬物動態パラメータ：

- ピーク血中濃度：1.7 / 1.1 / 1.9 / 0.45 μg/mL
- バイオアベイラビリティー：23 ～ 87%。高脂肪食で増加
- 不変排泄(尿)：6.7% / 8.2% / かなり / かなり
- 血中半減期(正常 / ESRD)：12.9 / 3.5 / 10 / 17 時間 / データなし
- 血漿蛋白結合：99% / 98% / 4% / 0.7%
- 分布容積(V_d)：データなし / データなし / データなし / 1.2 L/kg

主な排泄経路：肝臓および糞便 / 肝臓および糞便 / 腎臓 / 腎臓

投与量調節†

CrCl ＞ 70 mL/ 分	変更なし
CrCl 30 ～ 49 mL/ 分	推奨しない†
CrCl ＜ 30 mL/ 分	推奨しない†
ESKD	推奨しない†
血液透析後追加投与	推奨しない†
腹膜透析後追加投与	推奨しない†
CVVH 投与量	推奨しない†
軽度から中等度肝不全	変更なし
重度肝不全	研究なし

† 投与量が決められた錠剤での投与は CrCl ＜ 70 mL/ 分の患者では推奨されないが，個別の薬剤は別々に使用可能かもしれない。それぞれの薬剤の項参照。

抗レトロウイルス投与量調節：それぞれの薬剤の項参照

薬物相互作用：代謝に CYP3A 依存の大きな薬との併用は禁忌。血中濃度が上がり，重篤で致死的な副作用の可能性がある。

制酸薬(↓エルビテグラビル)，↑ alfuzosin，↑ミダゾラム，ピモジド，トリアゾラム，リファンピシン(↓エルビテグラビル)，↑シンバスタチン，↑アトルバスタチン，↑フルチカゾン，↑コルヒチン，アバナフィル(併用禁忌)，↑シ

「通常投与量」は腎機能 / 肝機能が正常であることを前提にしたもの。

* 腎機能障害がある場合は，通常投与量投与後，CrCl に応じて維持量を投与する。透析患者では CrCl ＜ 10 mL/ 分と同様に投与し，透析後，追加投与を透析直後に行う。各見出し語について詳しくは本文(170 ～ 172 ページ)を参照。

ルデナフィル(最大 48 時間で 25 mg)，↑タダラフィル，↑バルデナフィル，↑βブロッカー，↑選択的セロトニン再取り込み阻害薬(selective serotonin reuptake inhibitor：SSRI)，↑三環系抗うつ薬，↑ジゴキシン，↑あるいは↓ボリコナゾール，ケトコナゾール，イトラコナゾール(↑エルビテグラビル)，リバーロキサバン(↑リバーロキサバン)，ワルファリン(↑ワルファリン。PT-INR をモニター)

副作用：詳細については，それぞれの薬剤の項参照

・エルビテグラビル / コビシスタットでいちばん多く，発生率が 10%以上なのは，消化器症状(下痢，悪心)と腎(蛋白尿)である

・エムトリシタビンとテノホビル ジソプロキシルフマル酸塩でいちばん多いのは，下痢，悪心，倦怠感，頭痛，浮遊感(めまい)，うつ，不眠，異常な夢，乳酸アシドーシス，筋肉痛，骨密度低下，皮疹

アレルギーの可能性：低い

妊娠時の安全性：B

コメント：食事とともに(できれば高脂肪食と)内服。スタリビルド® の吸収は空腹時で 87%低下する。他の抗レトロウイルス薬，たとえば，リトナビルとの併用は推奨されない。腎毒性のある薬との併用，最近腎毒性のある薬を使用した場合はスタリビルド® を使用しないこと。HIV-1，HBV の共感染では，エムトリシタビンやテノホビル ジソプロキシフマル酸を急にやめての重篤な B 型肝炎急性増悪の報告がある。エルビテグラビル治療失敗だと，ラルテグラビル交差耐性が生じる可能性がある

髄液移行性：データなし

文献：

Product Information: STRIBILD(TM) oral tablets, elvitegravir cobicistat emtricitabine tenofovir disoproxil fumarate oral tablets. Gilead Sciences, Inc. (per manufacturer), Foster City, CA, 2012.

Sax PE, DeJesus E, Mills A, et al: Co-formulated elvitegravir, cobicistat, emtricitabine, and tenofovir versus co-formulated efavirenz, emtricitabine, and tenofovir for initial treatment of HIV-1 infection: a randomised, double-blind, phase 3 trial, analysis of results after 48 weeks. Lancet 2012; 379(9835):2439–2448.

DeJesus E, Rockstroh JK, Henry K, et al: Co-formulated elvitegravir, cobicistat, emtricitabine, and tenofovir disoproxil fumarate versus ritonavir-boosted atazanavir plus co-formulated emtricitabine and tenofovir disoproxil fumarate for initial treatment of HIV-1 infection: a randomised, double-blind, phase 3, non-inferiority trial. Lancet 2012; 379(9835):2429–2438

Ramanathan S, Mathias AA, German P, Kearney BP. Clinical pharmacokinetic and pharmacodynamic profile of the HIV integrase inhibitor elvitegravir. Clinical pharmacokinetics. Apr 2011;50(4):229–244

Website: https://www.stribild.com/

エムトリシタビン　emtricitabine(FTC)
エムトリバ®

クラス：抗レトロウイルス薬合剤，NRTI

通常投与量：200 mg 経口 1 日 1 回

剤形：カプセル 200 mg，経口液剤 10 mg/mL

薬物動態パラメータ：

- ピーク血中濃度：1.8 μg/mL
- バイオアベイラビリティー：93%
- 不変排泄(尿)：86%
- 血中半減期(正常 / ESRD)：10 時間 / 延長する
- 血漿蛋白結合：4%

主な排泄経路：腎臓

投与量調節*

CrCl > 50 mL/ 分	200 mg 経口 1 日 1 回
CrCl 30 ～ 49 mL/ 分	200 mg 経口 1 日おき
CrCl 15 ～ 29 mL/ 分	200 mg 経口 3 日に 1 回
CrCl < 15 mL/ 分	200 mg 経口 4 日に 1 回
血液透析時	200 mg 経口 4 日に 1 回
腹膜透析後追加投与	情報なし
CVVH 投与量	情報なし
中等度から重度肝不全	変更なし

薬物相互作用：インジナビル，サニルブジン，ジドブジン，ファムシクロビル，テノホビルと特別な相互作用なし

副作用：頭痛，下痢，悪心，皮疹，脂肪肝を伴う乳酸アシドーシス(まれだが，時に致死的)

「通常投与量」は腎機能 / 肝機能が正常であることを前提にしたもの。

* 腎機能障害がある場合は，通常投与量投与後，CrCl に応じて維持量を投与する。透析患者では CrCl < 10 mL/ 分と同様に投与し，透析後，追加投与を透析直後に行う。各見出し語について詳しくは本文(170 ～ 172 ページ)を参照。

アレルギーの可能性：低い
妊娠時の安全性：B
コメント：食事と関係なし。CYP450 酵素阻害なし。平均細胞内半減期は 39 時間。ラミブジンやザルシタビンと交差耐性の可能性あり。DNA ポリメラーゼガンマと親和性低い★
髄液移行性：データなし

★ 訳注：NRTI はヒトミトコンドリアの DNA ポリメラーゼ γ を阻害して，毒性を発揮することがある。エムトリシタビンはともに DNA ポリメラーゼ γ への親和性が低いために，毒性を発揮しにくいと考えられる。

文献：

Anderson PL. Pharmacologic perspectives for once-daily antiretroviral therapy. *Ann Pharmacother* 38:1924–34, 2004.
Benson CA, van der Horst C, Lamarca A, et al. A randomized study of emtricitabine and lamivudine in stable suppressed patients with HIV. *AIDS* 18:2269–2276, 2004.
Dando TM, Wagstaff AJ. Emtricitabine/tenofovir disoproxil fumarate. *Drugs* 64:2075–82, 2004.
Gallant JE, DeJesus D, Arribas JR, et al. Tenofovir DF, emtricitabine, and efavirenz vs. zidovudine, lamivudine, and efavirenz for HIV. *N Engl J Med* 354:251–60, 2006.
Lim SG, Ng TN, Kung N, et al. A double-blind placebo-controlled study of emtricitabine in chronic hepatitis B. *Arch Intern Med* 166:49–56, 2006.
Panel on Antiretroviral Guidelines for Adults and Adolescents. Guidelines for the use of antiretroviral agents in HIV-1-infected adults and adolescents. Department of Health and Human Services. March 27, 2013; 1–240. Available at **http://www.aidsinfo.nih.gov/contentfiles/lvguidelines/adultandadolescentgl.pdf**.
Saag MS. Emtricitabine, a new antiretroviral agent with activity against HIV and hepatitis B virus. *Clin Infect Dis* 42;128–31, 2006.

リルピビリン塩酸塩・エムトリシタビン・テノホビル(ジソプロキシルフマル酸塩) rilpivirine + emtricitabine + tenofovir disoproxil fumarate
コムプレラ®

クラス：抗レトロウイルス薬合剤
通常投与量：1 錠経口 1 日 1 回高脂肪食とともに
剤形：1 錠に 200 mg のエムトリシタビン，25 mg のリルピビリン，300 mg のテノホビル ジソプロキシルフマル酸塩が入っている
薬物動態パラメータ：
- ピーク血中濃度：1.8 μg/mL / 報告なし / 0.29 μg/mL
- バイオアベイラビリティー：93% / データなし / 25 ～ 39%
- 不変排泄(尿 / 便)：(86% / 6.1% / 32%) / (14% / 25% / データなし)
- 血中半減期(正常 / ESRD)：10 / 50 / 17 時間 / データなし
- 血漿蛋白結合：4% / 99.7% / 0.7%
- 分布容積(V_d)：データなし / データなし / 1.3 L/kg

主な排泄経路：腎臓 / 腎臓および糞便 / 腎臓
投与量調節†

CrCl 50 ～ 80 mL/ 分	変更なし
CrCl 30 ～ 49 mL/ 分	推奨しない†
CrCl < 30 mL/ 分	推奨しない†
血液透析後追加投与	推奨しない†
腹膜透析後追加投与	推奨しない†
CVVH 投与量	推奨しない†
軽度から中等度肝不全	変更なし
重度肝不全	研究なし

† 投与量が決められた錠剤での投与は CrCl < 50 mL/ 分の患者では推奨されないが，個別の薬剤は別々に使用可能かもしれない。それぞれの薬剤の項参照。

抗レトロウイルス投与量調節：個々の薬剤の項参照
薬物相互作用：個々の薬剤の項参照

「通常投与量」は腎機能 / 肝機能が正常であることを前提にしたもの。
* 腎機能障害がある場合は，通常投与量投与後，CrCl に応じて維持量を投与する。透析患者では CrCl < 10 mL/ 分と同様に投与し，透析後，追加投与を透析直後に行う。各見出し語について詳しくは本文(170 ～ 172 ページ)を参照。

副作用：個々の薬剤に関しては，それぞれの薬剤の項参照
- リルピビリンでいちばん多く，発生率が2%以上，グレード2～4なのは不眠と頭痛
- エムトリシタビンとテノホビル ジソプロキシルフマル酸塩でいちばん多い(≧10%)のは，下痢，悪心，倦怠感，頭痛，浮遊感(めまい)，うつ，不眠，異常な夢，皮疹

アレルギーの可能性：低い
妊娠時の安全性：B
コメント：食事とともに(できれば高脂肪食と)内服。リルピビリンの吸収は空腹時で約40%低下する。うつ病，情動不安，情動変動，ネガティブな思考，自殺企図，自殺念慮がリルピビリンで報告されており，重篤なうつ病患者では注意して用いる。HIV-1 RNAが治療開始時>10万コピー/mLでは，10万コピー以下の患者に比べて，ウイルスの失敗がよりみられる。リルピビリンでウイルスの失敗を経験した患者では，他のNNRTIやエムトリシタビン/ラミブジンの交差耐性のリスクの可能性がある
髄液移行性：データなし
文献：

Product Information: COMPLERA(TM) oral tablets, emtricitabine/rilpivirine/tenofovir disoproxil fumarate oral tablets. Gilead Sciences, Inc. (per Manufacturer), Foster City, CA, 2011.
Cohen CJ, Andrade-Villanueva J, Clotet B, et al: Rilpivirine versus efavirenz with two background nucleoside or nucleotide reverse transcriptase inhibitors in treatment-naive adults infected with HIV-1 (THRIVE): a phase 3, randomized, non-inferiority trial. Lancet 2011; 378(9787):229–237.
Molina JM, Cahn P, Grinsztejn B, et al: Rilpivirine versus efavirenz with tenofovir and emtricitabine in treatment-naive adults infected with HIV-1 (ECHO): a phase 3 randomized double-blind active-controlled trial. Lancet 2011; 378(9787):238–246.
Schrijvers R, Desimmie BA, Debyser Z. Rilpivirine: a step forward in tailored HIV treatment. Lancet. Jul 16 2011;378(9787):201–203.
Panel on Antiretroviral Guidelines for Adults and Adolescents. Guidelines for the use of antiretroviral agents in HIV-1-infected adults and adolescents. Department of Health and Human Services. March 27, 2013; 1–240. Available at **http://www.aidsinfo.nih.gov/contentfiles/lvguidelines/adultandadolescentgl.pdf.**
Website: http://www.complera.com/

エムトリシタビン・テノホビル(ジソプロキシルフマル酸塩) (emtricitabine + tenofovir disoproxil fumarate)
ツルバダ®

クラス：抗レトロウイルス薬，NRTI＋ヌクレオチドアナログ
通常投与量：1錠経口1日1回(1錠に200 mgのエムトリシタビンと300 mgのテノホビルが入っている)
剤形：1錠に200 mgのエムトリシタビン，300 mgのテノホビル ジソプロキシルフマル酸塩が入っている
薬物動態パラメータ：
- ピーク血中濃度：1.8 / 0.3 μg/mL
- バイオアベイラビリティー：93% / 27%空腹時(高脂肪食とともに39%)
- 不変排泄(尿)：(86% / 32%)
- 血中半減期(正常 / ESRD)：(10時間 / 延長する) / (17時間 / データなし)
- 血漿蛋白結合：4% / 0.7～7.2%
- 分布容積(V_d)：データなし / 1.3 L/kg

主な排泄経路：腎臓 / 腎臓
投与量調節*

CrCl ≧ 50 mL/分	変更なし
CrCl 30～49 mL/分	1錠経口1日おき
CrCl 15～29 mL/分	使用しない
CrCl < 15 mL/分	使用しない
血液透析後追加投与	使用しない
腹膜透析後追加投与	使用しない
CVVH投与量	使用しない
中等度から重度肝不全	変更なし

薬物相互作用：インジナビル，サニルブジン，ジドブジン，ファムシクロビル，ラミブジン，ロピナビル・リトナビル，エファビレンツ，メサドン，経口避妊薬と重大な相互作用なし
テノホビルは↑ジダノシン濃度。テノホビルは併用するとアタザナビル濃度も下げる。この場

「通常投与量」は腎機能/肝機能が正常であることを前提にしたもの。
* 腎機能障害がある場合は，通常投与量投与後，CrClに応じて維持量を投与する。透析患者ではCrCl < 10 mL/分と同様に投与し，透析後，追加投与を透析直後に行う。各見出し語について詳しくは本文(170～172ページ)を参照。

合の推奨量はアタザナビル 300 mg 1 日 1 回とリトナビル 100 mg 1 日 1 回

副作用：頭痛，下痢，悪心・嘔吐，消化器症状，皮疹，脂肪肝を伴う乳酸アシドーシス(まれだが，時に致死的なことも)

アレルギーの可能性：低い

妊娠時の安全性：B

コメント：食事と関係なく内服。CYP450 酵素を阻害しない。エムトリシタビンの平均細胞内半減期は 39 時間。ラミブジン，ザルシタビン，アバカビル，ジダノシンと交差耐性の可能性あり。DNA ポリメラーゼガンマと親和性低い★。ジダノシンと併用しない

髄液移行性：データなし

★ 訳注：NRTI はヒトミトコンドリアの DNA ポリメラーゼγを阻害して，毒性を発揮することがある。エムトリシタビンはともに DNA ポリメラーゼγへの親和性が低いために，毒性を発揮しにくいと考えられる。

文献：

Dando TM, Wagstaff AJ. Emtricitabine/tenofovir disoproxil fumarate. *Drugs* 64:2075–82, 2004.

Gallant JE, DeJesus D, Arribas JR, et al. Tenofovir DF, emtricitabine, and efavirenz vs. zidovudine, lamivudine, and efavirenz for HIV. *N Engl J Med* 354:251–60, 2006.

Panel on Antiretroviral Guidelines for Adults and Adolescents. Guidelines for the use of antiretroviral agents in HIV-1-infected adults and adolescents. Department of Health and Human Services. March 27, 2013; 1–240. Available at **http://www.aidsinfo.nih.gov/contentfiles/lvguidelines/adultandadolescentgl.pdf**.

Website: www.truvada.com

enfuvirtide(ENF)，T-20 Fuzeon®

クラス：抗レトロウイルス薬，フュージョンインヒビター

通常投与量：皮下に 90 mg を 1 日 2 回

剤形：皮下投与用の粉末を溶かして用いる：90 mg

薬物動態パラメータ：

- ピーク血中濃度：4.9 μg/mL
- バイオアベイラビリティー：84.3%
- 血中半減期(正常 / ESRD)：3.8 時間 / データなし
- 血漿蛋白結合：92%
- 分布容積(V_d)：5.5 L/kg

排泄の主な経路：代謝されることによる

投与量調節*

CrCl > 35 mL/ 分	変更なし
CrCl < 35 mL/ 分	データなし
血液透析後追加投与	データなし
腹膜透析後追加投与	データなし
CVVH 投与量	データなし
中等度から重度肝不全	データなし

薬物相互作用：他の抗レトロウイルス薬と重大な相互作用なし。CYP450 酵素を阻害しない

副作用：注射部位の局所反応はよくある。下痢，悪心，倦怠感が起きる可能性がある。検査異常では，軽度 / 一過性の好酸球増加。肺炎が起きることもあるが，原因ははっきりしない。薬剤のせいではないかもしれない。膵炎，筋肉痛，結膜炎(まれ)

アレルギーの可能性：過敏反応が起きることがある。発熱，悪寒，低血圧，皮疹，トランスアミナーゼ上昇などがみられる。過敏反応が起きたら再投与しないこと

妊娠時の安全性：B

コメント：enfuvirtide は HIV-1 が細胞に入るのを阻害する。HIV-1 と CD4 の細胞膜のフュージョン(融合)を，HIV-1 膜糖蛋白の gp41 サブユニットの HR1 に結合して阻害するのだ。NRTI，NNRTI，PI の相加的 / 相乗的効果があり，細胞培養では他の抗レトロウイルス薬と交差耐性がない。基本的なレジメンと比較すると，enfuvirtide は 24 週時点での CD4 を増加させ(71 vs. 35 /mm^3)，HIV-1 RNA を減らす($-1.52\ log_{10}$ vs. $-0.73\ log_{10}$ コピー /mL)。1.1 mL の蒸留水に混ぜてつくること。上腕や大腿前部，腹部に投与し，同じ部位に繰り返し投与しない。ほくろや瘢皮，あざの部分には注

「通常投与量」は腎機能 / 肝機能が正常であることを前提にしたもの。

* 腎機能障害がある場合は，通常投与量投与後，CrCl に応じて維持量を投与する。透析患者では CrCl < 10 mL/ 分と同様に投与し，透析後，追加投与を透析直後に行う。各見出し語について詳しくは本文(170 ～ 172 ページ)を参照。

射しないこと。投与量を調節したのち，すぐに使用するか再冷蔵して24時間以内に用いること(保存料は添加されていない)

文献：

Coleman CI, Musial, BL, Ross, J. Enfuvirtide: the first fusion inhibitor for the treatment of patients with HIV-1 infection. *Formulary* 38:204–222, 2003.

Kilby JM, Lalezari JP, Eron JJ, et al. The safety, plasma pharmacokinetics, and antiviral activity of subcutaneous enfuvirtide (T-20), a peptide inhibitor of gp41-mediated virus fusion, in HIV-infected adults. *AIDS Res Hum Retroviruses* 18:685–93, 2002.

Lalezari JP, Eron JJ, Carlson M, et al. A phase II clinical study of the long-term safety and antiviral activity of enfuvirtide-based antiretroviral therapy. *AIDS* 17:691–8, 2003.

Lalezari JP, Henry K, O'Hearn M, et al. TORO 1 Study Group. Enfuvirtide, an HIV-1 fusion inhibitor, for drug-resistant HIV infection in North and South America. *N Engl J Med* 348:2175–85, 2003.

Lazzarin A, Clotet B, Cooper D, et al. TORO 2 Study Group. Efficacy of enfuvirtide in patients infected with drug-resistant HIV-1 in Europe and Australia. *N Engl J Med* 348:2186–95, 2003.

Leao J, Frezzini C, Porter S. Enfuvirtide: a new class of antiretroviral therapy for HIV infection. *Oral Dis* 10:327–9, 2004.

Leen C, Wat C, Nieforth K. Pharmacokinetics of enfuvirtide in a patient with impaired renal function. *Clin Infect Dis* 4:339–55, 2004.

Panel on Antiretroviral Guidelines for Adults and Adolescents. Guidelines for the use of antiretroviral agents in HIV-1-infected adults and adolescents. Department of Health and Human Services. March 27, 2013; 1–240. Available at **http://www.aidsinfo.nih.gov/contentfiles/lvguidelines/adultandadolescentgl.pdf**.

エンテカビル　entecavir(ETV)
バラクルード®

クラス：抗B型肝炎薬，グアノシン・ヌクレオシドアナログ

通常投与量：ヌクレオシド治療ナイーブの患者。0.5 mgを空腹時に1日1回内服。ラミブジンを飲んでいるときB型肝炎ウイルス血症を起こした既往のある場合や，既知のラミブジン耐性突然変異がある場合，1 mg空腹時に1日1回内服

剤形：経口液剤 0.05 mg/mL，錠剤 0.5 mg，1 mg

薬物動態パラメータ：

- ピーク血中濃度：4.2 ng/mL(0.5 mgで)，8.2 ng/mL(1 mgで)
- バイオアベイラビリティー：ほぼ100%
- 不変排泄(尿)：62〜73%
- 血中半減期(正常 / ESRD)：128〜149時間 / データなし
- 血漿蛋白結合：13%
- 分布容積(V_d)：かなり組織に分布される

主な排泄経路：腎臓

投与量調節*

抗レトロウイルス薬投与量調節：なし

	治療ナイーブ(0.5 mg)	ラミブジンが効かない(1 mg)
CrCl＞50 mL/分以上	0.5 mg 1日1回	1 mg 1日1回
CrCl 30〜50 mL/分	0.25 mg 1日1回か，0.5 mgを1日おき	0.5 mg 1日1回か，1 mgを1日おき
CrCl 10〜30 mL/分	0.15 mg 1日1回か，0.5 mgを3日に1回	0.3 mg 1日1回か，1 mgを3日に1回
CrCl＜10 mL/分	0.05 mg 1日1回か，0.5 mgを7日に1回	0.1 mg 1日1回か，1 mgを7日に1回
血液透析後追加投与†	0.05 mg 1日1回か，0.5 mgを7日に1回	0.1 mg 1日1回か，1 mgを7日に1回
腹膜透析後追加投与†	0.05 mg 1日1回か，0.5 mgを7日に1回	0.1 mg 1日1回か，1 mgを7日に1回
CVVH投与	データなし	データなし
軽度から中等度肝不全	変更なし	変更なし
重度肝不全	変更なし	変更なし

† 透析日は透析後に投与すること。

薬物相互作用：エンテカビルは基本的に腎臓から排泄されるため，エンテカビルと腎機能を低下させる薬剤や，尿細管での分泌を競合する薬剤は，エンテカビルもしくは併用薬の血中濃度を上げるかもしれない。エンテカビルとラミブ

「通常投与量」は腎機能 / 肝機能が正常であることを前提にしたもの。

* 腎機能障害がある場合は，通常投与量投与後，CrClに応じて維持量を投与する。透析患者ではCrCl＜10 mL/分と同様に投与し，透析後，追加投与を透析直後に行う。各見出し語について詳しくは本文(170〜172ページ)を参照。

ジン，アデホビル ピボキシル，テノホビル ジソプロキシルフマル酸塩との併用は，重大な薬物相互作用を起こしてこなかった

副作用：市販後調査では，エンテカビル治療で皮疹が報告されている。肝腫大や脂肪肝を伴う乳酸アシドーシスが，主に女性で報告されている。これはヌクレオシドアナログ単剤投与でも，エンテカビルなどの抗レトロウイルス薬との併用でも同様であった。肥満や長期曝露がリスク因子である。消化器症状：悪心・嘔吐，下痢，消化不良が1%未満の患者で報告されている。神経症状：浮遊感(めまい)が3%，頭痛3%，不眠＜1%，眠気＜1%。腎症状：血尿9%。倦怠感 3%

アレルギーの可能性：低い。アナフィラキシー様の反応が市販後調査で報告されている

妊娠時の安全性：C

コメント：エンテカビルは空腹時，少なくとも食後2時間後かつ次の食事の2時間前に内服せねばならない。経口液剤は水や他の液体と混ぜないこと。HIV共感染では，エンテカビルは他のHIV治療を受けていない患者には推奨されていない。HIV NRTI耐性のリスクのためである。乳酸アシドーシスと重篤な肝腫大，脂肪肝が報告されており，死亡例もある。肥満，女性，長期投与，肝疾患の既知のリスク因子はリスクを増すかもしれない。乳酸アシドーシス，肝毒性の症状，徴候があれば，治療を中断すること。エンテカビルは強力かつ飲みやすい。耐性率もヌクレオシド / ヌクレオチドアナログナイーブな患者では，驚くほど低い

髄液移行性：データなし

コメント：エンテカビルはHIVのM184V突然変異を選択するかもしれない。そのため，抗レトロウイルス療法(antiretroviral therapy：ART)にのっていないHIV患者には禁忌である

文献：

Chang TT, Gish RG, deMan R, et al. A comparison of entecavir and lamivudine for HBeAg-positive chronic hepatitis B. *N Engl J Med* 354(10):1001–10, 2006.

Honkoop P, de Man RA. Entecavir: a potent new antiviral drug for hepatitis B. Expert Opin Investig *Drugs* 12(4):683–8, 2003.

Lai CL, Rosmawati M, Lao J. Entecavir is superior to lamivudine in reducing hepatitis B virus DNA in patients with chronic hepatitis B infection. *Gastroenterology* 123:1831–38, 2002.

Lai CL, Shouval D, Lok AS, et al. Entecavir versus lamivudine for patients with HBeAg-negative chronic hepatitis B. *N Engl J Med* 354(10):1011–20, 2006.

Product Information: BARACLUDE® oral tablets, solution, entecavir oral tablets, solution. Bristol-Myers Squibb, Princeton, NJ, 2008.

Sherman M, Yurdaydin C, Sollano J, et al. Entecavir for treatment of lamivudine-refractory, HBeAg-positive chronic hepatitis B. *Gastroenterology* 130(7):2039–49, 2006.

Tenney DJ, Levine SM, Rose RE, et al. Clinical emergence of entecavir-resistant hepatitis B virus requires additional substitutions in virus already resistant to lamivudine. *Antimicrob Agents Chemother* 48(9):3498–3507, 2004.

Website: www.baraclude.com

エトラビリン etravirine(ETR) インテレンツ®

クラス：抗レトロウイルス薬，NNRTI

通常投与量：200 mg 経口1日2回を食後に

剤形：錠剤 100 mg，200 mg

薬物動態パラメータ：

- ピーク血中濃度：296 ng/mL
- バイオアベイラビリティー：不明だが，食事で吸収は増す
- 不変排泄(糞便 / 尿)：81 ～ 86% / 0%
- 血中半減期(正常 / ESRD)：41時間 / 研究なし
- 血漿蛋白結合：99.9%
- 分布容積(V_d)：研究なし

主な排泄経路：糞便 93.7% / 腎臓 1.2%

投与量調節*

CrCl 50 ～ 80 mL/分	研究なし
CrCl 10 ～ 50 mL/分	研究なし
CrCl ＜ 10 mL/分	研究なし
血液透析後追加投与	変更なし
腹膜透析後追加投与	変更なし

(次ページに続く)

「通常投与量」は腎機能 / 肝機能が正常であることを前提にしたもの。

* 腎機能障害がある場合は，通常投与量投与後，CrClに応じて維持量を投与する。透析患者ではCrCl＜10 mL/分と同様に投与し，透析後，追加投与を透析直後に行う。各見出し語について詳しくは本文(170 ～ 172ページ)を参照。

CVVH 投与	研究なし
中等度から重度肝不全	変更なし
B型肝炎，C型肝炎との共感染	変更なし

抗レトロウイルス投与量調節

アタザナビル / リトナビル	使用しない
delavirdine	使用しない（↑エトラビリン）
エファビレンツ / ネビラピン	使用しない（↓エトラビリン）
ホスアンプレナビル / リトナビル	注意して用いる（↑ amprenavir）
ロピナビル・リトナビル	注意して用いる（↑エトラビリン）
リトナビル 600 mg 1日2回	使用しない（↓エトラビリン）
ダルナビル / リトナビル	変更なし
リファブチン，リファンピシン	使用しない（↓エトラビリン）
tipranavir / リトナビル	使用しない（↓エトラビリン）
サキナビル / リトナビル	変更なし
マラビロク	600 mg 1日2回
ラルテグラビル	変更なし

薬物相互作用：エトラビリンは肝酵素のCYP3A4，CYP2C9，CYP2C19の基質である。こうした酵素の阻害薬や誘導薬は，エトラビリンや併用薬の治療効果や副作用の出方を変えてしまう恐れがある。アミオダロン，ベプリジル，ジソピラミド，フレカイニド，リドカイン(全身投与)，メキシレチン，プロパフェノン，キニジン(↓抗不整脈薬濃度)；ワルファリン(↑ワルファリン濃度)；カルバマゼピン，フェノバルビタール，フェニトイン(↓エトラビリン濃度)；抗真菌薬(↑エトラビリン濃度) ― エトラビリンはイトラコナゾールやケトコナゾールの濃度を下げたり，ボリコナゾールの濃度を上げたりする。フルコナゾール，posaconazoleの濃度には影響しない。クラリスロマイシン(↑エトラビリン濃度，↓クラリスロマイシン濃度)，アトルバスタチン(↓アトルバスタチン濃度)，シルデナフィル(↓シルデナフィル濃度)，タダラフィル(↓タダラフィル濃度)，バルデナフィル(↓バルデナフィル濃度)。メサドン濃度にエトラビリンは影響しない

副作用：高血圧，皮疹，腹痛，悪心，下痢，肝酵素上昇(AST / ALT)，心筋梗塞，過敏反応

アレルギーの可能性：低い(＜2%)

妊娠時の安全性：B

コメント：重篤で致死的な皮膚反応が報告されている。Stevens-Johnson症候群，過敏反応，多形滲出性紅斑も。重篤な皮疹が生じたら治療を中止すること。治療ナイーブ患者の効果ははっきりしていない。食事とともに内服すること。食事で吸収は50%上がる

髄液移行性：データなし

文献：

Lazzarin A, Campbell T, Clotet B, et al. Efficacy and safety of TMC125 (etravirine) in treatment-experienced HIV-1-infected patients in DUET-2: 24-week results from a randomised, double-blind, placebo-controlled trial. *Lancet* 370: 39–48, 2007.

Madruga JV, Cahn P, Grinsztejn B, et al. Efficacy and safety of TMC125 (etravirine) in treatment-experienced HIV-1-infected patients in DUET-1: 24-week results from a randomised, double-blind, placebo-controlled trial. *Lancet* 370:29–38, 2007.

Panel on Antiretroviral Guidelines for Adults and Adolescents. Guidelines for the use of antiretroviral agents in HIV-1-infected adults and adolescents. Department of Health and Human Services. March 27, 2013; 1–240. Available at **http://www.aidsinfo.nih.gov/contentfiles/lvguidelines/adultandadolescentgl.pdf**.

Product Information: INTELENCE™ oral tablets, etravirine oral tablets. Tibotec Therapeutics, Inc., Raritan, NJ, 2008.

ホスアンプレナビル fosamprenavir (FPV) レクシヴァ®

クラス：抗レトロウイルス薬，プロテアーゼ阻害薬

「通常投与量」は腎機能 / 肝機能が正常であることを前提にしたもの。

* 腎機能障害がある場合は，通常投与量投与後，CrClに応じて維持量を投与する。透析患者ではCrCl＜10 mL/分と同様に投与し，透析後，追加投与を透析直後に行う。各見出し語について詳しくは本文(170～172ページ)を参照。

通常投与量：治療ナイーブ患者　1,400 mg 1日2回か，リトナビル 100〜200 mg を加えて1,400 mg 1日1回，もしくはリトナビル 100 mg とともに700 mg 1日2回
治療経験者(1日1回は推奨されない)：リトナビル 100 mg とともに700 mg 1日2回

薬物動態パラメータ：
- ピーク血中濃度　4.8 μg/mL
- バイオアベイラビリティー：データなし
- 不変排泄(尿)：1%
- 血中半減期(正常 / ESRD)：7時間 / データなし
- 血漿蛋白結合：90%
- 分布容積(V_d)：6.1 L/kg

主な排泄経路：肝臓

投与量調節＊

CrCl 50〜80 mL/分	変更なし
CrCl 10〜50 mL/分	変更なし
CrCl < 10 mL/分	変更なし
血液透析後追加投与	変更なし
腹膜透析後追加投与	変更なし
CVVH投与	変更なし
軽度から中等度肝不全	700 mg 経口1日2回(リトナビルと併用しない場合)。リトナビルと併用の場合はデータなし
重度肝不全(Child Pugh スコア9〜12)	使用しない

抗レトロウイルス投与量調節

ジダノシン	1時間あけて投与
delavirdine	併用しない
エファビレンツ	リトナビル 100 mg とともに，ホスアンプレナビル 700 mg 1日2回＋エファビレンツ ホスアンプレナビル 1,400 mg とリトナビル 200 mg を1日1回にエファビレンツ ホスアンプレナビル 1,400 mg 1日2回とのエファビレンツの併用についてはデータなし
インジナビル	情報なし
ロピナビル / リトナビル	併用しない
ネルフィナビル	情報なし
ネビラピン(NVP)	FPV 700mg ＋ RTV 100 mg 1日2回にNVP標準量
サキナビル	情報なし
リファンピシン	併用しない
リファブチン	リファブチンを50%減らすか，ホスアンプレナビルとリトナビル併用と合わせるときは75%減量。最大 150 mg 1日おき
エトラビリン	併用しない
マラビロク	150 mg 1日2回
ラルテグラビル	データなし

薬物相互作用：抗レトロウイルス薬調節については上記参照。麦角派生物，シサプリド，ミダゾラム，トリアゾラム，ピモジド，フレカイニド，プロパフェノンとは併用禁忌(ただし，リトナビルと投与するとき)。リファンピシン，ロバスタチン，シンバスタチン，St. John's wort，delavirdine と併用しない。アトルバスタチン，リファブチン，シルデナフィル，バルデナフィル，ケトコナゾール，イトラコナゾールと併用時は(併用薬のほうを)減量。併用薬の濃度モニター要：アミオダロン，全身投与のリドカイン，キニジン，ワルファリン(PT-INRをモニター)，リバーロキサバン(↑リバーロキサバン)，三環系抗うつ薬，シクロスポリン，タクロリムス，シロリムス，H_2ブロッカー，プロトンポンプ阻害薬は吸収に影響。シルデナフィル(48時間に25 mg以上用いないこと)。タダラフィル(最大 72時間で10 mg)，バルデナフィル(最大 72時間で2.5 mg)

副作用：皮疹，Stevens-Johnson症候群(まれ)，消化器症状，頭痛，うつ，下痢，高血糖(糖尿病増悪，新規発症糖尿病，糖尿病ケトアシドーシス(diabetic ketoacidosis：DKA)含む)，コレステロール / 中性脂肪上昇(冠動脈疾患や膵炎のリスク↑)，脂肪再分布，肝酵素異常(AST

「通常投与量」は腎機能 / 肝機能が正常であることを前提にしたもの。
＊　腎機能障害がある場合は，通常投与量投与後，CrClに応じて維持量を投与する。透析患者ではCrCl < 10 mL/分と同様に投与し，透析後，追加投与を透析直後に行う。各見出し語について詳しくは本文(170〜172ページ)を参照。

/ ALT)，血友病では出血リスク増も。心筋梗塞リスク増のリスク可能性あり

アレルギーの可能性：高い。ホスアンプレナビルはスルホンアミドである。サルファアレルギーでは注意して用いること

妊娠時の安全性：C

コメント：リトナビルとの併用が多い。食事と関係なく。ホスアンプレナビルはプロドラッグで，すみやかに加水分解されて，消化管上皮で吸収時に amprenavir になる。amprenavir は CYP3A4 を阻害する。ホスアンプレナビルはサルファ基をもっている(ダルナビル，tipranavir 同様)

文献：

Becker S, Thornton L. Fosamprenavir: advancing HIV protease inhibitor treatment options. *Expert Opin Pharmacother* 5:1995–2005, 2004.

Chapman TM, Plosker GL, Perry CM. Fosamprenavir: a review of its use in the management of antiretroviral therapy-naïve patients with HIV infection. *Drugs* 64:2101–24, 2004.

Lexiva (fosamprenavir) approved. *AIDS Treat News* 31;2, 2003.

Panel on Antiretroviral Guidelines for Adults and Adolescents. Guidelines for the use of antiretroviral agents in HIV-1-infected adults and adolescents. Department of Health and Human Services. March 27, 2013; 1–240. Available at **http://www.aidsinfo.nih.gov/contentfiles/lvguidelines/adultandadolescentgl.pdf**.

Rodriguez-French A, Boghossian J, Gray GE, et al. The NEAT study: a 48-week open-label study to compare the antiviral efficacy and safety of GW433908 versus nelfinavir in antiretroviral therapy-naïve HIV-1-infected patients. *J Acquir Immune Defic Syndr* 35:22–32, 2004.

インジナビル(硫酸塩) indinavir(IDV) クリキシバン®

クラス：抗レトロウイルス薬，プロテアーゼ阻害薬

通常投与量：800 mg 経口 1 日 3 回

剤形：カプセル 100 mg，200 mg，400 mg

薬物動態パラメータ：

- ピーク血中濃度：252 μg/mL
- バイオアベイラビリティー：65%(食事とともになら 77%)
- 不変排泄(尿)：< 20%
- 血中半減期(正常 / ESRD)：2 時間 / データなし
- 血漿蛋白結合：60%
- 分布容積(V_d)：データなし

主な排泄経路：肝臓

投与量調節*

CrCl 50 ～ 80 mL/ 分	変更なし
CrCl 10 ～ 50 mL/ 分	変更なし
CrCl < 10 mL/ 分	変更なし
血液透析後追加投与	なし
腹膜透析後追加投与	なし
CVVH 投与	変更なし
中等度肝不全	600 mg 経口 1 日 3 回
重度肝不全	400 mg 経口 1 日 3 回

抗レトロウイルス投与量調節

ジダノシン	1 時間あけて投与
delavirdine	インジナビル(IDV)を 600 mg 1 日 3 回
エファビレンツ	インジナビル 1,000 mg 1 日 3 回か，IDV 800 mg + RTV 100 ～ 200 mg 1 日 2 回
ロピナビル / リトナビル	インジナビル 600 mg 1 日 2 回
ネルフィナビル	データは乏しい。インジナビル 1,200 mg 1 日 2 回とネルフィナビル 1,250 mg 1 日 2 回
ネビラピン	インジナビル 1,000 mg 1 日 3 回か，IDV 800 mg + RTV 100 ～ 200 mg 1 日 2 回
リトナビル	インジナビル 800 mg にリトナビル 100 ～ 200 mg を 1 日 2 回。あるいはそれぞれ 400 mg を 1 日 2 回
サキナビル	情報なし
リファンピシン	併用しない
リファブチン	インジナビル 1,000 mg 1 日 3 回。リファブチン 150 mg 1 日 1 回か，300 mg を週に 2，3 回
エトラビリン	併用しない
マラビロク	150 mg 1 日 2 回

「通常投与量」は腎機能 / 肝機能が正常であることを前提にしたもの。

* 腎機能障害がある場合は，通常投与量投与後，CrCl に応じて維持量を投与する。透析患者では CrCl < 10 mL/ 分と同様に投与し，透析後，追加投与を透析直後に行う。各見出し語について詳しくは本文(170 ～ 172 ページ)を参照。

ラルテグラビル　データなし

薬物相互作用：抗レトロウイルス薬，リファブチン，リファンピシンについては上記参照。可能なら併用を避けること：astemizole，terfenadine，ベンゾジアゼピン，シサプリド，麦角アルカロイド，スタチン，St. John's wort。カルシウムチャネル遮断薬(↑カルシウムチャネル遮断薬濃度)，カルバマゼピン，フェノバルビタール，フェニトイン(↓インジナビル，↑抗けいれん薬濃度。濃度をモニター)，テノホビル(↓インジナビル濃度，↑テノホビル濃度)，クラリスロマイシン，エリスロマイシン，テリスロマイシン(↑インジナビルとマクロライド濃度)，ジダノシン(インジナビルを空腹時に。ジダノシンと1時間あけること)。エチニルエストラジオール，ノルエチンドロン(↑併用する薬の濃度。投与量調節は必要ない)，グレープフルーツジュース(↓インジナビル濃度)，イトラコナゾール，ケトコナゾール(↑インジナビル濃度)，シルデナフィル(↑あるいは↓シルデナフィル濃度。48時間以内に25 mg以上用いないこと)，タダラフィル(最大72時間で10 mg)，バルデナフィル(最大72時間で2.5 mg)。テオフィリン(↓テオフィリン濃度)，リバーロキサバン(↑リバーロキサバン)，ワルファリン(↑ワルファリン濃度。PT-INRをモニター)。フルチカゾン鼻腔スプレー(併用しないこと)

副作用：腎結石，悪心・嘔吐，下痢，貧血，白血球減少，頭痛，不眠，高血糖(糖尿病増悪，新規糖尿病発症，DKA含む)，肝酵素異常(AST/ALT)，間接ビリルビン上昇(薬剤誘発性Gilbert症候群のため。重大な問題ではない)。脂肪再分布，脂質異常(冠動脈疾患や膵炎のリスクを吟味すること)，腹痛，血友病では出血リスク増も。乾燥肌，口唇炎，爪周囲炎

アレルギーの可能性：低い

妊娠時の安全性：C

コメント：腎結石は適切な補水(毎日1～3 L)で予防，リスク最小限化は可能かもしれない。腎結石のリスクはアルコールで上がる。食事1時間前か2時間後に内服(スキムミルクやローファット食と飲んでもよい)。ジダノシン(ddI)とは1時間離して飲むこと

髄液移行性：16%

文献：

Acosta EP, Henry K, Baken L, et al. Indinavir concentrations and antiviral effect. *Pharmacotherapy* 19:708–712, 1999.

Antinori A, Giancola MI, Griserri S, et al. Factors influencing virological response to antiretroviral drugs in cerebrospinal fluid of advanced HIV-1-infected patients. *AIDS* 16:1867–76, 2002.

Deeks SG, Smith M, Holodniy M, et al. HIV-1 protease inhibitors: A review for clinicians. *JAMA* 277:145–53, 1997.

DiCenzo R, Forrest A, Fischl MA, et al. Pharmacokinetics of indinavir and nelfinavir in treatment-naïve, human immunodeficiency virus-infected subjects. *Antimicrob Agents Chemother* 48:918–23, 2004.

Go J, Cunha BA. Indinavir: A review. *Antibiotics for Clinicians* 3:81–87, 1999.

Justesen US, Andersen AB, Klitgaard NA, et al. Pharmacokinetic interaction between rifampin and the combination of indinavir and low-dose ritonavir in HIV-infected patients. *Clin Infect Dis* 38:426–9, 2004.

Kopp JB, Falloon J, Filie A, et al. Indinavir-associated intestinal nephritis and urothelial inflammation: clinical and cytologic findings. *Clin Infect Dis* 34:1122–8, 2002.

Meraviglia P, Angeli E, Del Sorbo F, et al. Risk factors for indinavir-related renal colic in HIV patients: predicative value of indinavir dose-body mass index. *AIDS* 16:2089–93, 2002.

McDonald CK, Kuritzkes DR. Human immunodeficiency virus type 1 protease inhibitors. Arch Intern Med 157:951–9, 1997.

Panel on Antiretroviral Guidelines for Adults and Adolescents. Guidelines for the use of antiretroviral agents in HIV-1-infected adults and adolescents. Department of Health and Human Services. March 27, 2013; 1–240. Available at **http://www.aidsinfo.nih.gov/contentfiles/lvguidelines/adultandadolescentgl.pdf**.

ラミブジン　lamivudine(3TC)
エピビル®

クラス：抗レトロウイルス薬，NRTI，抗ウイルス薬(B型肝炎ウイルス)

通常投与量：150 mg経口1日2回か，300 mg経口1日1回(HIVに)。100 mg経

「通常投与量」は腎機能 / 肝機能が正常であることを前提にしたもの。

* 腎機能障害がある場合は，通常投与量投与後，CrClに応じて維持量を投与する。透析患者ではCrCl < 10 mL/分と同様に投与し，透析後，追加投与を透析直後に行う。各見出し語について詳しくは本文(170～172ページ)を参照。

□1日1回(HBVに)

剤形★1：

Epivir® A/F：経口液剤 10 mg/mL
Epivir HBV®：経口液剤 5 mg/mL
Epivir®：経口液剤 10 mg/mL

ジェネリック★2：錠剤 150 mg, 300 mg

薬物動態パラメータ：

- ピーク血中濃度：1.5 μg/mL
- バイオアベイラビリティー：86%
- 不変排泄(尿)：71%
- 血中半減期(正常 / ESRD)：5～7時間 / 20時間
- 血漿蛋白結合：36%
- 分布容積(V_d)：1.3 L/kg

主な排泄経路：腎臓

投与量調節*

CrCl 30～50 mL/分	150 mg 経口1日1回
CrCl 15～30 mL/分	100 mg 経口1日1回
CrCl 5～15 mL/分	50 mg 経口1日1回
CrCl < 5 mL/分	25 mg 経口1日1回
血液透析後追加投与	情報なし
腹膜透析後追加投与	情報なし
CVVH投与	情報なし
中等度肝不全	変更なし
重度肝不全	情報なし

薬物相互作用：ジダノシン，ザルシタビン(膵炎のリスク増す)，ST合剤(↑ラミブジン濃度)，ジドブジン(↑ジドブジン濃度)

副作用：薬剤熱，皮疹 / 腹痛 / 下痢，悪心・嘔吐，貧血，白血球減少，光過敏，うつ，咳，鼻の諸症状，頭痛，浮遊感(めまい)，末梢ニューロパチー，膵炎，筋肉痛，脂肪肝を伴う乳酸アシドーシス(まれだが，時に致死的なことも)

アレルギーの可能性：低い

妊娠時の安全性：C

コメント：ジダノシンと交差耐性の可能性。ジドブジン耐性を防止し，ジドブジン感受性を回復させる。食事と関係なく。HBVにも効果的だが，ラミブジン治療をやめると再活性するかもしれない。コンビビル®，Trizivir®，エプジコム®にも入っている

髄液移行性：15%

★1 訳注：日本のエピビルは錠150と300。
★2 訳注：日本には，ジェネリックなし。

文献：

Benson CA, van der Horst C, Lamarca A, et al. A randomized study of emtricitabine and lamivudine in stable suppressed patients with HIV. *AIDS* 18:2269–76, 2004.

Eron JJ, Benoit SL, Jemsek J, et al. Treatment with lamivudine, zidovudine, or both in HIV-positive patients with 200 to 500 CD4 cells per cubic millimeter. *N Engl J Med* 333:1662–9, 1995.

Lai CI, Chien RN. Leung NW, et al. A one-year trial of lamivudine for chronic hepatitis B. *N Engl J Med* 339:61–8, 1998.

Lau GK, He ML, Fong DY, et al. Preemptive use of lamivudine reduces hepatitis B exacerbation after allogeneic hematopoietic cell transplantation. *Hepatology* 36:702–9, 2002.

Leung N. Lamivudine for chronic hepatitis B. *Expert Rev Anti Infect Ther* 2:173–80, 2004.

Liaw YF, Sung JY, Chow WC, et al. Lamivudine for patients with chronic hepatitis B and advanced liver disease. *N Engl J Med* 351:1521–31, 2004.

Lu Y, Wang B, Yu L, et al. Lamivudine in prevention and treatment of recurrent HBV after liver transplantation. *Hepatobiliary Pancreat Dis Int* 3:504–7, 2004.

Marrone A, Zampino R, D'Onofrio M, et al. Combined interferon plus lamivudine treatment in young patients with dual HBV (HbeAg positive) and HCV chronic infection. *J Hepatol* 41:1064–5, 2004.

Murphy RL, Brun S, Hicks C, et al. ABT-378/ritonavir plus stavudine and lamivudine for the treatment of antiretroviral-naïve adults with HIV-1 infection: 48-week results. *AIDS* 15:F1–9, 2001.

Panel on Antiretroviral Guidelines for Adults and Adolescents. Guidelines for the use of antiretroviral agents in HIV-1-infected adults and adolescents. Department of Health and Human Services. March 27, 2013; 1–240. Available at **http://www.aidsinfo.nih.gov/contentfiles/lvguidelines/adultandadolescentgl.pdf**.

Perry CM, Faulds D. Lamivudine. A review of its antiviral activity, pharmacokinetic properties and therapeutic efficacy in the management of HIV infection. *Drugs* 53:657–80, 1997.

Rivkina A, Rybalov S. Chronic hepatitis B: current and future treatment options. *Pharmacotherapy* 22:721–37, 2002.

Schmilovitz-Weiss H, Ben-Ari Z, Sikuler E, et al. Lamivudine treatment for acute severe hepatitis B: a pilot study. *Liver Int* 24:547–51, 2004.

「通常投与量」は腎機能 / 肝機能が正常であることを前提にしたもの。

* 腎機能障害がある場合は，通常投与量投与後，CrClに応じて維持量を投与する。透析患者ではCrCl < 10 mL/分と同様に投与し，透析後，追加投与を透析直後に行う。各見出し語について詳しくは本文(170～172ページ)を参照。

Staszewski S, Morales-Ramirez J, Trashima KT, et al. Efavirenz plus zidovudine and lamivudine, efavirenz plus indinavir, and indinavir plus zidovudine and lamivudine in the treatment of HIV-1 infection in adults. *N Engl J Med* 341:1865–1873, 1999.

ジドブジン・ラミブジン　zidovudine + lamivudine
コンビビル®

クラス：抗レトロウイルス薬，NRTI合剤

通常投与量：コンビビル®錠：ラミブジン150 mg＋ジドブジン300 mg。通常は1錠経口1日2回

剤形：錠剤 ラミブジン150 mgとジドブジン300 mg

薬物動態パラメータ：

- ピーク血中濃度：2.6 / 1.2 μg/mL
- バイオアベイラビリティー：82% / 60%
- 不変排泄(尿)：86% / 64%
- 血中半減期(正常 / ESRD)：(6 / 1.1)時間 / (20 / 2.2)時間
- 血漿蛋白結合：< 36% / < 38%
- 分布容積(V_d)：1.3 / 1.6 L/kg

主な排泄経路：腎臓

投与量調節*

CrCl 50〜80 mL/分	変更なし
CrCl 10〜50 mL/分	使用しない
CrCl < 10 mL/分	使用しない
血液透析後追加投与	使用しない
腹膜透析後追加投与	使用しない
CVVH投与	使用しない
中等度肝不全	使用しない
重度肝不全	使用しない

薬物相互作用：アトバコン(↑ジドブジン濃度)，サニルブジン(ジドブジンのアンタゴニストなので併用しない)。ガンシクロビル，ドキソルビシン(好中球減少)，tipranavir(↓ジドブジン濃度)，ST合剤合剤(↑ラミブジンとジドブジン濃度)，ビンカ・アルカロイド(好中球減少)

副作用：よくある(> 5%)：悪心・嘔吐，下痢，食思不振，不眠，発熱 / 悪寒，頭痛，気分不良 / 倦怠感。比較的まれ：末梢ニューロパチー，ミオパチー，脂肪肝，膵炎。検査異常：軽度高血糖，貧血，肝機能異常，中性脂肪高値，白血球減少

アレルギーの可能性：低い

妊娠時の安全性：C

髄液移行性：ラミブジン12%，ジドブジン60%

文献：

Drugs for AIDS and associated infections. *Med Lett Drug Ther* 35:79–86, 1993.
Hirsch MS, D'Aquila RT. Therapy for human immunodeficiency virus infection. *N Engl J Med* 328:1685–95, 1993.
McLeod GX, Hammer SM. Zidovudine: Five years later. *Ann Intern Med* 117:487–510, 1992.
Panel on Antiretroviral Guidelines for Adults and Adolescents. Guidelines for the use of antiretroviral agents in HIV-1-infected adults and adolescents. Department of Health and Human Services. March 27, 2013; 1–240. Available at **http://www.aidsinfo.nih.gov/contentfiles/lvguidelines/adultandadolescentgl.pdf**.
Staszewski S, Morales-Ramirez J, Trashima KT, et al. Efavirenz plus zidovudine and lamivudine, efavirenz plus indinavir, and indinavir plus zidovudine and lamivudine in the treatment of HIV-1 infection in adults. *N Engl J Med* 341:1865–1873, 1999.

ロピナビル・リトナビル　lopinavir + ritonavir(LPV / r)
カレトラ®

クラス：抗レトロウイルス薬，プロテアーゼ阻害薬合剤

通常投与量：治療ナイーブ患者400 / 10 mg(2錠か液剤5 mL)を1日2回か，800 / 200 mg(4錠か液剤10 mL)を1日1回。治療経験者：400 / 100 mg 1日2回。新しい錠剤はロピナビル200 mgにリトナビル50 mgが入っている。かつてのカプセル剤を継承した(ロピナビル133.3 mg＋リトナビル33.3 mg)。ピルバーデンも1日6カプセルから4錠に減った。経口液剤も存在する

剤形：経口液剤80 mg/mLのロピナビルと20 mg/mLのリトナビル。錠剤100 mgのロ

「通常投与量」は腎機能 / 肝機能が正常であることを前提にしたもの。
* 腎機能障害がある場合は，通常投与量投与後，CrClに応じて維持量を投与する。透析患者ではCrCl < 10 mL/分と同様に投与し，透析後，追加投与を透析直後に行う。各見出し語について詳しくは本文(170〜172ページ)を参照。

ピナビル＋25 mgのリトナビルか，200 mgのロピナビル＋50 mgのリトナビル

薬物動態パラメータ：

- ピーク血中濃度：9.6 / ≦1 μg/mL
- バイオアベイラビリティー：データなし
- 不変排泄(尿)：3%
- 血中半減期(正常 / ESRD)：5～6時間 / 5～6時間
- 血漿蛋白結合：99%
- 分布容積(V_d)：データなし / 0.44 L/kg

主な排泄経路：肝臓

投与量調節*

CrCl 50～80 mL/分	変更なし
CrCl 10～50 mL/分	変更なし
CrCl ＜ 10 mL/分	変更なし
血液透析後追加投与	なし
腹膜透析後追加投与	なし
CVVH投与	変更なし
中等度肝不全	変更なし
重度肝不全	使用しない

抗レトロウイルス投与量調節

ホスアンプレナビル	併用しない
delavirdine	情報なし
エファビレンツ	LPV / r錠 500 / 125 mgを1日2回。経口液剤 533 / 133 mg 1日2回
インジナビル	インジナビル 600 mg 1日2回
ネルフィナビル	エファビレンツと同じ
ネビラピン	エファビレンツと同じ
リファブチン	最大 150 mg 1日おきか，週3回
サキナビル	サキナビル 1,000 mg 1日2回
エトラビリン	変更なし
マラビロク	150 mg 1日2回
ラルテグラビル	データなし

薬物相互作用：抗レトロウイルス薬，リファブチンについては上記参照。可能なら併用を避けること：astemizole，terfenadine，ベンゾジアゼピン，シサプリド，エルゴタミン，フレカイニド，ピモジド，プロパフェノン，リファンピシン，スタチン，St. John's wort。テノホビル(↓ロピナビル濃度，↑テノホビル濃度)。経口避妊薬の効果が下がる。リトナビル単剤の場合に挙げられた薬物相互作用についてはデータに乏しい。リバーロキサバン(↑リバーロキサバン)，ワルファリン(↑ワルファリン。PT-INRをモニター)

副作用：下痢(とても多い)。頭痛，悪心・嘔吐，無力症，AST / ALT高値，肝障害，腹痛，膵炎，知覚障害，高血糖(糖尿病増悪，新規糖尿病，DKAを含む)，コレステロール / 中性脂肪上昇(冠動脈疾患や膵炎のリスクを評価)。CKや尿酸値上昇，脂肪再分布，血友病では出血リスク増も。経口液剤は42.4%のアルコールを含んでいる。PRやQTの延長の可能性がある。基礎疾患に器質的心疾患，伝導障害，虚血性心疾患，心筋症があるときは注意して用いること

アレルギーの可能性：低い

妊娠時の安全性：C

コメント：錠剤は冷蔵保存しなくてよいし，食事と関係なく内服できる。経口液剤では，ロピナビルの血中濃度は，脂質の多い食事で54%程度増加する。

文献：

Benson CA, Deeks SG, Brun SC, et al. Safety and antiviral activity at 48 weeks of lopinavir/ritonavir plus nevirapine and 2 nucleoside reverse-transcriptase inhibitors in human immunodeficiency virus type 1-infected protease inhibitor-experienced patients. *J Infect Dis* 185:599–607, 2002.

Manfredi R, Calza L, Chiodo F. First-line efavirenz versus lopinavir-ritonavir-based highly active antiretroviral therapy for naïve patients. *AIDS* 18:2331–2333, 2004.

Panel on Antiretroviral Guidelines for Adults and Adolescents. Guidelines for the use of antiretroviral agents in HIV-1-infected adults and adolescents. Department of Health and Human Services. March 27, 2013; 1–240. Available at **http://www.aidsinfo.nih.gov/contentfiles/lvguidelines/adultandadolescentgl.pdf**.

Riddler S, et al. Initial treatment for HIV infection—an embarrassment of riches. *N Engl J Med* 358(20):

「通常投与量」は腎機能 / 肝機能が正常であることを前提にしたもの。

* 腎機能障害がある場合は，通常投与量投与後，CrClに応じて維持量を投与する。透析患者ではCrCl＜10 mL/分と同様に投与し，透析後，追加投与を透析直後に行う。各見出し語について詳しくは本文(170～172ページ)を参照。

2095–2106. May 15, 2008.
Walmsley S, Bernstein B, King M, et al. Lopinavir-ritonavir versus nelfinavir for the initial treatment of HIV infection. *N Engl J Med* 346:2039–46, 2002.
Website: www.kaletra.com

マラビロク　maraviroc(MVC)　シーエルセントリ®

クラス：HIV-1 CC ケモカイン受容体(cellular chemokine receptor：CCR5)拮抗薬
通常投与量：150 mg，300 mg，あるいは 600 mg を 1 日 2 回経口。併用している薬による(下記参照)。CCR5 指向性のある HIV-1 に対して。150 mg 錠，300 mg 錠がある
剤形：150 mg および 300 mg 錠
薬物動態パラメータ：
- ピーク血中濃度：266 ～ 618 μg/mL
- バイオアベイラビリティー：23 ～ 33%
- 不変排泄(尿 / 糞便)：20% / 76%
- 血中半減期(正常 / ESRD)：14 ～ 18 時間 / 研究なし
- 血漿蛋白結合：76%
- 分布容積(V_d)：194 L/kg

主な排泄経路：糞便 / 腎臓
投与量調節*

CrCl 50 ～ 80 mL/ 分	変更なし
CrCl 10 ～ 25 mL/ 分	使用には注意
CrCl < 10 mL/ 分	使用には注意
血液透析後追加投与	情報なし
腹膜透析後追加投与	情報なし
CVVH 投与	情報なし
軽度肝不全	情報なし
中等度から重度肝不全	情報なし

抗レトロウイルス投与量調節

プロテアーゼ阻害薬(tipranavir / リトナビルを除く)，delavirdine，ケトコナゾール，イトラコナゾール，クラリスロマイシン，ネファゾドン，telithromycin	150 mg 経口 1 日 2 回
tipranavir / リトナビル，ネビラピン，すべての NRTI と enfuvirtide	300 mg 経口 1 日 2 回
エファビレンツ，リファンピシン，カルバマゼピン，フェノバルビタール，フェニトイン	600 mg 経口 1 日 2 回

薬物相互作用：マラビロクは CYP3A と P- 糖蛋白の基質であり，こうした酵素 / トランスポーターの阻害薬や誘導薬に影響されやすい
副作用：肝障害の報告がある。全身アレルギー反応(例：蕁麻疹様皮疹，好酸球増加，IgE 上昇)が肝障害の前に起きるかもしれない。ほかにも，咳，上気道症状，皮疹，発熱，浮動感(めまい)，腹痛，筋骨格系症状(関節痛，筋肉痛)。心筋梗塞や心筋虚血が臨床試験でく 2%だがみられている。起立性低血圧が特に重度の腎不全患者で
アレルギーの可能性：低い
妊娠時の安全性：B
コメント：治療経験のある成人患者で CCR5 指向性だけのある HIV-1 感染があり，かつ複数の抗レトロウイルス薬に耐性のある場合に適応がある。Trofile® フェノタイプ検査(Monogram で施行)が，CCR5 指向性のある HIV–1 感染(別名 “R5 ウイルス ”)を確認するのに必要だ★
髄液移行性：データなし

★ 訳注：Trofile® は Monogram Biosciences が提供するフェノタイム検査名。

文献：

Dorr P, Westby M, Dobbs S, et al. Maraviroc (UK-427, 857), a potent, orally bioavailable, and selective small-molecule inhibitor of chemokine receptor CCR5 with broad-spectrum anti-human immunodeficiency virus type 1 activity. *Antimicrob Agents Chemother* 49:4721–4732, 2005.
Gulick R. Maraviroc for previously treated patients with R5 HIV-1 infection. *N Engl J Med* 359(14):1429–41. Oct 2, 2008.
Fätkenheuer G. Subgroup analyses of maraviroc in previously treated R5 HIV-1 infection. *N Engl J Med* 359(14):1442–55. Oct 2, 2008.
Lederman MM, Penn-Nicholson A, Cho M, et al. Biology of CCR5 and its role in HIV infection and treatment.

「通常投与量」は腎機能 / 肝機能が正常であることを前提にしたもの。
* 腎機能障害がある場合は，通常投与量投与後，CrCl に応じて維持量を投与する。透析患者では CrCl < 10 mL/ 分と同様に投与し，透析後，追加投与を透析直後に行う。各見出し語について詳しくは本文(170 ～ 172 ページ)を参照。

JAMA 296:815–826, 2006.
Panel on Antiretroviral Guidelines for Adults and Adolescents. Guidelines for the use of antiretroviral agents in HIV-1-infected adults and adolescents. Department of Health and Human Services. March 27, 2013; 1–240. Available at **http://www.aidsinfo.nih.gov/contentfiles/lvguidelines/adultandadolescentgl.pdf**.
Product Information: SELZENTRY(R) oral tablets, maraviroc oral tablets. Pfizer Labs, New York, NY, 2007.
Website: www.selzentry.com

ネルフィナビル(メシル酸塩) nelfinavir (NFV)
ビラセプト®

クラス：抗レトロウイルス薬，プロテアーゼ阻害薬

通常投与量：1,250 mg 経口 1 日 2 回(625 mg を 2 錠)，食事とともに。あるいは 250 mg 5 錠。または，750 mg(250 mg 3 錠)1 日 3 回

剤形：経口粉末剤を液剤にして使う：50 mg/g。錠剤 250 mg，625 mg

薬物動態パラメータ：

- ピーク血中濃度：35 μg/mL
- バイオアベイラビリティー：20 ～ 80%
- 不変排泄(尿)：1 ～ 2%
- 血中半減期(正常 / ESRD)：4 時間 / データなし
- 血漿蛋白結合：98%
- 分布容積(V_d)：5 L/kg

主な排泄経路：肝臓

投与量調節*

CrCl 50 ～ 80 mL/ 分	変更なし
CrCl 10 ～ 50 mL/ 分	変更なし
CrCl < 10 mL/ 分	変更なし
血液透析後追加投与	なし
腹膜透析後追加投与	なし
CVVH 投与	変更なし
中等度肝不全	情報なし
重度肝不全	情報なし。使用には注意

抗レトロウイルス投与量調節

delavirdine	情報なし(好中球減少をモニター)
エファビレンツ	変更なし
インジナビル	データは乏しい。ネルフィナビル 1,250 mg 1 日 2 回に，インジナビル 1,200 mg 1 日 2 回
ロピナビル / リトナビル	ネルフィナビル 1,000 mg 1 日 2 回またはロピナビル / r を 600 / 150 mg 1 日 2 回
ネビラピン	変更なし
リトナビル	情報なし
サキナビル	サキナビル 1,200 mg 1 日 2 回
リファンピシン	併用しないこと
リファブチン	ネルフィナビル 1,250 mg 1 日 2 回，リファブチンは 150 mg 1 日 1 回か，300 mg 週 2, 3 回
エトラビリン	データなし
マラビロク	150 mg 1 日 2 回
ラルテグラビル	データなし

薬物相互作用：抗レトロウイルス薬，リファブチン，リファンピシンについては上記参照。可能なら併用避けること：アミオダロン，キニジン，astemizole，terfenadine，ベンゾジアゼピン，シサプリド，麦角アルカロイド，スタチン，St. John's wort。カルバマゼピン，フェニトイン，フェノバルビタール(↓ネルフィナビル濃度，↑抗けいれん薬濃度。モニターが必要)。カスポファンギン(↓カスポファンギン濃度，↓カスポファンギン効果の懸念も)。クラリスロマイシン，エリスロマイシン，telithromycin(↑ネルフィナビルとマクロライド濃度)。ジダノシン(食物との調整必要。ネルフィナビルを食物とともに，ジダノシンの 2 時間前，あるいは 1 時間後に)。イトラコナゾール，ボリコナゾール，ケトコナゾール(↑ネルフィナビル濃度)，ラミブジン(↑ラミブジン濃度)，メサドン(↑メサドン濃度の可能性)。経口避妊

「通常投与量」は腎機能 / 肝機能が正常であることを前提にしたもの。
* 腎機能障害がある場合は，通常投与量投与後，CrCl に応じて維持量を投与する。透析患者では CrCl < 10 mL/ 分と同様に投与し，透析後，追加投与を透析直後に行う。各見出し語について詳しくは本文(170 ～ 172 ページ)を参照。

薬，ジドブジン(↓ジドブジン濃度)。シルデナフィル(↑あるいは↓シルデナフィル濃度。48時間以内に25 mg以上用いないこと)。タダラフィル(最大 72時間で10 mg)。バルデナフィル(最大 72時間で2.5 mg)。リバーロキサバン(↑リバーロキサバン濃度)。ワルファリン(↑ワルファリン。PT-INRをモニター)

副作用：集中力低下，悪心，腹痛，分泌性下痢，AST / ALT高値，皮疹，コレステロール / 中性脂肪上昇(冠動脈疾患，膵炎のリスク評価)，脂肪再分布，高血糖(糖尿病増悪，新規糖尿病，DKAを含む)，血友病では出血リスク増も

アレルギーの可能性：低い

妊娠時の安全性：B

コメント：食事とともに内服(300%吸収が増す)。新しい625 mg錠がある

髄液移行性：髄液内に検出できない

文献：

Albrecht MA, Bosch RJ, Hammer SM, et al. Nelfinavir, efavirenz, or both after the failure of nucleoside treatment of HIV infection. *N Engl J Med* 345: 398–407, 2001.

Clotet B, Ruiz L, Martinez-Picado J, et al. Prevalence of HIV protease mutations on failure of nelfinavir-containing HAART: a retrospective analysis of four clinical studies and two observational cohorts. *HIV Clin Trials* 3:316–23, 2002.

Deeks SG, Smith M, Holodniy M, et al. HIV-1 protease inhibitors: A review for clinicians. *JAMA* 277: 145–53, 1997.

DiCenzo R, Forrest A, Fischl MA, et al. Pharmacokinetics of indinavir and nelfinavir in treatment-naïve, human immunodeficiency virus-infected subjects. *Antimicrob Agents Chemother* 48:918–23, 2004.

Go J, Cunha BA. Nelfinavir: a review. *Antibiotics for Clinicians* 4:17–23, 2000.

Kaul DR, Cinti SK, Carver PL, et al. HIV protease inhibitors: Advances in therapy and adverse reactions, including metabolic complications. *Pharmacotherapy* 19:281–98, 1999.

Panel on Antiretroviral Guidelines for Adults and Adolescents. Guidelines for the use of antiretroviral agents in HIV-1-infected adults and adolescents. Department of Health and Human Services. March 27, 2013; 1–240. Available at **http://www.aidsinfo.nih.gov/contentfiles/lvguidelines/adultandadolescentgl.pdf**.

Perry CM, Benfield P. Nelfinavir. *Drugs* 54:81–7, 1997.

Simpson KN, Luo MP, Chumney E, et al. Cost-effective of lopinavir/ritonavir versus nelfinavir as the first-line highly active antiretroviral therapy regimen for HIV infection. HIV Clin Trials 5:294–304, 2004.

Walmsley S, Bernstein B, King M, et al. Lopinavir-ritonavir versus nelfinavir for the initial treatment of HIV infection. *N Engl J Med* 346:2039–46, 2002.

Website: www.viracept.com

ネビラピン nevirapine(NVP)
ビラミューン®

クラス：抗レトロウイルス薬，NNRTI

通常投与量：200 mg経口1日1回を2週間。その後，200 mg経口1日2回に

剤形：

Viramune® O / S：液剤：50 mg/5 mL
ビラミューン®：錠剤 200 mg
Viramune® XR徐放剤 400 mg

ジェネリック★：200 mg錠

薬物動態パラメータ：

- ピーク血中濃度：0.9〜3.6 μg/mL
- バイオアベイラビリティー：90%
- 不変排泄(尿)：5%
- 血中半減期(正常 / ESRD)：40時間 / データなし
- 血漿蛋白結合：60%
- 分布容積(V_d)：1.4 L/kg

主な排泄経路：肝臓

投与量調節*

CrCl > 20 mL/分	変更なし
CrCl < 20 mL/分	変更なし。注意して用いる
血液透析後追加投与	200 mg
腹膜透析後追加投与	なし
CVVH投与	変更なし
中等度肝不全	注意して用いる
重度肝不全	使用しない

抗レトロウイルス投与量調節

delavirdine	情報なし
エファビレンツ	併用しないこと
インジナビル	インジナビル 1,000 mg 1日3回

(次ページに続く)

「通常投与量」は腎機能 / 肝機能が正常であることを前提にしたもの。

* 腎機能障害がある場合は，通常投与量投与後，CrClに応じて維持量を投与する。透析患者ではCrCl < 10 mL/分と同様に投与し，透析後，追加投与を透析直後に行う。各見出し語について詳しくは本文(170〜172ページ)を参照。

ロピナビル / リトナビル(l / r)	l / r を 600 / 150 mg 1 日 2 回を PI 経験者に検討
ネルフィナビル	情報なし
リトナビル	変更なし
サキナビル	情報なし
リファンピシン	推奨しない
リファブチン	注意して用いる
エトラビリン	併用しない
マラビロク(MVC)	PI なしなら，MVC 300 mg 1 日 2 回。PI と併用なら(ただし，tipranavir(TPV) / r は除く)，MVC 150 mg 1 日 2 回
ラルテグラビル	データなし

薬物相互作用：抗レトロウイルス薬，リファブチン，リファンピシンは上記参照。カルバマゼピン，フェノバルビタール，フェニトイン(抗けいれん薬濃度をモニター)。カスポファンギン(↓カスポファンギン濃度，効果も落ちるかもしれない)。エチニルエストラジオール(↓エチニルエストラジオール濃度。他の方法に変更あるいは追加を検討)。ケトコナゾール(併用を避ける)。ボリコナゾール(↑ネビラピン濃度)。メサドン(↓メサドン濃度。効果をみながら量を調節)。タクロリムス(↓タクロリムス濃度)

副作用：薬剤熱 / 皮疹(重症化することも。通常，開始 6 週以内に起きる)。Stevens-Johnson 症候群，AST / ALT 上昇，致死的肝炎，頭痛，下痢，白血球減少，口内炎，末梢ニューロパチー，感覚鈍麻。CD4 が男性で＞ 400/mm^3，女性で＞ 250/mm^3 だと**致死的肝炎**や Stevens-Johnson 症候群のリスクは増す。治療開始後 18 週間は密にモニターすること

アレルギーの可能性：高い

妊娠時の安全性：B

コメント：食事で吸収は影響されない。曝露後予防には用いないこと。致死的肝炎のリスクがある

髄液移行性：45%

★ 訳注：日本には，ジェネリックなし。

文献：

D'Aquila RT, Hughes MD, Johnson VA, et al. Nevirapine, zidovudine, and didanosine compared with zidovudine and didanosine in patients with HIV-1 infection. *Ann Intern Med* 124: 1019–30, 1996.

Hammer SM, Kessler HA, Saag MS. Issues in combination antiretroviral therapy: a review. *J Acquired Immune Defic Syndr* 7:24–37, 1994.

Havlir DV, Lange JM. New antiretrovirals and new combinations. *AIDS* 12:165–74, 1998.

Herzmann C, Karcher H. Nevirapine plus zidovudine to prevent mother-to-child transmission of HIV. *N Engl J Med* 351:2013–5, 2004.

Johnson S, Chan J, Bennett CL. Hepatotoxicity after prophylaxis with a nevirapine-containing antiretroviral regimen. *Ann Intern Med* 137:146–7, 2002.

Milinkovic A, Martinez E. Nevirapine in the treatment of HIV. *Expert Rev Anti Infect Ther* 2:367–73, 2004.

Montaner JS, Reiss P, Cooper D, et al. A randomized, double-blind trial comparing combinations of nevirapine, didanosine, and zidovudine for HIV-infected patients: the INCAS trial. Italy, the Netherlands, Canada and Australia Study. *J Am Med Assoc* 279:930–937, 1998.

Negredo E, Ribalta J, Paredes R, et al. Reversal of atherogenic lipoprotein profile in HIV-1 infected patients with lipodystrophy after replacing protease inhibitors by nevirapine. *AIDS* 16:1383–9, 2002.

Panel on Antiretroviral Guidelines for Adults and Adolescents. Guidelines for the use of antiretroviral agents in HIV-1-infected adults and adolescents. Department of Health and Human Services. March 27, 2013; 1–240. Available at **http://www.aidsinfo.nih.gov/contentfiles/lvguidelines/adultandadolescentgl.pdf**.

Weverling GJ, Lange JM, Jurriaans S, et al. Alternative multidrug regimen provides improved suppression of HIV-1 replication over triple therapy. *AIDS* 12:117–22, 1998.

Website: www.viramune.com

ラルテグラビル raltegravir(RAL) アイセントレス®

クラス：HIV-1 インテグラーゼ・ストランド移行阻害薬(INSTI)（インテグラーゼ阻害薬）

通常投与量：400 mg 経口 1 日 2 回

剤形：400 mg 錠

薬物動態パラメータ：

- ピーク血中濃度：6.5 μg/mL
- バイオアベイラビリティー：約 32%(20 ～ 43%)

「通常投与量」は腎機能 / 肝機能が正常であることを前提にしたもの。

* 腎機能障害がある場合は，通常投与量投与後，CrCl に応じて維持量を投与する。透析患者では CrCl ＜ 10 mL/ 分と同様に投与し，透析後，追加投与を透析直後に行う。各見出し語について詳しくは本文(170 ～ 172 ページ)を参照。

- 不変排泄(尿 / 糞便)：9% / 51%
- 血中半減期(正常 / ESRD)：9 ～ 12 時間 / データなし
- 血漿蛋白結合：83%
- 分布容積(V_d)：研究なし

主な排泄経路：糞便 / 腎臓

投与量調節*

CrCl 50 ～ 80 mL/ 分	変更なし
CrCl 10 ～ 50 mL/ 分	変更なし
CrCl < 10 mL/ 分	情報なし
血液透析後追加投与	情報なし
腹膜透析後追加投与	情報なし
CVVH 投与	情報なし
軽度から中等度肝不全	変更なし
重度肝不全	情報なし

抗レトロウイルス投与量調節

アタザナビル	変更なし
アタザナビル / リトナビル	変更なし
エファビレンツ	変更なし
リファンピシン	ラルテグラビル 800 mg 1 日 2 回
リトナビル	変更なし
テノホビル	変更なし
tipranavir / リトナビル	変更なし
エトラビリン	変更なし
ネビラピン	データなし
マラビロク	変更なし

薬物相互作用：リファンピシン(↓ラルテグラビル濃度。注意して用いる)，オメプラゾール(↑ラルテグラビル濃度。投与量調節は必要なし)，*in vitro* では，ラルテグラビルは CYP1A2, CYP2B6, CYP2CB, CYP2C9, CYP2C19, CYP2D6, CYP3A を阻害しない。CYP3A4 を誘導しない。加えて，ラルテグラビルは P- 糖蛋白経由の輸送も阻害しない。したがって，ラルテグラビルはこうした酵素や P- 糖蛋白の基質である薬の薬物動態には影響しないだろう。つまり，プロテアーゼ阻害薬，NNRTI，メサドン，オピオイド鎮痛薬，スタチン，アゾール系抗真菌薬，プロトンポンプ阻害薬，経口避妊薬，勃起障害治療薬，などである

副作用：悪心，頭痛，下痢，発熱

アレルギーの可能性：低い

妊娠時の安全性：C

コメント：食事と関係なく内服できる。CK 上昇，ミオパチー，横紋筋融解症の報告がある。ミオパチーや横紋筋融解症のリスクのある患者，こうした状況を起こす薬(スタチンなど)を併用している場合は注意。ラルテグラビルは治療ナイーブ，治療経験ありのどちらでも適応がある。複数の抗レトロウイルス薬に耐性の HIV-1 にも使える。治療経験がある場合でラルテグラビルを使うときは，ほかに活性のある薬を最低 2 剤加えること

髄液移行性：データなし

文献：

Cooper, OA. Subgroup and resistance analyses of raltegravir for resistant HIV-1 infection. *N Engl J Med* 359(4):355–65. Jul 24, 2008.

Eron JJ, Young B, Cooper DA, et al. Switch to a raltegravir-based regimen versus continuation of a lopinavir-ritonavir-based regimen in stable HIV-infected patients with suppressed viraemia (SWITCHMRK 1 and 2): two multicentre, double-blind, randomised controlled trials. *Lancet*. Jan 30; 375(9712):396–407.

Grinsztejn B, Nguyen BY, Katlama C, et al. Safety and efficacy of the HIV-1 integrase inhibitor raltegravir (MK-0518) in treatment-experienced patients with multidrug-resistant virus: a phase II randomised controlled trial. *Lancet* 369:1261–69, 2007.

Iwamoto M, Wenning LA, Nguyen BY, et al. Effects of omeprazole on plasma levels of raltegravir. *Clin Infect Dis*. Feb 15 2009;48(4):489–492.

Iwamoto M, Wenning LA, Petry AS, et al. Safety, tolerability, and pharmacokinetics of raltegravir after single and multiple doses in healthy subjects. *Clin Pharmacol Ther* 83:293–9, 2007.

Kassahun K, McIntosh I, Cui D, et al. Metabolism and Disposition in Humans of Raltegravir (MK-0518), an Anti-AIDS Drug Targeting the HIV-1 Integrase Enzyme. *Drug Metab Dispos Epub*: 1–28, 2007.

Lennox JL, DeJesus E, Lazzarin A, et al. Safety and efficacy of raltegravir-based versus efavirenz-based

「通常投与量」は腎機能 / 肝機能が正常であることを前提にしたもの。

* 腎機能障害がある場合は，通常投与量投与後，CrCl に応じて維持量を投与する。透析患者では CrCl < 10 mL/ 分と同様に投与し，透析後，追加投与を透析直後に行う。各見出し語について詳しくは本文(170 ～ 172 ページ)を参照。

combination therapy in treatment-naïve patients with HIV-1 infection: a multicentre, double-blind randomised controlled trial. *Lancet*. Sep 5 2009; 374(9692):796–806.
Markowitz M, Morales-Ramirez JO, Nguyen BY, et al. Antiretroviral activity, pharmacokinetics, and tolerability of MK-0518, a novel inhibitor of HIV-1 integrase, dosed as monotherapy for 10 days in treatment-naïve HIV-1-infected individuals. *J Acquir Immune Defic Syndr* 43:509–15, 2006.
Palmisano L, Role of integrase inhibitors in the treatment of HIV disease. *Expert Rev Anti Infect Ther* 5:67–75, 2007.
Panel on Antiretroviral Guidelines for Adults and Adolescents. Guidelines for the use of antiretroviral agents in HIV-1-infected adults and adolescents. Department of Health and Human Services. March 27, 2013; 1–240. Available at **http://www.aidsinfo.nih.gov/contentfiles/lvguidelines/adultandadolescentgl.pdf**.
Product Information. ISENTRESS oral tablets, raltegravir oral tablets. Merck & Co, Inc, Whitehouse Station, NJ, 2007.
Steigbigel RT. Raltegravir with optimized background therapy for resistant HIV-1 infection. *N Engl J Med* 359(4):339–54. Jul 24, 2008.
Wenning LA, Hanley WD, Brainard DM, et al. Effect of rifampin, a potent inducer of drug-metabolizing enzymes, on the pharmacokinetics of raltegravir. *Antimicrob Agents Chemother*. Jul 2009;53(7): 2852–2856.

リルピビリン(塩酸塩)　rilpivirine(RPV)　エジュラント®

クラス：抗レトロウイルス薬，NNRTI
通常投与量：25 mg 経口 1 日 1 回，食べ物とともに(治療ナイーブ)
剤形：25 mg 錠
薬物動態パラメータ：
- ピーク濃度に達する時間：4 ～ 5 時間
- AUC：2,397 ナノグラム × 時間 /mL
- バイオアベイラビリティー：不明
- 不変排泄(尿 / 糞便)：6.1% / 25%
- 血中半減期(正常 / ESRD)：50 時間 / データなし
- 血漿蛋白結合：99.7%(基本的にアルブミン)
- 分布容積(V_d)：研究なし

主な排泄経路：糞便

投与量調節*

CrCl 50 ～ 80 mL/ 分	変更なし
CrCl 30 ～ 49 mL/ 分	変更なし
CrCl < 30 mL/ 分	変更なし
ESKD	変更なし
血液透析後追加投与	変更なし
腹膜透析後追加投与	変更なし
CVVH 投与	変更なし
軽度から中等度肝不全	変更なし
重度肝不全	データなし。注意して用いる

抗レトロウイルス投与量調節：リルピビリンを他の NNRTI と併用することは推奨されない。ブーストした，あるいはブーストしていないプロテアーゼ阻害薬との併用では，投与量調節は必要ない

薬物相互作用：リルピビリンは基本的にチトクローム P450(CYP)3A に代謝される。CYP3A を誘導したり阻害する薬はリルピビリンの血中濃度に影響を与えうる。胃の pH を上げるような薬とリルピビリンを併用すると，リルピビリンの血中濃度が下がる。リルピビリンの血中濃度を下げかねない薬：制酸薬，シメチジン，ファモチジン，ラニチジン，エソメプラゾール，オメプラゾール，pantoparazole，ランソプラゾール，ラベプラゾール，ニザチジン，リファンピシン，リファペンチン，リファブチン，フェニトイン，フェノバルビタール，oxcarbazepine。リルピビリン血中濃度を上げかねない薬：ケトコナゾール，イトラコナゾール，ボリコナゾール，posaconazole，クラリスロマイシン，エリスロマイシン，troleandomycin。リルピビリンはメサドン濃度を下げるかもしれない。

副作用：皮疹 3%，リポジストロフィー，コレステロール / 中性脂肪上昇，悪心・嘔吐 < 1%，AST / ALT，ビリルビン上昇 < 2%，膜性糸球体腎炎 < 2%，メサンギウム増殖性糸球体腎炎 < 2%，血中クレアチニン上昇 < 1%，浮動感(めまい) / 頭痛 / 不眠 < 2%，うつ・

「通常投与量」は腎機能 / 肝機能が正常であることを前提にしたもの。
* 腎機能障害がある場合は，通常投与量投与後，CrCl に応じて維持量を投与する。透析患者では CrCl < 10 mL/ 分と同様に投与し，透析後，追加投与を透析直後に行う。各見出し語について詳しくは本文(170 ～ 172 ページ)を参照。

自殺念慮(まれ)。ビビッドな夢(まれ)

アレルギーの可能性：低い

妊娠時の安全性：B

コメント：できれば，脂肪の多い食事を完食しつつ内服する。空腹時だと吸収は 40%低下する。重症うつ患者では注意する。うつ，不快，大うつ病，情動変動，ネガティブな思考，自殺企図，自殺念慮がリルピビリンで報告されている。治療開始時の HIV-1 RNA ＞ 10 万コピーだと，10 万コピー以下の場合に比べてウイルスの失敗が多いことが臨床試験でわかっている。リルピビリンでウイルスの失敗を経験した患者では，他の NNRTI やエムトリシタビン / ラミブジンの交差耐性のリスクが高いかもしれない

髄液移行性：データなし

別名：TMC-278

文献：

Product Information: EDURANT(R) oral tablets, rilpivirine oral tablets. Tibotec Therapeutics, Raritan, NJ, 2011.

Cohen CJ, Andrade-Villanueva J, Clotet B, et al: Rilpivirine versus efavirenz with two background nucleoside or nucleotide reverse transcriptase inhibitors in treatment-naive adults infected with HIV-1 (THRIVE): a phase 3, randomized, non-inferiority trial. Lancet 2011; 378(9787):229–237.

Molina JM, Cahn P, Grinsztejn B, et al: Rilpivirine versus efavirenz with tenofovir and emtricitabine in treatment-naive adults infected with HIV-1 (ECHO): a phase 3 randomized double-blind active-controlled trial. Lancet 2011; 378(9787):238–246.

Schrijvers R, Desimmie BA, Debyser Z. Rilpivirine: a step forward in tailored HIV treatment. Lancet. Jul 16 2011;378(9787):201–203.

Panel on Antiretroviral Guidelines for Adults and Adolescents. Guidelines for the use of antiretroviral agents in HIV-1-infected adults and adolescents. Department of Health and Human Services. March 27, 2013; 1–240. Available at **http://www.aidsinfo.nih.gov/contentfiles/lvguidelines/adultandadolescentgl.pdf**.

Website: http://www.edurant-info.com/

リトナビル　ritonavir(RTV)
ノービア®

クラス：抗レトロウイルス薬，プロテアーゼ阻害薬

通常投与量：600 mg 経口 1 日 2 回(コメント参照)

剤形：カプセル(中は液体) 100 mg[★1]，経口液剤 80 mg/mL，錠剤(熱に安定) 100 mg

薬物動態パラメータ：

- ピーク血中濃度：11 μg/mL
- バイオアベイラビリティー：データなし
- 不変排泄(尿)：3.5%
- 血中半減期(正常 / ESRD)：4 時間 / データなし
- 血漿蛋白結合：99%
- 分布容積(V_d)：0.41 L/kg

主な排泄経路：肝臓

投与量調節*

CrCl 50 ～ 80 mL/ 分	変更なし
CrCl 10 ～ 50 mL/ 分	変更なし
CrCl ＜ 10 mL/ 分	変更なし
血液透析後追加投与	なし
腹膜透析後追加投与	なし
CVVH 投与	なし
中等度肝不全	変更なし
重度肝不全	変更なし。使用には注意

抗レトロウイルス投与量調節

アタザナビル	リトナビル 100 mg とアタザナビル 300 mg を 1 日 1 回，食べ物とともに
delavirdine	delavirdine：変更なし，リトナビル：情報なし
エファビレンツ	エファビレンツ 600 mg 1 日 2 回(飲めない場合は 500 mg 1 日 2 回)
インジナビル	リトナビル 100 ～ 200 mg ＋インジナビル 800 mg を 1 日 2 回か，それぞれ 400 mg を 1 日 2 回
ネルフィナビル	リトナビル 400 mg ＋ネルフィナビル 500 ～ 750 mg を 1 日 2 回
ネビラピン	変更なし

(次ページに続く)

「通常投与量」は腎機能 / 肝機能が正常であることを前提にしたもの。

* 腎機能障害がある場合は，通常投与量投与後，CrCl に応じて維持量を投与する。透析患者では CrCl ＜ 10 mL/ 分と同様に投与し，透析後，追加投与を透析直後に行う。各見出し語について詳しくは本文(170 ～ 172 ページ)を参照。

サキナビル	リトナビル 400 mg＋サキナビル 400 mg 1 日 2 回
ケトコナゾール	注意。ケトコナゾール 200 mg 1 日 1 回を超えないこと
リファンピシン	併用しない
リファブチン	150 mg 週 2, 3 回

薬物相互作用：抗レトロウイルス薬，リファブチン，リファンピシンについては上記参照。併用しない：アルプラゾラム，ジアゼパム，エスタゾラム，フルラゼパム，ミダゾラム，トリアゾラム，ゾルピデム，ペチジン，プロポキシフェン，ピロキシカム，キニジン，アミオダロン，encainide★2，フレカイニド，プロパフェノン，astemizole，ベプリジル，ブプロピオン，シサプリド，clorazepate，クロザピン，ピモジド，St. John's wort，terfenadine。アルフェンタニル，フェンタニル，hydrocodone，トラマドール，ジソピラミド，リドカイン，メキシレチン，エリスロマイシン，クラリスロマイシン，リバーロキサバン(↑リバーロキサバン)，ワルファリン(↑ワルファリン。PT-INR をモニター)，dronabinol，オンダンセトロン，メトプロロール，ピンドロール，プロプラノロール，チモロール，アムロジピン，ジルチアゼム，フェロジピン，isradipine，ニカルジピン，ニフェジピン，nimodipine，ニソルジピン，ニトレンジピン，ベラパミル，エトポシド，パクリタキセル，タモキシフェン，ビンブラスチン，ビンクリスチン，ロラタジン，三環系抗うつ薬，パロキセチン，nefazodone，セルトラリン，トラゾドン，fluoxetine，venlafaxine，フルボキサミン，シクロスポリン，タクロリムス，クロルプロマジン，ハロペリドール，ペルフェナジン，リスペリドン，チオリダジン，クロザピン，ピモジド，メタンフェタミン(↑併用する薬の濃度)。ボリコナゾール(↓ボリコナゾール濃度)，telithromycin(↑リトナビル濃度)，コデイン，hydromorphone，メサドン，モルヒネ，ケトプロフェン，ketorolac，ナプロキセン，diphenoxylate，経口避妊薬，テオフィリン(↓併用する薬の濃度)。カルバマゼピン，フェニトイン，フェノバルビタール，クロナゼパム，デキサメタゾン，プレドニゾロン(↓リトナビル濃度，↑併用する薬の濃度。抗けいれん薬の濃度をモニター)。メトロニダゾール(ジスルフィラム様反応)。テノホビル，タバコ(↓リトナビル濃度)。avanafil(併用しない)。シルデナフィル(48 時間で 25 mg 以上使わないこと)。タダラフィル(最大 72 時間で 10 mg)，バルデナフィル(最大 72 時間で 2.5 mg)。フルチカゾンとブデソニド(吸入)併用で，副腎異常(たとえば，Cushing 症候群のリスク)

副作用：食思不振，貧血，白血球減少，高血糖(糖尿病増悪，新規糖尿病，DKA を含む)，コレステロール / 中性脂肪上昇(冠動脈疾患や膵炎のリスクを評価)。脂肪再分配，CK 上昇，悪心・嘔吐，下痢，腹痛，口周囲 / 四肢の感覚鈍麻，AST / ALT 上昇，膵炎，味覚倒錯。血友病では出血リスク増も

アレルギーの可能性：低い

妊娠時の安全性：B

コメント：通常は低用量(100～200 mg/ 日)で用いて薬物の「ブースター」として他の PI と併用する。消化器症状は飲んでいるうちに減っていく。可能ならば，食事とともに内服すること。血中濃度が 15%上がり，消化器副作用が減る。投与増量法：1～2 日目 300 mg 1 日 2 回，3～5 日目 400 mg 1 日 2 回，6～13 日目 500 mg 1 日 2 回，14 日目 600 mg 1 日 2 回。ジダノシンとは 2 時間離して飲むこと。気温 25.6℃以上になるときはカプセル剤は冷蔵庫に保管すること(経口液剤はこの限りではない)。錠剤は冷蔵してはならない。熱に安定だからである。錠剤とカプセルは同等ではなく，錠剤に変更したときに消化器症状が出る患者もいる★3

髄液移行性：＜ 10%

★ 1 訳注：日本にカプセルはない。
★ 2 訳注：日本では，不整脈のため 1991 年販売

「通常投与量」は腎機能 / 肝機能が正常であることを前提にしたもの。
* 腎機能障害がある場合は，通常投与量投与後，CrCl に応じて維持量を投与する。透析患者では CrCl ＜ 10 mL/ 分と同様に投与し，透析後，追加投与を透析直後に行う。各見出し語について詳しくは本文(170～172 ページ)を参照。

中止。

★3 訳注：日本では錠剤のみで，リトナビルをブースター以外に用いることもまずないだろうが，本文は歴史的な先人，患者の苦労を共有するためにあえて残した。

文献：

Cameron DW, Japour AJ, Xu Y, et al. Ritonavir and saquinavir combination therapy for the treatment of HIV infection. *AIDS* 13:213–24, 1999.

Deeks SG, Smith M, Holodniy M, et al. HIV-1 protease inhibitors: a review for clinicians. *JAMA* 277: 145–53, 1997.

Kaul DR, Cinti SK, Carver PL, et al. HIV protease inhibitors: advances in therapy and adverse reactions, including metabolic complications. *Pharmacotherapy* 19:281–98, 1999.

Lea AP, Faulds D. Ritonavir. *Drugs* 52:541–6, 1996.

McDonald CK, Kuritzkes DR. Human immunodeficiency virus type 1 protease inhibitors. *Arch Intern Med* 157:951–9, 1997.

Panel on Antiretroviral Guidelines for Adults and Adolescents. Guidelines for the use of antiretroviral agents in HIV-1-infected adults and adolescents. Department of Health and Human Services. March 27, 2013; 1–240. Available at **http://www.aidsinfo.nih.gov/contentfiles/lvguidelines/adultandadolescentgl.pdf**.

Piliero PJ. Interaction between ritonavir and statins. *Am J Med* 112:510–1, 2002.

Rathbun RC, Rossi DR. Low-dose ritonavir for protease inhibitor pharmacokinetic enhancement. *Ann Pharmacother* 36:702–6, 2002.

Shepp DH, Stevens RC. Ritonavir boosting of HIV protease inhibitors. *Antibiotics for Clinicians* 9:301–11, 2005.

Website: www.TreatHIV.com

サキナビル　saquinavir(SQV)
インビラーゼ®

クラス：抗レトロウイルス薬，プロテアーゼ阻害薬

通常投与量：リトナビル 100 mg とともに 1,000 mg 経口1日2回(コメント参照)，あるいはリトナビル 400 mg に加えて 400 mg 経口1日2回

剤形：カプセル 200 mg，錠剤 500 mg

薬物動態パラメータ：

- ピーク血中濃度：0.07 μg/mL
- バイオアベイラビリティー：ハードジェル (4%)
- 不変排泄(尿)：13%
- 血中半減期(正常 / ESRD)：13 時間 / データなし
- 血漿蛋白結合：98%
- 分布容積(V_d)：10 L/kg

主な排泄経路：肝臓

投与量調節*

CrCl 50～80 mL/分	変更なし
CrCl 10～50 mL/分	変更なし
CrCl < 10 mL/分	変更なし
血液透析後追加投与	なし
腹膜透析後追加投与	なし
CVVH 投与	変更なし
中等度肝不全	変更なし
重度肝不全	使用には注意

抗レトロウイルス投与量調節

ダルナビル	併用しない
delavirdine	情報なし
エファビレンツ	SQV 1,000 mg + RTV 100 mg 1日2回
インジナビル	情報なし
ロピナビル / リトナビル	サキナビル 500 mg 1日2回
ネルフィナビル	サキナビル 1,000 mg か 1,200 mg を1日2回
ネビラピン	SQV 1,000 mg + RTV 100 mg 1日2回
リトナビル (RTV)	リトナビル 100 mg とサキナビル 1 g 1日2回
リファンピン	禁忌
リファブチン	併用しない
エトラビリン	SQV 1,000 mg + RTV 100 mg 1日2回
マラビロク	300 mg 1日2回
ラルテグラビル	データなし

薬物相互作用：抗レトロウイルス薬，リファブチン，リファンピシンについては上記参照。可能なら併用避けること：astemizole，terfenadine，ベンゾジアゼピン，シサプリド，エルゴ

「通常投与量」は腎機能 / 肝機能が正常であることを前提にしたもの。

* 腎機能障害がある場合は，通常投与量投与後，CrCl に応じて維持量を投与する。透析患者では CrCl < 10 mL/分と同様に投与し，透析後，追加投与を透析直後に行う。各見出し語について詳しくは本文(170～172 ページ)を参照。

タミン，スタチン，St. John's wort。カルバマゼピン，フェニトイン，フェノバルビタール，デキサメタゾン，プレドニゾロン(↓サキナビル濃度，↑併用薬濃度，抗けいれん薬はモニターが必要)。クラリスロマイシン，エリスロマイシン，telithromycin(↑サキナビルとマクロライド濃度)。グレープフルーツジュース，イトラコナゾール，ボリコナゾール，ケトコナゾール(↑サキナビル濃度)。シルデナフィル(48時間以内に25 mg以上用いないこと)。タダラフィル(最大72時間で10 mg)。バルデナフィル(最大72時間で2.5 mg)。リバーロキサバン(↑リバーロキサバン濃度)。ワルファリン(↑ワルファリン。PT-INRをモニター)

副作用：食思不振，頭痛，貧血，白血球減少，高血糖(糖尿病増悪，新規糖尿病，DKAを含む)，コレステロール / 中性脂肪上昇(冠動脈疾患，膵炎のリスク評価)，AST / ALT上昇，高尿酸血症，脂肪再分配，血友病では出血リスク増も。リトナビルと併用でQT延長も

アレルギーの可能性：低い

妊娠時の安全性：B

コメント：食事とともに服用。ガーリックサプリメントを避けること。サキナビル濃度が50%程度下がる。ブーストの場合はサキナビル1,000 mgとリトナビル100 mg経口1日2回。500 mgのハードジェルカプセル(インビラーゼ500)が好ましい。米国ではソフトジェルカプセル(Fortovase®)は販売中止★

髄液移行性：< 1%

★ 訳注：日本でも発売していない。

文献：

Borck C. Garlic supplements and saquinavir. *Clin Infect Dis* 35:343, 2002.

Cameron DW, Japour AJ, Xu Y, et al. Ritonavir and saquinavir combination therapy for the treatment of HIV infection. *AIDS* 13:213–24, 1999.

Cardiello PF, van Heeswijk RP, Hassink EA, et al. Simplifying protease inhibitor therapy with once-daily dosing of saquinavir soft-gelatin capsules/ritonavir (1600/100 mg): HIVNAT 001.3 study. *J Acquir Immune Defic Syndr* 29:464–70, 2002.

Hsu A, Granneman GR, Cao G, et al. Pharmacokinetic interactions between two human immunodeficiency virus protease inhibitors, ritonavir and saquinavir. *Clin Pharmacol Ther* 63:453–64, 1998.

Murphy RL, Brun S, Hicks C, et al. ABT-378/ritonavir plus stavudine and lamivudine for the treatment of antiretroviral-naïve adults with HIV-1 infection: 48-week results. *AIDS* 15:F1–9, 2001.

Noble S, Faulds D. Saquinavir: a review of its pharmacology and clinical potential in the management of HIV infection. *Drugs* 52:93–112, 1996.

Panel on Antiretroviral Guidelines for Adults and Adolescents. Guidelines for the use of antiretroviral agents in HIV-1-infected adults and adolescents. Department of Health and Human Services. March 27, 2013; 1–240. Available at **http://www.aidsinfo.nih.gov/contentfiles/lvguidelines/adultandadolescentgl.pdf**.

Perry CM, Noble S. Saquinavir soft-gel capsule formation: a review of its use in patients with HIV infection. *Drugs* 55:461–86, 1998.

Vella S, Floridia M. Saquinavir: Clinical pharmacology and efficacy. Clin Pharmacokinet 34:189–201, 1998. http://www.fda.gov/Safety/MedWatch/SafetyInformation/SafetyAlertsforHumanMedicalProducts/ucm201563.htm

Website: www.fortovase.com

シメプレビル simeprevir
ソブリアード®

クラス：抗C型肝炎薬(NS3 / 4Aプロテアーゼ阻害薬)

通常投与量：150 mg経口1日1回，食事とともに

剤形：カプセル 150 mg

治療期間：24～48週間のペグインターフェロンとリバビリンに加えて12週間

治療反応が不十分だった患者が，持続性ウイルス学的著効(sustained virologic response：SVR)を達成する可能性は低く，以下のように治療の中止が推奨されている：

ペグインターフェロン，リバビリン，シメプレビルのジェノタイプ1a患者に対する研究によると，ベースラインでNS3 Q80Kポリモルフィズムがある場合は治療反応が減じる。このポリモルフィズムが治療前のスクリーニングでみつかったら，他のHCV治療を考慮すべきだ

HCVジェノタイプ1のオフレーベルな治療：シメプレビル 150 mg 1日1回に，ソホスブ

「通常投与量」は腎機能 / 肝機能が正常であることを前提にしたもの。

* 腎機能障害がある場合は，通常投与量投与後，CrClに応じて維持量を投与する。透析患者ではCrCl < 10 mL/分と同様に投与し，透析後，追加投与を透析直後に行う。各見出し語について詳しくは本文(170～172ページ)を参照。

ビル 400 mg 1 日 1 回を 12 週間(Chapter 5 参照)

薬物動態パラメータ：

- 不変排泄(糞便)：91%
- 血中半減期：HCV 感染がない場合に 10 ～ 13 時間。感染がある場合には 41 時間
- 血漿蛋白結合：98.9%
- 主な排泄経路：肝臓

投与量調節*

CrCl 50 ～ 80 mL/ 分	変更なし
CrCl 30 ～ 50 mL/ 分	変更なし
CrCl < 30 mL/ 分	変更なし
血液透析後追加投与	不明
腹膜透析後追加投与	不明
軽度肝不全	変更なし
中等度から重度肝不全	不明

薬物相互作用：シメプレビルは基本的にチトクローム P450 酵素 CYP3A に代謝される。したがって，シメプレビルを CYP3A 阻害薬と併用すると，血中濃度が有意に上昇する。また，誘導薬はシメプレビル濃度を下げる。HIV 非ヌクレオシド阻害薬やプロテアーゼ阻害薬のすべて，PK ブースターのコビシスタットは CYP3A に影響するため，シメプレビルと併用してはならない

その他併用を推奨されない薬剤：カルバマゼピン, oxacarbazepine, フェノバルビタール, フェニトイン，エリスロマイシン，クラリスロマイシン，telithromycin，イトラコナゾール，ケトコナゾール，posaconazole，フルコナゾール，ボリコナゾール，リファンピシン，リファブチン，リファペンチン，デキサメタゾン，シサプリド，オオアザミのエキス(胃腸薬として用いる)，St. John's wort。多くのその他の薬剤も注意して用いる。添付文書にて詳細を確認

表 9.2　シメプレビル，ペグインターフェロンアルファ，リバビリンの治療期間

	シメプレビル，ペグインターフェロンアルファ，リバビリン治療	ペグインターフェロンアルファ，リバビリン*	総治療期間*
治療ナイーブや過去に再発した患者†(肝硬変含む)	最初の 12 週間	追加の 12 週間	24 週間
かつて治療に無反応だった患者‡(部分的反応者，ノンレスポンダー含む)。肝硬変含む	最初の 12 週間	追加の 36 週間	48 週間

* 患者が中止規定に当たらない場合の推奨される治療期間。詳細は次の表を参照。

† 過去に再発した患者：過去のインターフェロンベースの治療で HCV RNA が検出感度以下になったが，フォローアップで HCV が検出されるようになった患者。

‡ 過去の部分的反応者：過去の治療で HCV RNA が 12 週の時点で 2 $\log_{10}$ IU/mL 以上ベースラインから減っているが，インターフェロンベースの治療終了時に HCV RNA は検出されている。過去のノンレスポンダー：過去のインターフェロンベースの治療で 12 週時点で HCV RNA の減少が < 2 $\log_{10}$ の者。

表 9.3　治療中のウイルスの反応が不十分な患者の治療中止のルール

HCV RNA	行うべきこと
治療 4 週間後に：25 IU/mL 以上	シメプレビル，ペグインターフェロンアルファ，リバビリン中止
治療 12 週後に：25 IU/mL 以上	ペグインターフェロンアルファとリバビリン中止(シメプレビルは 12 週で治療完了している)
24 週で 25 IU/mL 以上	ペグインターフェロンアルファとリバビリン中止

「通常投与量」は腎機能 / 肝機能が正常であることを前提にしたもの。

* 腎機能障害がある場合は，通常投与量投与後，CrCl に応じて維持量を投与する。透析患者では CrCl < 10 mL/ 分と同様に投与し，透析後，追加投与を透析直後に行う。各見出し語について詳しくは本文(170 ～ 172 ページ)を参照。

副作用：重篤な光過敏反応が観察されている。患者は日光を浴びない，あるいは日光曝露を減らさねばならない。皮疹，蕁麻疹，悪心がプラセボ群よりもシメプレビル群で報告されている

アレルギーの可能性：中等度

妊娠時の安全性：C。ただし，リバビリンは先天異常や胎児死亡の原因となりうるため，妊娠時は絶対禁忌である(カテゴリー X)

文献：

Fried MW, Buti M, Dore GJ, Flisiak R, et al. Once-daily simeprevir (TMC435) with pegylated interferon and ribavirin in treatment-naïve genotype 1 hepatitis C: The randomized PILLAR study. *Hepatology* 58(6):1918–1929, 2013.

Zeuzem S, Berg T, Gane E, Ferenci P, et al. Simeprevir Increases Rate of Sustained Virologic Response Among Treatment-Experienced Patients With HCV Genotype-1 Infection: A Phase IIb Trial. *Gastroenterology* S0016-5085(13)01576, 2013.

Product Information, Olysio (simeprevir) capsules. Janssen Pharmaceuticals, Titusville, New Jersey, 2013.

ソホスブビル sofosbuvir
ソバルディ®

クラス：抗C型肝炎薬(ヌクレオチドプロテアーゼ阻害薬)

通常投与量：400 mg 経口1日1回。食事と関係なし

剤形：錠剤 400 mg

治療期間：12～24週間

HCV単独感染か，HCV/HIV-1共感染	治療	治療期間
ジェノタイプ1か4	ソホスブビル＋ペグインターフェロンアルファ＋リバビリン	12週間
ジェノタイプ2	ソホスブビル＋リバビリン	12週間
ジェノタイプ3	ソホスブビル＋リバビリン	24週間

ソホスブビルとリバビリンの24週間治療はジェノタイプ1患者でインターフェロンが使えないときに考慮してよい

薬物動態パラメータ：

- 不変排泄(尿/糞便/空気中)：80%/14%/2.5%
- 主な循環代謝産物，GS-331007の血中半減期：27時間
- 血漿蛋白結合：ソホスブビルで61～65%，GS-331007ではほとんどない
- 主な排泄経路：腎臓

CrCl 50～80 mL/分	変更なし
CrCl 30～50 mL/分	変更なし
CrCl < 30 mL/分	不明
血液透析後追加投与	不明
腹膜透析後追加投与	不明
軽度から中等度肝不全	変更なし
重度肝不全	変更なし

投与量調節*

抗レトロウイルス薬の投与量調節：全く必要ない

薬物相互作用：ソホスブビルはP-糖蛋白や乳がん耐性蛋白(breast cancer resistance protein：BCRP)の基質である。一方，GS-331007(主な循環する代謝産物)は違う。消化管でのP-糖蛋白の強力な誘導体(例：リファンピシンやSt. John's wort)はソホスブビルの血中濃度を下げるかもしれず，用いてはならない。その他の薬物相互作用については以下の表を参照

副作用：ソホスブビルをリバビリンと併用していていちばん多い副作用(20%かそれ以上起きる。程度はまちまち)は，倦怠感と頭痛である。ソホスブビルとペグインターフェロンアルファ，リバビリンの併用でいちばん多いのは，倦怠感，頭痛，悪心，不眠，貧血，である。こうした副作用は，ソホスブビルを使わなくてもみられる。

アレルギーの可能性：低い

妊娠時の安全性：B。ただし，リバビリンは先天異常や胎児死亡の原因となりうるため，妊娠時は絶対禁忌である(カテゴリー X)

「通常投与量」は腎機能/肝機能が正常であることを前提にしたもの。

* 腎機能障害がある場合は，通常投与量投与後，CrClに応じて維持量を投与する。透析患者ではCrCl < 10 mL/分と同様に投与し，透析後，追加投与を透析直後に行う。各見出し語について詳しくは本文(170～172ページ)を参照。

文献：

Jacobson IM, Gordon SC, Kowdley KV, Yoshida EM, et al. Sofosbuvir for Hepatitis C Genotype 2 or 3 in Patients without Treatment Options. *N Engl J Med* 368:1867–1877, 2013.

Lawitz, E, Mangia A, Wyles, D, Rodriguez-Torres M, et al. Sofosbuvir for Previously Untreated Chronic Hepatitis C Infection. *N Engl J Med* 368:1878–1887, 2013.

Lawitz E, Poordad FF, Pang PS, Hyland RH, et al. Sofosbuvir and ledipasvir fixed-dose combination with and without ribavirin in treatment-naive and previously treated patients with genotype 1 hepatitis C virus infection (LONESTAR): an open-label, randomised, phase 2 trial. The Lancet 13:62121–62122, 2013.

Product Information, SOLVADI (sofosbuvir) tablets. Gilead Sciences, Foster City, CA, 2013.

サニルブジン　stavudine(d4T)
ゼリット®

クラス：抗レトロウイルス薬，NRTI

通常投与量：

体重≧ 60 kg：40 mg 経口 1 日 2 回

体重＜ 60 kg：30 mg 経口 1 日 2 回

剤形：

ジェネリック★1：カプセル 15 mg，20 mg，30 mg，40 mg

ゼリット®：

カプセル 15 mg，20 mg，30 mg，40 mg

経口粉末剤(液剤用) 1 mg/mL★2

薬物動態パラメータ：

- ピーク血中濃度：4.2 μg/mL
- バイオアベイラビリティー：86%
- 不変排泄(尿)：40%
- 血中半減期(正常 / ESRD)：1.0 時間 / 5.1 時間
- 血漿蛋白結合：0%
- 分布容積(V_d)：0.5 L/kg

主な排泄経路：腎臓

投与量調節*≧ 60 kg(＜ 60 kg)

CrCl 50 ～ 80 mL/ 分	40 mg 経口 1 日 2 回 (30 mg 経口 1 日 2 回)
CrCl 25 ～ 50 mL/ 分	20mg 1 日 2 回(15 mg 1 日 2 回)
CrCl 10 ～ 25 mL/ 分	20 mg 経口 1 日 1 回 (15 mg 経口 1 日 1 回)

(次ページに続く)

併用する薬の種類と薬品名	血中濃度に及ぼす効果	臨床的コメント
抗けいれん薬： カルバマゼピン フェニトイン フェノバルビタール oxcarbazepine	↓ソホスブビル ↓ GS-331007	ソホスブビルとカルバマゼピン，フェニトイン，フェノバルビタール，oxcarbazepine を併用すると，ソホスブビル濃度が下がるであろう。ソホスブビルの治療効果が落ちるかしれず，併用は推奨されない
抗抗酸菌薬： リファブチン リファンピシン rifapentine	↓ソホスブビル ↓ GS-331007	ソホスブビルをリファブチンや rifapentine と併用すると，ソホスブビル濃度が下がるであろう。ソホスブビルの治療効果も減じる恐れがある。併用は推奨されない ソホスブビルはリファンピシンと併用してはならない。腸における P- 糖蛋白の強い誘導体だからだ
薬草(ハーブ)サプリメント： St. John's wort (*Hypericum perforatum*)	↓ソホスブビル ↓ GS-331007	ソホスブビルは St. John's wort と併用してはならない。腸における P- 糖蛋白の強い誘導体だからだ
HIV プロテアーゼ阻害薬： tipranavir / リトナビル	↓ソホスブビル ↓ GS-331007	ソホスブビルを tipranavir / リトナビルと併用するとソホスブビル濃度が下がるであろう。ソホスブビルの治療効果も減じる恐れがある。併用は推奨されない

この表は網羅的なものではなく，詳細は添付文書参照のこと。

「通常投与量」は腎機能 / 肝機能が正常であることを前提にしたもの。

* 腎機能障害がある場合は，通常投与量投与後，CrCl に応じて維持量を投与する。透析患者では CrCl ＜ 10 mL/ 分と同様に投与し，透析後，追加投与を透析直後に行う。各見出し語について詳しくは本文(170 ～ 172 ページ)を参照。

血液透析後追加投与	20 mg(15 mg) 経口 1 日 1 回
腹膜透析後追加投与	情報なし
CVVH 投与	20 mg 経口 1 日 1 回(15 mg 経口 1 日 1 回)
中等度肝不全	変更なし
重度肝不全	変更なし

薬物相互作用：リバビリン(↓サニルブジン効果，乳酸アシドーシスのリスク上がる)；ジドブジン(↓サニルブジン濃度)；ダプソン，イソニアチド，その他神経毒性のある薬(ニューロパチーのリスク増)，ジダノシン(ニューロパチー，乳酸アシドーシスのリスク増)

副作用：薬剤熱 / 皮疹，悪心・嘔吐，消化器症状，下痢，頭痛，不眠，投与量依存性の末梢ニューロパチー，筋肉痛，膵炎，AST / ALT 上昇，コレステロール上昇，顔面の皮下脂肪減少，リポジストロフィー，血小板減少，白血球減少，脂肪肝を伴う乳酸アシドーシス(まれだが，NRTI 使用では時に致死的なことも)

アレルギーの可能性：低い

妊娠時の安全性：C

コメント：膵炎は重篤で致死的なことがある。ジドブジンやザルシタビンと併用しないこと。末梢ニューロパチーがある患者では，量を 20 mg 経口 1 日 2 回に減らすこと。妊婦では，ジダノシンと併用したとき，乳酸アシドーシスや肝障害のリスクが増すかもしれない

髄液移行性：30%

★1 訳注：日本には，ジェネリックなし。

★2 訳注：日本には，カプセル 30 mg, 40 mg と，経口粉末剤はない。

文献：

Berasconi E, Boubaker K, Junghans C, et al Abnormalities of body fat distribution in HIV-infected persons treated with antiretroviral drugs: the Swiss HIV Cohort Study. *J Acquir Immune Defic Syndr* 31:50–5, 2002.

Dudley MN, Graham KK, Kaul S, et al. Pharmacokinetics of stavudine in patients with AIDS and AIDS-related complex. *J Infect Dis* 166:480–5, 1992.

FDA notifications. FDA changes information for stavudine label. *Aids Alert* 17:67, 2002.

Joly V, Flandre P, Meiffredy V, et al. Efficacy of zidovudine compared to stavudine, both in combination with lamivudine and indinavir, in human immunodeficiency virus-infected nucleoside-experienced patients with no prior exposure to lamivudine, stavudine, or protease inhibitors (Novavir trial). *Antimicrob Agents Chemother* 46:1906–13, 2002.

Lea AP, Faulds D. Stavudine: A review of its pharmacodynamic and pharmacokinetic properties and clinical potential in HIV infection. *Drugs* 51: 846–64, 1996.

Miller KD, Cameron M, Wood LV, et al. Lactic acidosis and hepatic steatosis associated with use of stavudine: report of four cases. Ann Intern Med 133:192–96, 2000.

Murphy RL, Brun S, Hicks C, et al. ABT-378/ritonavir plus stavudine and lamivudine for the treatment of antiretroviral-naïve adults with HIV-1 infection: 48-week results. *AIDS* 15:F1–9, 2001.

Panel on Antiretroviral Guidelines for Adults and Adolescents. Guidelines for the use of antiretroviral agents in HIV-1-infected adults and adolescents. Department of Health and Human Services. March 27, 2013; 1–240. Available at **http://www.aidsinfo.nih.gov/contentfiles/lvguidelines/adultandadolescentgl.pdf**.

Website: www.zerit.com

テラプレビル　telaprevir
テラビック®

クラス：抗 C 型肝炎薬(プロテアーゼ阻害薬)

通常投与量：750 mg 1 日 3 回。食事とともに。慢性 C 型肝炎，ジェノタイプ 1 に対して，ペグインターフェロンアルファとリバビリンと併用すること

剤形：錠剤 375 mg

薬物動態パラメータ：

- ピーク血中濃度：3,510 ng/mL
- バイオアベイラビリティー：不明
- 不変排泄(尿 / 糞便)：1% / 31.9%
- 血中半減期(正常 / ESRD)：9 ～ 11 時間 / データなし
- 血漿蛋白結合：59 ～ 76%
- 分布容積(V_d)：252 L

主な排泄経路：糞便

「通常投与量」は腎機能 / 肝機能が正常であることを前提にしたもの。

* 腎機能障害がある場合は，通常投与量投与後，CrCl に応じて維持量を投与する。透析患者では CrCl ＜ 10 mL/ 分と同様に投与し，透析後，追加投与を透析直後に行う。各見出し語について詳しくは本文(170 ～ 172 ページ)を参照。

投与量調節*

CrCl 50 ～ 80 mL/ 分	変更なし
CrCl 30 ～ 49 mL/ 分	変更なし
CrCl < 30 mL/ 分	変更なし
ESKD	変更なし
血液透析後追加投与	変更なし
腹膜透析後追加投与	変更なし
CVVH 投与量	変更なし
軽度から中等度肝不全	変更なし
重度肝不全	推奨しない

抗レトロウイルス薬の投与量調節：テラプレビルは以下の HIV 抗レトロウイルス薬とは併用しないこと：ダルナビル / リトナビル，ホスアンプレナビル / リトナビル，ロピナビル / リトナビル。ラルテグラビルベースの ART との併用はありかもしれない

薬物相互作用：テラプレビルは CYP3A の基質であり，CYP3A や P- 糖蛋白の阻害薬である。以下の併用薬の薬物血中濃度に影響を与えるかもしれない：↑抗不整脈薬，↑ジゴキシン，↑マクロライド系抗菌薬(↓テラプレビル)，↑あるいは↓ワルファリン，↑カルバマゼピン(↓テラプレビル)，↑あるいは↓フェノバルビタール(↓テラプレビル)，↑あるいは↓フェニトイン(↓テラプレビル)，↓エスシタロプラム，↑ desipramine，↑抗真菌薬やトラゾドン(ケトコナゾール，イトラコナゾール，posaconazole，ボリコナゾール)(↑テラプレビル)，↑コルヒチン，↑リファブチン(↓テラプレビル：禁忌)，↑リファンピシン(↓テラプレビル：禁忌)，↑アルプラゾラム，↑ミダゾラム，↓ゾルピデム，↑カルシウムチャネル遮断薬，↑プレドニゾロン，↑メチルプレドニゾロン，あまり変わらず デキサメタゾン(↓テラプレビル)，↑フルチカゾン，↑ブデゾニド，↑ボセンタン，↑アタザナビル(↓テラプレビル)，↓エファビレンツ(↓テラプレビル)，↓ ethinyl estradiol，↑シクロスポリン，↑シロリムス，↑タクロリムス，↑サルメテロール，↓メサドン，↑ PDE5 阻害薬(シルデナフィル最大 48 時間で 25 mg，タダラフィル最大 72 時間で 10 mg，バルデナフィル最大 72 時間で 2.5 mg)

副作用：蕁麻疹 47%，皮疹 56%，Stevens-Johnson 症候群< 1%，尿酸値上昇 73%，肛門系の副作用(例：痔核，肛門不快感，肛門の蕁麻疹，肛門の熱傷) 29%，下痢 26%，悪心 39%，嘔吐 13%。リバビリン併用に伴う血液学的異常(貧血，リンパ球減少，血小板減少，白血球減少)。白血球増加 12%，血中ビリルビン上昇 41%，倦怠感 56%

アレルギーの可能性：高い

妊娠時の安全性：B。ただし，リバビリンは先天異常や胎児死亡の原因となりうるため，妊娠時は絶対禁忌である(カテゴリー X)

コメント：脂質に富む食事から 7 ～ 9 時間離して内服すること。HCV に単剤で用いてはならない。必ず，ペグインターフェロンアルファとリバビリンと併用すること。かつてノンレスポンダーだった場合，特に肝硬変がある場合は，SVR を得ない患者が多く，治療中にテラプレビル耐性関連突然変異が起きやすい。テラプレビルの安全性や有効性は，HCV / HIV や HCV / HBV 共感染患者では確立されていない。皮疹がとても起きやすく，重篤化することもある

髄液移行性：データなし

別名：VX-950

文献：

McHutchison JG, Everson GT, Gordon SC, et al. Telaprevir with peginterferon and ribavirin for chronic HCV genotype 1 infection. N Engl J Med. Apr 30 2009;360(18):1827–1838.

Hezode C, Forestier N, Dusheiko G, et al. Telaprevir and peginterferon with or without ribavirin for chronic HCV infection. N Engl J Med. Apr 30 2009;360(18):1839–1850.

McHutchison JG, Manns MP, Muir AJ, et al. Telaprevir for previously treated chronic HCV infection. N Engl J Med. Apr 8 2010;362(14):1292–1303.

Jacobson IM, McHutchison JG, Dusheiko G, et al. Telaprevir for previously untreated chronic hepatitis C virus infection. N Engl J Med. Jun 23 2011;364(25):2405–2416.

Zeuzem S, Andreone P, Pol S, et al. Telaprevir for

「通常投与量」は腎機能 / 肝機能が正常であることを前提にしたもの。

* 腎機能障害がある場合は，通常投与量投与後，CrCl に応じて維持量を投与する。透析患者では CrCl < 10 mL/ 分と同様に投与し，透析後，追加投与を透析直後に行う。各見出し語について詳しくは本文(170 ～ 172 ページ)を参照。

retreatment of HCV infection. N Engl J Med. Jun 23 2011;364(25):2417–2428.
C Kasserra, E Hughes, M Treitel, et al. Clinical Pharmacology of BOC: Metabolism, Excretion, and Drug-Drug Interactions. 18th Conference on Retroviruses and Opportunistic Infections (CROI 2011). Boston. February 27–March 2, 2011. Abstract 118.
R van Heeswijk, A Vandevoorde, G Boogaerts, et al. Pharmacokinetic Interactions between ARV Agents and the Investigational HCV Protease Inhibitor TVR in Healthy Volunteers. 18th Conference on Retroviruses and Opportunistic Infections (CROI 2011). Boston. February 27–March 2, 2011. Abstract 119.
Ramanathan S, Mathias AA, German P, Kearney BP. Clinical pharmacokinetic and pharmacodynamic profile of the HIV integrase inhibitor elvitegravir. *Clinical pharmacokinetics*. Apr 2011;50(4): 229–244.
Website: https://www.incivek.com

telbivudine(LDT)
Tyzeka®

クラス：抗B型肝炎薬(NRTI)

通常投与量：600 mg 経口1日1回

剤形：錠剤 600 mg

薬物動態パラメータ：

- ピーク血中濃度：3.69 μg/mL
- バイオアベイラビリティー：正確には不明
- 不変排泄(尿)：42%(糞便には0%)
- 血中半減期(正常 / ESRD)：40～49時間 / データなし
- 血漿蛋白結合：3.3%
- 分布容積(V_d)：研究なし

主な排泄経路：腎臓

投与量調節*

CrCl 50～80 mL/分	変更なし
CrCl 30～49 mL/分	600 mg 1日おき
CrCl < 30 mL/分	600 mg 3日に1回
ESKD	600 mg 4日に1回
血液透析後追加投与	透析後に1回投与
腹膜透析後追加投与	研究なし
CVVH投与	研究なし
軽度から中等度肝不全	変更なし
重度肝不全	変更なし

抗レトロウイルス薬投与量調節：なし

薬物相互作用：ペグインターフェロンアルファ-2aとtelbivudineの使用で，末梢ニューロパチーのリスクが増す。telbivudineは肝代謝されず，チトクロームP450酵素系の基質でも阻害薬でもない。したがって，他の薬との相互作用は知られていない

副作用：警告：ヌクレオチドアナログ単独で，あるいは他の抗レトロウイルス薬との併用で，時に致死的な乳酸アシドーシスや肝腫大が報告されている。乳酸アシドーシスの症状・徴候には以下のようなものがある：悪心・嘔吐，腹痛，頻脈，腎機能低下，肝機能低下。抗B型肝炎治療の中断で重篤で急性のB型肝炎増悪が報告されている。ミオパチーがtelbivudine使用で起きることがある。あまり重篤でないその他の副作用には，腹痛，浮遊感(めまい)，頭痛，鼻咽頭炎，気分不良，倦怠感がある

アレルギーの可能性：低い

妊娠時の安全性：B

コメント：食事と関係なく内服。telbivudineはHIV-1に臨床的に意味のある活性をもたない。HIV，HCV，HDV共感染がある場合の有効性と安全性は不明である。同様に，非対償性肝不全の病歴や徴候のある場合，アルコールや違法薬物使用が2年以内にある場合の有効性や安全性も不明である。中断により重篤で急性のB型肝炎増悪が起きる可能性がある。治療終了後は数か月間，肝機能をモニターすること。抗HBV治療の再開が必要とされることがある

髄液透過性：データなし

文献：

Chan HL, Heathcote EJ, Marcellin P. Treatment of hepatitis B e antigen positive chronic hepatitis with telbivudine or adefovir: a randomized trial. *Ann Intern Med* 147(11):745–54, 2007.
Gane E, Lai CL, Liaw YF, et al. Phase III comparison of telbivudine vs lamivudine in HBeAg-positive patients with chronic hepatitis B: efficacy, safety, and predictors of response at 1 year. *J Hepatol* 44 (suppl 2):S183–S184, 2006.
Lai CL, Gane E, Liaw YF, et al. Maximal early HBV suppression is predictive of optimal virologic and clinical efficacy in nucleoside-treated hepatitis B

「通常投与量」は腎機能 / 肝機能が正常であることを前提にしたもの。
* 腎機能障害がある場合は，通常投与量投与後，CrClに応じて維持量を投与する。透析患者ではCrCl < 10 mL/分と同様に投与し，透析後，追加投与を透析直後に行う。各見出し語について詳しくは本文(170～172ページ)を参照。

patients: scientific observations from a large multinational trial (the GLOBE study). *Hepatology* 42(S1):232A–3A, 2005.
Lai CL, Gane E, Liaw YF, et al. Telbivudine (LdT) vs. lamivudine for chronic hepatitis B: first-year results from the international phase III GLOBE trial. *Hepatology* 42(Supp 1):748A, 2005.
Lai CL, Gane E, Liaw YF, et al. Telbivudine versus lamivudine in patients with chronic hepatitis B. *N Engl J Med* 357(25):2576–88, 2007.
Lai CL, Leung N, Teo EK, et al. A 1-year trial of telbivudine, lamivudine, and the combination in patients with hepatitis B e antigen-positive chronic hepatitis B. *Gastroenterology* 129(2):528–36, 2005.
Product Information: TYZEKA(TM) oral tablets, telbivudine oral tablets. Novartis Pharmaceuticals Corporation, East Hanover, NJ, 2006.
Zhou X, Marbury TC, Alcorn HW, et al. Pharmacokinetics of telbivudine in subjects with various degrees of hepatic impairment. *Antimicrob Agents Chemother* 50(5):1721–26, 2006.
Zhou XJ, Lloyd DM, Chao GC, et al. Absence of food effect on the pharmacokinetics of telbivudine following oral administration in healthy subjects. *J Clin Pharmacol* 46(3):275–81, 2006.
Zhou XJ, Myers M, Chao G, et al. Clinical pharmacokinetics of telbivudine, a potent antiviral for hepatitis B, in subjects with impaired hepatic or renal function. *J Hepatol* 40(Suppl 1):452, 2004.
Website: www.tyzeka.com

テノホビル(ジソプロキシルフマル酸塩) tenofovir disoproxil fumarate(TDF) ビリアード®

クラス：抗レトロウイルス薬，NRTI(ヌクレオチドアナログ)（HIV および HBV に対して）
通常投与量：300 mg 経口 1 日 1 回(HIV)；300 mg 経口 1 日 1 回(HBV)
剤形：錠剤 300 mg
薬物動態パラメータ：
- ピーク血中濃度：0.29 μg/mL
- バイオアベイラビリティー：25% / 39%(空腹時 / 高脂肪食とともに)
- 不変排泄(尿)：32%
- 血中半減期(正常 / ESRD)：(17 時間 / データなし)
- 血漿蛋白結合：0.7 ～ 7.2%
- 分布容積(V_d)：1.3 L/kg

主な排泄経路：腎臓

投与量調節*

CrCl ≧ 50 mL/ 分	変更なし
CrCl 30 ～ 49 mL/ 分	300 mg 1 日おき
CrCl 10 ～ 29mL/ 分	300 mg 週 2 回
CrCl ＜ 10 mL/ 分	情報なし
血液透析後追加投与	300 mg 7 日おきか，HD の 12 時間後
腹膜透析後追加投与	情報なし
CVVH 投与量	情報なし
中等度肝不全	変更なし
重度肝不全	変更なし

薬物相互作用：ジダノシン(可能なら併用を避けること。CD4 の反応が悪くなり，ウイルスの失敗のリスクが増す)。バルガンシクロビル(↑テノホビル濃度)。アタザナビル，ロピナビル / リトナビル(↑テノホビル濃度，↓アタザナビル濃度。テノホビル併用時はアタザナビル 300 mg / リトナビル 100 mg で用いること)。ラミブジン，エファビレンツ，メサドン，経口避妊薬では，臨床的に重要な相互作用はない。チトクローム P450 酵素の基質でも阻害薬でもない
副作用：軽い悪心・嘔吐，消化器症状，無力症，頭痛，下痢，脂肪肝を伴う乳酸アシドーシス(まれだが，NRTI 使用では時に致死的ことも)，腎尿細管アシドーシス，急性腎不全，Fanconi 症候群が報告されている。骨密度低下(臨床的意義は不明)
アレルギーの可能性：低い
妊娠時の安全性：B
コメント：糸球体濾過と尿細管分泌により排泄。食事と関係なく内服。可能ならば，ジダノシンは避ける(薬物相互作用参照)
髄液移行性：データなし
文献：

Gallant JE, DeJesus D, Arribas JR, et al. Tenofovir DF, emtricitabine, and efavirenz vs. zidovudine, lamivudine, and efavirenz for HIV. *N Engl J Med* 354:251–60, 2006.
Gallant JE. Efficacy and safety of tenofovir DF vs.

「通常投与量」は腎機能 / 肝機能が正常であることを前提にしたもの。
* 腎機能障害がある場合は，通常投与量投与後，CrCl に応じて維持量を投与する。透析患者では CrCl ＜ 10 mL/ 分と同様に投与し，透析後，追加投与を透析直後に行う。各見出し語について詳しくは本文(170 ～ 172 ページ)を参照。

stavudine in combination therapy in antiretroviral-naïve patients: a 3-year randomized trial. *JAMA* 292: 191–201, 2004.
Gallant JE, Deresinski S. Tenofovir disoproxil fumarate. *Clin Infect Dis* 37:944–50, 2003.
Jullien V, Treluye JM, Rey E, et al. Population pharmacokinetics of tenofovir in human immunodeficiency virus-infected patients taking highly active antiretroviral therapy. *Antimicrobial Agents and Chemotherapy* 49:3361–66, 2005.
Marcellin P, Heathcote EJ, Buti M, et al: Tenofovir disoproxil fumarate versus adefovir dipivoxil for chronic hepatitis B. *N Engl J Med* 2008; 359(23):2442–2455.
Nelson M, Portsmouth S, Stebbing J, et al: An open-label study of tenofovir in HIV-1 and hepatitis B virus co-infected individuals. *AIDS* 17(1): F7–F10, 2003.
Nunez M, Perez-Olmeda M, Diaz B, et al: Activity of tenofovir on hepatitis B virus replication in HIV-co-infected patients failing or partially responding lamivudine. *AIDS* 16(17):2352–54, 2002.
Panel on Antiretroviral Guidelines for Adults and Adolescents. Guidelines for the use of antiretroviral agents in HIV-1-infected adults and adolescents. Department of Health and Human Services. March 27, 2013; 1–240. Available at **http://www.aidsinfo.nih.gov/contentfiles/lvguidelines/adultandadolescentgl.pdf**.
Terrault NA. Treatment of recurrent hepatitis B infection in liver transplant recipients. *Liver Transpl* 8(suppl 1): S74–81, 2002.
Thromson CA. Prodrug of tenofovir diphosphate approved for combination HIV therapy. *Am J Health Syst Pharm* 59:18, 2002.
Website: www.viread.com

tipranavir(TPV)
Aptivus®

クラス：プロテアーゼ阻害薬

通常投与量：500 mgをリトナビル 200 mgとともに経口1日2回

剤形：カプセル(中に液体が入っている) 250 mg，経口液剤 100 mg/mL

薬物動態パラメータ：

- ピーク血中濃度：77～94 μg/mL
- バイオアベイラビリティー：データなし
- 不変排泄(尿)：44%
- 血中半減期(正常 / ESRD)：5.5～6時間 / データなし
- 血漿蛋白結合：99.9%
- 分布容積(V_d)：7～10 L/kg

主な排泄経路：肝臓

投与量調節*

CrCl 50～80 mL/分	変更なし
CrCl 10～50 mL/分	変更なし
CrCl < 10 mL/分	変更なし
血液透析後追加投与	なし
腹膜透析後追加投与	なし
CVVH投与	変更なし
軽度肝不全	変更なし
中等度から重度肝不全	使用しない

薬物相互作用：リファブチン(↑リファブチン濃度)，クラリスロマイシン(↑クラリスロマイシン)，ロペラミド(↓ロペラミド濃度)，スタチン(ミオパチーのリスク増す)。アバカビル，サキナビル，テノホビル，ジドブジン，amprenavir / リトナビル，ロピナビル / リトナビル(↓それぞれの濃度)。アルミニウム / マグネシウム制酸薬(↓tipranavir吸収 25～30%)，リトナビル(肝炎のリスク増す)。St. John's wort(↓tipranavir濃度)。2～8℃に冷蔵すること。CYP3A4で代謝される。マラビロク 300 mg 1日2回で。リバーロキサバン(↑リバーロキサバン濃度)，ワルファリン(↑ワルファリン濃度。PT-INRをモニター)

副作用：中等度から重度肝不全には禁忌。HIV患者にHBV / HCV共感染があると，肝毒性のリスク増す。脳内出血の症例報告。凝固異常がある患者には注意

アレルギーの可能性：高い。tipranavirはスルホンアミドである。スルホンアミドアレルギーがある場合は注意

妊娠時の安全性：C

コメント：食事とともに内服。バイオアベイラビリティーが増す。200 mgのリトナビルと内服すること。スルホンアミドを含んでいる(ダルナビルやホスamprenavirと同様)

髄液移行性：データなし

「通常投与量」は腎機能 / 肝機能が正常であることを前提にしたもの。
* 腎機能障害がある場合は，通常投与量投与後，CrClに応じて維持量を投与する。透析患者ではCrCl < 10 mL/分と同様に投与し，透析後，追加投与を透析直後に行う。各見出し語について詳しくは本文(170～172ページ)を参照。

文献：

Barbaro G, Scozzafava A, Mastrolorenzo A, et al. Highly active antiretroviral therapy: current state of the art, new agents and their pharmacological interactions useful for improving therapeutic outcome. *Curr Pharm Des* 11:1805–43, 2005.

Clotet B. Strategies for overcoming resistance in HIV-1 infected patients receiving HAART. *AIDS Rev* 6:123–30, 2004.

Croom KF, Keam SJ. Tipranavir: a ritonavir-boosted protease inhibitor. *Drugs* 65:1669–79, 2005.

de Mendoza C, Soriano V. Resistance to HIV protease inhibitors: mechanisms and clinical consequences. *Curr Drug Metab* 5:321–8, 2004.

Gulick RM. New antiretroviral drugs. *Clin Microbiol Infect* 9:186–93, 2003.

Hicks CB, Cahn P, Cooper DA, et al. Durable efficacy of tipranavir-ritonavir in combination with an optimised background regimen of antiretroviral drugs for treatment-experienced HIV-1-infected patients at 48 weeks in the Randomized Evaluation of Strategic Intervention in multi-drug resistant patients with Tipranavir (RESIST) studies: an analysis of combined data from two randomized open-label trials. *Lancet* 368:466–75, 2006.

Kandula VR, Khanlou H, Farthing C. Tipranavir: a novel second-generation nonpeptidic protease inhibitor. *Expert Rev Anti Infect Ther* 3:9–21, 2005.

Kashuba AD. Drug-drug interactions and the pharmacotherapy of HIV infection. *Top HIV Med* 13:64–9, 2005.

Panel on Antiretroviral Guidelines for Adults and Adolescents. Guidelines for the use of antiretroviral agents in HIV-1-infected adults and adolescents. Department of Health and Human Services. March 27, 2013; 1–240. Available at **http://www.aidsinfo.nih.gov/contentfiles/lvguidelines/adultandadolescentgl.pdf**.

Plosker GL, Figgitt DP. Tripanavir. *Drugs* 63:1611–8, 2003.

Turner D, Schapiro JM,Brenner BG, Wainberg MA. The influence of protease inhibitor profiles on selection of HIV therapy in treatment-naïve patients. *Antivir Ther* 9:301–14, 2004.

Yeni P. Tipranovir: a protease inhibitor from a new class with distinct antiviral activity. *J Acquir Immune Defic Syndr* 34 (Suppl 1):S91–4, 2003.

Website: www.aptivus.com

ジドブジン　zidovudine(ZDV, AZT)
レトロビル®

クラス：抗レトロウイルス薬，NRTI

通常投与量：300 mg 経口1日2回(コメント参照)

点滴薬 10 mg/mL(投与量 1 mg/kg を1日5～6回)

剤形：

ジェネリック：カプセル 100 mg，経口シロップ 50 mg/5 mL，錠剤 300 mg

レトロビル：点滴 10 mg/mL，カプセル 100 mg，経口シロップ 50 mg/5 mL，錠剤 300 mg

薬物動態パラメータ：

- ピーク血中濃度：1.2 μg/mL
- バイオアベイラビリティー：64%
- 不変排泄(尿)：16%
- 血中半減期(正常 / ESRD)：1.1 時間 / 1.4 時間
- 血漿蛋白結合：< 38%
- 分布容積(V_d)：1.6 L/kg

主な排泄経路：肝臓

投与量調節*

CrCl 50～80 mL/分	変更なし
CrCl 10～50 mL/分	変更なし
CrCl < 10 mL/分	300 mg 経口1日1回
血液透析・腹膜透析	100 mg 経口を6～8時間おき
透析後投与	なし
CVVH 投与	300 mg 1日1回
中等度から重度肝不全	情報なし

薬物相互作用：アセトアミノフェン，アトバコン，フルコナゾール，メサドン，プロベネシド，バルプロ酸(↑ジドブジン濃度)；クラリスロマイシン，ネルフィナビル，リファンピシン，リファブチン(↓ジドブジン濃度)；ダプソン，フルシトシン，ガンシクロビル，インターフェロンアルファ，骨髄抑制 / 細胞傷害性のある薬剤(血液学的異常のリスク増す)。インドメタシン(ジドブジンの毒性ある代謝産物の濃度増す)；フェニトイン(↑ジドブジン濃度または↓フェニトイン濃度)；リバビリン(↓ジドブジン効果。併用避けること)

副作用：悪心・嘔吐，消化器症状，下痢，気分

「通常投与量」は腎機能 / 肝機能が正常であることを前提にしたもの。

* 腎機能障害がある場合は，通常投与量投与後，CrCl に応じて維持量を投与する。透析患者では CrCl < 10 mL/分と同様に投与し，透析後，追加投与を透析直後に行う。各見出し語について詳しくは本文(170～172 ページ)を参照。

不良，食思不振，白血球減少，重症貧血(大球性)，血小板減少，頭痛，AST / ALT 上昇，肝毒性，筋肉痛，筋炎，有症性ミオパチー，不眠，爪の染色(黒や青)，無力感，脂肪肝を伴う乳酸アシドーシス(まれだが，NRTI 使用では時に致死的なことも)

アレルギーの可能性：低い

妊娠時の安全性：C

コメント：ガンシクロビルやリバビリンでは，アンタゴニズムが。コンビビル® や Trizivir® のなかにも入っている。点滴治療をした後は経口摂取が可能になった時点ですみやかに経口薬に替えること。点滴投与のときは 5%グルコース液に溶かして 4 mg/mL 以上の濃度にならないようにし，1 時間以上かけて点滴する

髄液移行性：60%

文献：

Barry M, Mulcahy F, Merry C, et al. Pharmacokinetics and potential interactions amongst antiretroviral agents used to treat patients with HIV infection. *Clin Pharmacol* 36:289–304, 1999.

Been-Tiktak AM, Boucher CA, Brun-Vezinet F, et al. Efficacy and safety of combination therapy with delavirdine and zidovudine: a European/Australian phase II trial. *Intern J Antimcrob Agents* 11: 13–21, 1999.

McDowell JA, Lou Y, Symonds WS, et al. Multiple-dose pharmacokinetics and pharmacodynamics of abacavir alone and in combination with zidovudine in human immunodeficiency virus-infected adults. *Antimicrob Agents Chemother* 44:2061–7, 2000.

Montaner JS, Reiss P, Cooper D, et al. A randomized, double-blind trial comparing combinations of nevirapine, didanosine, and zidovudine for HIV-infected patients: The INCAS trial. Italy, the Netherlands, Canada and Australia Study. *J Am Med Assoc* 279:930–7, 1998.

Panel on Antiretroviral Guidelines for Adults and Adolescents. Guidelines for the use of antiretroviral agents in HIV-1-infected adults and adolescents. Department of Health and Human Services. March 27, 2013; 1–240. Available at **http://www.aidsinfo.nih.gov/contentfiles/lvguidelines/adultandadolescentgl.pdf**.

Piscitelli SC, Gallicano KD. Interactions among drugs for HIV and opportunistic infections. *N Engl J Med* 344:984–996, 2001.

Simpson DM. Human immunodeficiency virus-associated dementia: A review of pathogenesis, prophylaxis, and treatment studies of zidovudine therapy. *Clin Infect Dis* 29:19–34, 1999.

「通常投与量」は腎機能 / 肝機能が正常であることを前提にしたもの。

* 腎機能障害がある場合は，通常投与量投与後，CrCl に応じて維持量を投与する。透析患者では CrCl < 10 mL/ 分と同様に投与し，透析後，追加投与を透析直後に行う。各見出し語について詳しくは本文(170 ～ 172 ページ)を参照。

Appendix 1*

＊ IAS-USA に許可を得て転載。Johnson VA, Calvez V, Günthard HF, Paredes R, Pillay D, Shafer RW, Wensing AM, and Richman DD. Update of the drug resistance mutations in HIV-1 : March 2013. *Topics in Antiviral Medicine* 2013 ; 21 : 6-14. 最新情報やユーザーノートは www.iasusa.org にある。

逆転写酵素阻害薬の耐性に関連した逆転写酵素遺伝子の突然変異

ヌクレオシド / ヌクレオチド逆転写酵素阻害薬(nucleoside / nucreotide reverse transcriptase inhibitor：NRTI)[a]

複数 NRTI 耐性：69 挿入複合体[b]〔現在，米国食品医薬品局(Food and Drug Administration：FDA)に承認されているすべての NRTI に影響を与える〕

M	A	▼	K	L	T	K
41	**62**	**69**	**70**	**210**	**215**	**219**
L	**V**	挿入	**R**	**W**	**Y** **F**	**Q** **E**

複数 NRTI 耐性：151 挿入複合体[c](現在，米国 FDA に承認されている，テノホビルを除くすべての NRTI に影響を与える)

A	V	F	F	Q
62	**75**	**77**	**116**	**151**
V	**I**	**L**	**Y**	**M**

複数 NRTI 耐性：チミジンアナログ関連変異[d,e]〔thymidine analogue(associated) mutation(TAM)；現在，米国 FDA に承認されているすべての NRTI に影響を与える〕

M	D	K	L	T	K
41	**67**	**70**	**210**	**215**	**219**
L	**N**	**R**	**W**	**Y** **F**	**Q** **E**

アバカビル[f,g]

K	L	Y	M
65	**74**	**115**	**184**
R	**V**	**F**	**V**

ジダノシン[g,h]

K	L
65	**74**
R	**V**

エムトリシタビン

K	M
65	**184**
R	**V** **I**

ラミブジン

K	M
65	**184**
R	**V** **I**

サニルブジン[d,e,g,i,j,k]

M	K	D	K	L	T	K
41	**65**	**67**	**70**	**210**	**215**	**219**
L	**R**	**N**	**R**	**W**	**Y** **F**	**Q** **E**

テノホビル[l]

K	K
65	**70**
R	**E**

ジドブジン[d,e,j,k]

M	D	K	L	T	K
41	**67**	**70**	**210**	**215**	**219**
L	**N**	**R**	**W**	**Y** **F**	**Q** **E**

非ヌクレオシド逆転写酵素阻害薬(non-nucleoside reverse transcriptase inhibitor：NNRTI)[a,m]

エファビレンツ

L	K	K	V	V	Y	Y	G	P	M
100	**101**	**103**	**106**	**108**	**181**	**188**	**190**	**225**	**230**
I	**P**	**N S**	**M**	**I**	**C I**	**L**	**S A**	**H**	**L**

エトラビリン[n]

V	A	L	K	V	E	V	Y	G	M
90	98	**100**	**101**	106	138	179	**181**	190	230
I	G	**I***	E H **P***	I	A G K Q	D F T	**C* I* V***	S A	L

ネビラピン

L	K	K	V	V	Y	Y	G	M
100	**101**	**103**	**106**	**108**	**181**	**188**	**190**	**230**
I	**P**	**N S**	**A M**	**I**	**C I**	**C L H**	**A**	**L**

リルピビリン[o]

K	E	V	Y	Y	H	F	M
101	**138**	**179**	**181**	**188**	**221**	**227**	**230**
E P	**A G K Q R**	**L**	**C I V**	**L**	**Y**	**C**	**I L**

プロテアーゼ阻害薬耐性に関連したプロテアーゼ遺伝子の突然変異[p,q,r]

アタザナビル ± リトナビル[s]

L	G	K	L	V	L	E	M	M	G	I	F	I	D	I	I	A	G	V	I	I	N	L	I
10	16	20	24	32	33	34	36	46	48	**50**	53	54	60	62	64	71	73	82	**84**	85	**88**	90	93
I F V C	E	R M I T V	I	I	I F V	Q	I L V	I L	V	L	L Y	L V M T A	E	V	L M V	V I T L	C S T A	A T F I	V	V	S	M	L M

ダルナビル / リトナビル[t]

V	V	L	I	I	I	T	L	I	L
11	32	33	**47**	**50**	**54**	74	**76**	**84**	89
I	I	F	V	V	M L	P	V	V	V

ホスアンプレナビル / リトナビル

L	V	M	I	I	I	G	L	V	I	L
10	32	46	47	**50**	54	73	76	82	**84**	90
F I R V	I	I L	V	V	L V M	S	V	A F S T	V	M

インジナビル / リトナビル[u]

L	K	L	V	M	M	I	A	G	L	V	V	I	L
10	20	24	32	36	**46**	54	71	73	76	77	**82**	84	90
I R V	M R	I	I	I	I L	V	V T	S A	V	I	A F T	V	M

ロピナビル・リトナビル[v]

L	K	L	V	L	M	I	I	F	I	L	A	G	L	V	I	L
10	20	24	**32**	33	46	**47**	50	53	54	63	71	73	**76**	**82**	84	90
F I R V	M R	I	I	F	I L	V A	V	L	V L A M T S	P	V T	S	V	A F T S	V	M

ネルフィナビル[u,w]

L	D	M	M	A	V	V	I	N	L
10	**30**	36	46	71	77	82	84	88	**90**
F I	N	I	I L	V T	I	A F T S	V	D S	M

サキナビル / リトナビル[u]

L	L	G	I	I	A	G	V	V	I	L
10	24	**48**	54	62	71	73	77	82	84	**90**
I R V	I	V	V L	V	V T	S	I	A F T S	V	M

tipranavir / リトナビル[x]

L	L	M	K	M	I		I	Q	H	T	V	N	I	L
10	33	36	43	46	**47**	**48**	54	**58**	69	**74**	**82**	**83**	**84**	89
V	F	I L V	T	L	V		A M V	E	K R	P	L T	D	V	I M V

エントリー阻害薬耐性に関連したエンベロープ遺伝子の突然変異

enfuvirtide [y]

	36	37	38	39	40	42	43
ワイルドタイプ	G	I	V	Q	Q	N	N
変異	D	V	A	R	H	T	D
	S		M				
			E				

マラビロク [z]

ユーザーノート参照

インテグラーゼ阻害薬耐性に関連したインテグラーゼ遺伝子の突然変異

ドルテグラビル [aa]

	138	**140**	**148**
ワイルドタイプ	E	G	Q
変異	A	**S**	**H**
	K	A	

エルビテグラビル [bb]

	66	**92**	**97**	**147**	**148**	**155**
ワイルドタイプ	T	E	T	S	Q	N
変異	**I**	**Q**	A	**G**	**R**	**H**
	A	G		H		
	K			K		

ラルテグラビル [cc]

	74	**92**	**97**	**143**	**148**	**155**
ワイルドタイプ	L	E	T	Y	Q	N
変異	M	Q	A	R	H	H
				H	K	
				C	R	

アミノ酸略語：A＝アラニン，C＝システイン，D＝アスパラギン酸，E＝グルタミン酸，F＝フェニルアラニン，G＝グリシン，H＝ヒスチジン，I＝イソロイシン，K＝リジン，L＝ロイシン，M＝メチオニン，N＝アスパラギン，P＝プロリン，Q＝グルタミン，R＝アルギニン，S＝セリン，T＝スレオニン，V＝バリン，W＝トリプトファン，Y＝チロシン

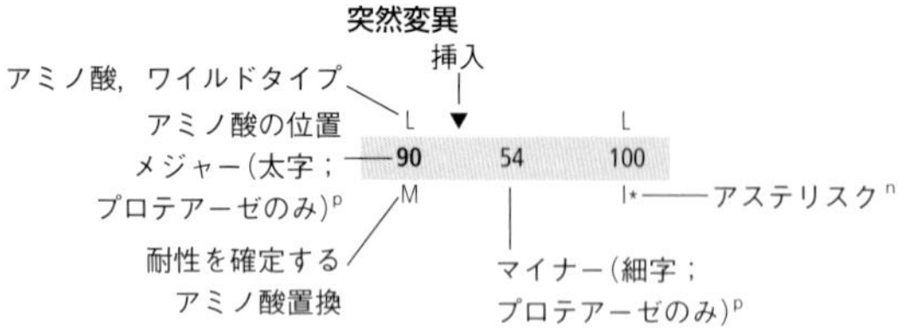

IAS-USA HIV-1 の薬剤耐性突然変異：2013 年 3 月★1

IAS-USA
International Antiviral Society–USA

IAS-USA の薬剤耐性突然変異班は，HIV-1 薬剤耐性に関する新たなデータをレビューした。過去に出た論文や学会発表をチェックし，抗レトロウイルス薬耐性に関連した変異のリストを最新のものに保つためだ。薬のウイルスの反応を減らすのに寄与する変異も加わっている。ここで紹介したリストが完全なものと考えるべきではない。米国食品医薬品局(Food and Drug Administration：FDA)が承認した薬も，より適応を拡大させた薬もすべて入っており，それぞれの薬のクラスごとにアルファベット順に並べられている。

リストの突然変異は，以下の基準を 1 つ以上満たしている：(1) *in vitro* の通過実験か，部位特異的突然変異誘発を用いた耐性への寄与の確認；(2) 実験室や臨床検体を用いた感受性試験；(3) 治療失敗患者から得られたウイルスのヌクレオチド・シークエンシング；(4) ベースラインのジェノタイプと薬剤曝露を受けた患者のウイルス反応の関係を調べた研究。近年承認された薬は単剤療法として検証ができないので，併用している他の薬の活性による強い交絡なしでの，抗レトロウイルス活性への耐性のインパクトの評価ができない。読者は文献やこの領域の専門家の意見を聞いて，特定の変異とその臨床的な意義についてさらなる情報を得るべきだ。治療反応低下に関連したワイルドタイプのウイルスの遺伝子多形性は，伝播した HIV-1 薬剤耐性をみつけるための疫学分析には用いるべきではない。詳しくは，2008 年 IAS-USA の耐性検査専門家委員会推奨を参照。文献リストもそちらにある(Hirsh MS, Günthard HF, Schapiro JM, et al. Clin Infect Dis 2008；47：266-85)★2。

ユーザーノート

a. ヌクレオシド(ヌクレオチド)アナログ逆転写酵素阻害薬の突然変異[1]のなかには，T215Y や H208Y のように，NRTI で治療している患者で，非ヌクレオシド逆転写酵素阻害薬(non-nucleoside reverse transcriptase inhibitor：NNRTI)の感受性をよくする可能性のあるものもある。たとえば，エトラビリンだ[2]。こうした変異があると，NNRTI ナイーブな患者での，のちの NNRTI を含むレジメン(ネビラピンやエファビレンツ)のウイルス反応はよくなるかもしれない[3-7]。ただし，NNRTI 経験患者でエトラビリンへの反応がよくなったという臨床データはない。逆転写酵素の C 末端の突然変異(アミノ酸 293-560)は図で示されたところの外にあるが，NRTI や NNRTI の HIV-1 薬剤耐性に重要なものかもしれない。こうした結合ドメイン突然変異の臨床的な意味は，通常，チミジンアナログ関連変異(TAM)や M184V と一緒に現れる。臨床試験ではエトラビリンやリルピビリンのウイルスの失敗増加に関係があるとされたものはない[8-10]

b. 69 挿入複合体はコドン 69(通常は T69S)の置換と，2 つ以上のアミノ酸の挿入(S-S，S-A，S-G その他)からなる。69 挿入複合体は米国 FDA に承認されているすべての NRTI の耐性に関係している。このときは 1 つ以上のチミジンアナログ関連変異(TAM)がコドン 41，210，215 にある[11]。コドン 69 でのワイルドタイプ T から他のアミノ酸への変化で挿入がない場合も，広範な NRTI 耐性を起こすことがある

c. テノホビルは Q151M 変異複合体でも活性を残している[11]。Q151M はこの複合体で

★ 1 訳注：本文中の参照文献は，元文献を参照のこと

★ 2 訳注：本書翻訳時の最新版は Wensing AM, et al. の 2014 年版。原書には引用文献番号があったが文献リストはなかったので本書では割愛したが，IAS-USA のガイドラインには元の文献リストがあるので，参照されたい(www.iasusa.org/sites/default/files/tam/22-3-642.pdf)。

いちばん大切な変異である〔つまり，複合体の他の変異(A62V，V75I，F77L，F116Y)単独では多剤耐性に至らない〕

d. チミジンアナログで選択されることが知られている突然変異(M41L，D67N，K70R，L210W，T215Y/F，K219Q/E は TAM と呼ばれる)は，すべての承認されている NRTI の感受性を減らすことが確認されている[12)]。交差耐性の程度は個別の変異と変異の数による[13-16)]

e. 逆転写酵素の変化が E44D と V118I 変異で起き，TAM があるなかでの NRTI の耐性増加に副次的な効果があるかもしれない。しかし，この臨床的な意義はきわめて限定的だ[17-19)]

f. M184V 変異だけではアバカビルのウイルス反応を実臨床で減らしたりはしないようだ。TAM とからむと，M184V はアバカビル耐性を増やす[20,21)]

g. テノホビル同様，K65R 変異が，ジダノシン，アバカビル，サニルブジン(特にサブタイプ B クレードでない場合)で選択され，こうした薬のウイルス感受性を減らす[20,22,23)]。K65R のジダノシンに対する臨床効果のネガティブなインパクトの可能性についてはデータを欠く

h. 次のうち 3 つの変異 ── M41L，D67N，L210W，T215Y / F，K219Q / E ── は，ジダノシン耐性に関与する[24)]。K70R や M184V だけではジダノシンのウイルス反応を減じない[25)]

i. サブタイプ B ではないクレードをもつ患者が，サニルブジンを含むレジメンでテノホビルがなく失敗する場合，K65R はしばしば選択される(4 ～ 11%)[26,27)]

j. M184V は TAM の出現を遅らせ，あるいは予防するようだ[28)]。この効果は TAM やその他の変異が溜まっていくと打ち破られてしまう

k. T215A / C / D / E / G / H / I / L / N / S / V 置換は，抗レトロウイルス薬ナイーブな患者でのジドブジンやサニルブジンのウイルスの失敗リスクを増やす，コドン 215 における復帰突然変異である[29,30)]。ジドブジンやサニルブジンがあると，T215Y 変異がこうした突然変異からすぐに生じることがある[31)]

l. K65R はテノホビルのウイルス反応を減らす[11)]。また，M41L や L210W を含む TAM が 3 つ以上あると，やはり反応は落ちる[11)]。TAM があったり，ジドブジンで治療していると，テノホビル存在下での K65R の出現を防ぐ[32-34)]

m. ネビラピンとエファビレンツを順番に(どちらを先にしても)使うのはよくない。両者に交差耐性があるからだ[35)]

n. エトラビリン耐性は，ダルナビル / リトナビル併用下でのみきちんと研究されている。この場合，ウイルス効果に影響する突然変異が調べられ，その相対的な意義がチェックされた。さらに，フェノタイプのカットオフ値が計算され，ジェノタイプとフェノタイプの関係も巨大な臨床データベースを使って調べられ，いろいろな突然変異の相対的な重要性がはっきりした。このような 2 つのアプローチは，多くの点で矛盾がないが，Y181C* / I* / V*，K101P* や L100I* の単一の突然変異は臨床効果を下げてしまう★3。K103N だけだと，エトラビリンの治療効果は影響を受けない[40)]。いくつかの変異が溜まっていくと，変異 1 つのときよりさらに感受性が下がり，ウイルスの反応も落ちる[41-43)]

o. 15 のリルピビリン感受性を下げる突然変異は以下のとおりだ：K101 E / P，E138A / G / K / Q / R，V179L，Y181C / I / V，H221Y，F227C，

★ 3 訳注：本書には記載がなかったが，2014 年の IAS-USA のアップデートによると，アステリスクは他のエトラビリン変異に比べて著しく感受性が低下し，臨床効果が下がってしまうものを強調するために用いているそうだ。

M230I / L)[44-46]。16 番目の Y188L はリルピビリン感受性を 6 分の 1 まで下げてしまう[47]。K101P と Y181I / V はリルピビリン感受性をそれぞれ 50 分の 1，15 分の 1 に下げるが，リルピビリンを投与されている患者でめったに観察されない[48-50]。K101E，E138K，Y181C はどれも，リルピビリン感受性を 2.5 分の 1 から 3 分の 1 まで下げてしまうが，リルピビリン内服患者でよくみられる。E138K と，比較的少ないが K101E は，NRTI 耐性突然変異の M184I と一緒に起きるのが普通だ。M184I だけではリルピビリン感受性は落ちないが，M184I が E138K や K101E と組み合わさると，リルピビリンはそれぞれ，4.5 分の 1，7 分の 1 まで感受性が落ちる[50-53]

p. しばしば，たくさんの変異がないと，リトナビルでブーストしたプロテアーゼ阻害薬(protease inhibitor：PI)のウイルス反応に重大な影響を及ぼすことはできない[54]。特別な場合では，アタザナビルはブーストなしで使うこともある。そういうときは，選択される突然変異はリトナビルでブーストしたアタザナビルと同じだが，突然変異の頻度は違うかもしれない

q. プロテアーゼ遺伝子の耐性変異は「メジャー」と「マイナー」に分類される

プロテアーゼ遺伝子のメジャーな変異(**太字**)は，その薬剤内服時に最初に選択されるものか，重大な薬物感受性低下をもたらすものと定義される。こうした変異は薬剤結合の主だった接触部位に起きることが多い

マイナー変異は一般的に，メジャーな変異の後に出てくることが多い。それ自体はフェノタイプに大きな影響を与えない。メジャー変異があるウイルスの増殖能を回復させていることもある。マイナー変異のなかには，HIV-1 非サブタイプ B のクレードのよくある多形性変化として存在するものもある

r. リトナビルは個別にリスト化されていない。今日では，低用量で他の PI の薬理学的ブースターとしてのみ使われるからだ

s. 多くの突然変異がアタザナビル耐性に関与している。そのインパクトは異なる。I50L，I84V，N88S はいちばん影響が大きい。アタザナビル濃度がリトナビルのブーストによって上がると，活性を失うために必要な突然変異数は増える。M46I に L76V が加わると，他の関連した変異がなければ，アタザナビル感受性が高まるかもしれない[55]

t. HIV-1 RNA のリトナビル / ブーストしたダルナビルに対する反応は，ベースラインの感受性やいくつかの特定な PI 変異に相関する。図の棒で示した変異の数が増えるほど，反応は減じる。プロテアーゼの変異では，I47V，I54M，T74P，I84V が反応を下げ，V82A がダルナビル / リトナビルのウイルス反応を改善させることが，2 つの異なるデータからそれぞれ示されている[56,57]。こうした変異のなかには，他のものより感受性に大きな影響を与えるものもある(例：I50V。V11I に比べ)。3 つ以上の突然変異(2007 年 IAS-USA 変異リストにあるもの)がある[58]と，ダルナビルのフェノタイプでの感受性は中央値で(臨床的カットオフ値が)10 倍以上変化し，ウイルス反応の低下を示唆する[59]

u. 図で示した突然変異は完全なものと考えてはいけない。近年，これに関連した研究がほとんど行われておらず，最新の耐性，交差耐性パターンがわからないからだ

v. PI 体験者では，図にある 6 つ以上の突然変異がロピナビル・リトナビルのウイルス反応を減らす[60,61]。添付文書によると，7，8 つの変異があると薬物耐性が確立するとある[62]。しかし，特殊な変異，最もよく知られているのは I47A(やひょっとすると I47V も)，そして V32I は高レベルの耐性に関与している[63-65]。L76V が 3 つの PI 耐性関連変異に加わると，かなりロピナビ

ル・リトナビル耐性が高まる[55)]

w. 非サブタイプ B HIV-1 のなかには，D30N が他の PI 変異よりもあまり選択されないものがある[66)]

x. tipranavir 耐性の臨床的な意味はよくわからない。臨床試験や観察研究のデータに乏しいからだ。現行のジェノタイプ試験は大規模な患者群で検証されていない。ある研究によると，L24I，I50L / V，F53Y / L / W，I54L，L76V は，tipranavir のウイルス反応の改善に関係している[67-69)]

y. enfuvirtide 耐性は主に糖蛋白 gp41 エンベロープ遺伝子の第 1 ヘプタッド(7 つの)反復部位に起きる突然変異と関係する。しかし，エンベロープの他領域に起きた突然変異や多形(例：HR2 領域やまだみつかっていない場所)，コレセプター使用や使用密度も，enfuvirtide の感受性に影響する[70-72)]

z. CC ケモカインレセプター(CC chemokine receptor：CCR)5 アンタゴニストは，CCR5 だけをエントリーに用いるウイルス(R5 ウイルス)をもつ患者にしか使えない。CCR5 と CXC ケモカインレセピター 4〔CXCR4：これはデュアル / 混合(D/M)ウイルスという〕両方使うウイルスや CXCR4 だけを使うウイルス(X4 ウイルス)は，CCR5 アンタゴニスト治療に反応しない。こうした薬のウイルスの失敗はしばしば，D / M や X4 ウイルスが増えることと関係している。もともと存在したのだが，少なすぎて検査に引っかからなかったのだ。HIV-1 gp120 の変異でウイルスが薬のついた CCR5 に結合することができるようになることがある。このときには，CCR5 アンタゴニストのウイルスの失敗があっても，ウイルスは R5 ウイルスのままである。ほとんどのこうした突然変異は V3 ループに起きる。ここがウイルス・トロピズムを決定する主だった部位なのだ。CCR5 アンタゴニスト耐性のキーとなる変異についてはまだコンセンサスがないため，図には示していない。*in vitro* で選択された CCR5 アンタゴニスト耐性ウイルスのなかには，V3 ループではなく，gp41 に突然変異があるものもある[73)]。このような突然変異の臨床的な意義は不明である

aa. ラルテグラビル，エルビテグラビル耐性ウイルスの *in vitro* での交差耐性研究によると，Q148H と G140S が，L74I/M，E92Q，T97A，E138A / K，E138A / K，G140A，N155H と組み合わさると，ドルテグラビルの感受性が 5 分の 1 から 20 分の 1 に落ち[74)]，患者のウイルス抑制効果が小さくなるという[75-81)]。抗レトロウイルス薬ナイーブな患者によるドルテグラビルの第 III 相試験結果で，さらなる耐性情報が得られる予定だ

bb. 6 つのエルビテグラビルコドン突然変異がインテグラーゼストランド移行阻害薬治療ナイーブな，あるいは経験ある患者の治療失敗で観察されている[82-88)]。T97A はエルビテグラビル感受性を 2 分の 1 に減らすだけである。耐性化にはさらなる突然変異が必要かもしれない[85,86)]。エルビテグラビルとラルテグラビルを連続して(どちらが先でも)使うのは推奨されない。交差耐性が両者に起きるからである[85)]

cc. ラルテグラビル失敗は少なくとも 3 つの異なる，2 つ以上の突然変異として定義される遺伝的経路でのインテグラーゼ突然変異で起きる。(1) 特徴的な(メジャーな)突然変異が Q148H / K / R，N155H，Y143R / H / C で起きる。(2) 1 つ以上の追加のマイナーな変異が起きる。マイナー変異は Q148H / K / R 経路で観察されている。L74M と E138A，E138K，あるいは G140S である。この経路で最もよくみられるのが Q148H に加えて G140S である。これは感受性をいちばん落とす変異である。N155H というメジャーな変異の経路の変異としては，追加で L74M，E92Q，T97A，E92Q と T97A，Y143H，G163K / R，V151I，D232N である[89)]。Y143R / H / C 変異はまれである[90-94)]。E92Q だけでもエルビテグラビルの感受性を 20 分

の 1 以下に下げるし，限定的な(5 分の 1 未満の)ラルテグラビルとの交差耐性も起こす[84,95-97]。N155H 突然変異はラルテグラビル失敗早期によくみられるが，ラルテグラビルを続けていると，のちにもっと耐性度の高いウイルスに置き換えられる。それはしばしば，G140S と Q148H / R / K 変異をもっている[90]

IAS-USA の薬剤耐性突然変異研究班の最新の図や追加情報は，IAS-USA ウェブサイトで入手できる(www.iasusa.org)。コピーを購入するときは，(415)544-9400 に電話するか，info2013@iasusa.org にメールするか，IAS-USA, 425 California Street, Suite 1450, San Francisco, CA 94104-2120 に手紙を送ること。図を引用，改変する許可については，IAS-USA に相談すること。

〔Johnson VA, Calvez V, Günthard HV, Paredes R, Pillay D, Shafer RW, Wensing AM, and Richman DD. Update of the drug resistance mutation in HIV-1 ; March 2013. *Topics in Antiviral Medicine* 2013 ; 21(1) : 6-14. より転載。©2013 IAS-USA．最新情報とユーザーノートは www.iasusa.org より〕

Appendix 2

重要なインターネット情報源

- AIDSinfo — A Service of the Department of Health and Human Services (www.aidsinfo.nih.gov)
- Chronic Hepatitis C : Current Disease Management (digestive.niddk.nih.gov/ddiseases/pubs/chronichepc/)
- Clinical Care Options (www.clinical-options.com/HIV.aspx)
- Comprehensive HIV/AIDS Resource (www.thebody.com)
- Hep C Connection (www.hepc-connection.org)
- HIV Drug Interactions (www.HIV-drug-interactions.org)
- HIV Hepatitis Resources (www.mpaetc.org/hep)
- HIV and Hepatitis.com (www.hivandhepatitis.com)
- HIV and Observations (blogs.jwatch.org/hiv-id-observations/)
- International AIDS Society — USA (www.iasusa.org)
- Johns Hopkins Hepatitis C and HIV Co-infection Information (www.hopkins-hivguide.org/diagnosis/opportunistic_infections/viral/full_hepatitis_c.html)
- Journal Watch : AIDS Clinical Care (aids-clinical-care.jwatch.org)
- Medscape HIV/AIDS (www.medscape.com/hiv)
- National AIDS Treatment Advocacy Project (www.natap.org)
- National Clinicians' Post-exposure Prophylaxis Hotline (www.ucsf.edu/hivcntr/Hotlines/PEPline.html)
- National HIV/AIDS Clinicians' Consultation Center (www.nccc.ucsf.edu/)
- National Institute of Allergy and Infectious Diseases (www3.niaid.nih.gov/)
- National Library of Medicine — AIDS Portal (sis.nlm.nih.gov/hiv.html))
- National Library of Medicine — MedlinePlus AIDS page (www.nlm.nih.gov/medlineplus/)

参考文献

1. Krakower D, Kwan CK, Yassa DS, Colvin RA. iAIDS : HIV-Related Internet Resources for the Practicing Clinician (www.ncbi.nlm.nih.gov/pubmed/20738185). Clin Infect Dis 2010 ; 51 : 813-22

日本におけるHIV / AIDS

日本におけるHIV / AIDS

伴性遺伝する遺伝性疾患血友病はかつて，平均余命4年未満の疾患だった。不足する凝固因子を補充するため，全血輸血，次いで血漿輸血が行われたが，合併症が多く治療効果は小さかった。

そこで，血漿を冷凍してから，凝固因子の多く含まれる沈殿物を投与する治療が開発された。冷凍して沈殿させる，クリオ・プレシピテートである。しかし，「クリオ」は医療機関での長時間の点滴が必要であり，患者サイドからは使用しにくい薬だった。副作用も問題であった。

クリオの副作用の原因となる夾雑物を除去し，凝固因子の濃度を上げた濃縮製剤が開発され，自宅での注射が可能になった。血友病患者の余命は劇的に伸びて，「小児の病気」であった血友病患者の平均余命は40年を超えた。濃縮製剤の承認が1974年，自己注射が健康保険で認められるようになったのが1983年であった。

濃縮製剤は何千人という大量の献血者の血液を濃縮精製してつくられる。よって，血液由来の感染症のリスクが高い。すでにB型肝炎は血液由来の感染症として知られており，濃縮製剤はB型肝炎ウイルス感染のリスク因子であった。

これを克服すべく，米国では，B型肝炎ウイルスを殺す加熱製剤が開発された。ただし，加熱によって因子活性は下がる。当時日本では，濃縮製剤の95%を海外からの輸入に頼っており，因子活性が低下した分を埋め合わせようとすると，輸入量を激増せねばならなかった。すでに血液製剤の世界市場で大きな位置を占め，批判されていた日本が，さらに輸入量を増やすのは容認されにくかった。

エイズが米国で発見されたのが1981年である。当初は男性同性愛者が罹患する疾患という認識であったが，同性愛のない血友病患者でのエイズも発見されていた。当時，厚生省にいた郡司篤晃は1982年にこの事実を知ったと述べている。

1982年，米国血友病財団(National Hemophilia Foundation)は，血液製剤によるエイズのリスクは高くないという理由から，血友病患者の血液製剤による治療法を変えないよう勧告を出した。しかし，翌年の83年には，一部の患者には(エイズ罹患のリスクが濃縮製剤より低いと考えられた)クリオ製剤を使うよう薦めている。また，米国の公衆衛生局(United States Public Health Service)は高リスク患者の献血を自粛するように呼びかけるようになった。

日本では，1983年6月にエイズ研究班がつくられた。加熱製剤や濃縮製剤の輸入禁止は血友病患者の受けている利益とのバランスから反対されたという。第2回の研究班会議は同年7月に行われ，帝京大学の症例がエイズかと疑われたが確信はもたれなかった(実際にはこの時点で多くの患者が発生していたが)。

エイズは「症候群」であり，当時，その原因は不明で，現象による疾患の同一性の証明は困難だった。同時期に米国のギャロ(Robert Gallo)とフランスのモンタニエ(Luc Montagnier)が別々にエイズの原因たるウイルスを発見したと学術誌に発表していた(そして後に論争となる)が，当時はHIVという概念もなければ確定診断の方法もない。

日本の献血事業は日本赤十字社が独占的に行っていたが，血液濃縮製剤をつくるライセンスはもっていなかった。もっていたのはミドリ十字(当時)のような私的企業や公益法人の化血研であったが，献血された血液の企業への売却は「売血」とメディアに批判されていたこともあり，濃縮製剤の国内生産は困難であった。さまざまな理由のためにエイズ罹患回避の方法(国内での血液製剤生産，加熱製剤，クリオへの変換)は難航した。

1984年，ギャロは自身がみつけたウイルスがエイズの原因であると主張し，翌85年になって，ギャロとモンタニエがそれぞれエイズの原因と主張していたウイルスが同じものであることが判明した。国際的にも，この時期をもってエイズの原因がギャロ・モンタニエたちのみつけたウイルスであると承認されていく。

1985 年に，帝京大学病院で出血していた血友病患者に非加熱濃縮製剤が投与された。その後，患者は死亡し，血友病の権威であった同院の安部英医師が業務上過失の容疑で起訴され，逮捕・勾留された。2001 年に無罪判決となったが，メディアは大きく報じることなく，安倍氏は世間からは「薬害エイズ事件における悪者」のイメージを残したまま 2005 年に逝去する。同様に厚生省にいた郡司篤晃などもメディアの厳しい攻撃にあった。厚生省にあったファイルを「隠蔽した」とされたからだ。1996 年に厚生大臣になった菅直人は，このファイルの存在を受けて公式に謝罪を表明して男を上げる。この一件がなければ，後に首相になることもなかっただろう。NHK の特集番組や櫻井よしこらジャーナリストたちの執拗な攻撃を受けてエイズは糾弾の道具となる。

HIV 抗体が「HIV 感染診断のツール」であるのは現在の常識であるが，当時，それは常識とはなっていなかった。抗体陽性は多くの感染症（たとえば麻疹）において「治癒証明」であり，病原体が存在しない証なのだから。今の目からみても，安部や郡司を個人的に糾弾したり法的，社会的に糾弾・処罰するのは妥当とはいえない。もちろん，それは「今の目」だからいえるのであり，当時の状況ではそれは判定しえなかったのかもしれない。しかし，すでに誤謬とわかっている点を謝罪も訂正もしない櫻井たちジャーナリストの「今の目」は何をみているのだろうか。謝罪も訂正もないまま，安部と郡司のプロとしての名誉は地に落ちたままである。

帝京大学での感染のすぐ後で，日本でも加熱製剤の使用が承認された。その後，1988 年に遺伝子組換え第 VIII 因子製剤が承認され，この時点で，血友病患者の HIV 感染リスクはほぼ消失した。

1986 年に松本市で，フィリピン人の HIV 感染が確認され，翌 87 年には神戸で日本人女性の HIV 感染が確認され，メディアが大挙して日本はパニックとなった。同 87 年，エイズ治療薬としてヌクレオシドアナログ ジドブジン（AZT）が米国で承認となり，抗ウイルス薬療法開発時代の夜明けとなるが，いまだエイズは「死に至る病」であった。

余談だが，抗レトロウイルス療法（AZT）は日本の満屋裕明らが HIV に対する効果を確認した。が，特許の問題などでこの問題は現在も論争のなかにあり，国際的にはコンセンサスが得られていない。AZT は現在，ファーストラインで用いられる抗レトロウイルス薬（ARV）ではなく，その歴史的な役割を終えつつある。しかし，ART の嚆矢となった医薬品で，歴史的な価値は非常に大きい。また満屋は，他の ARV，特に PI で最も臨床的価値が高い（執筆時点）ダルナビル開発にも寄与しており，HIV / AIDS 診療・研究への貢献度が高い事実に変わりはない。

1989 年，血友病患者でエイズ罹患した患者遺族が国と製薬業界を相手どった訴訟を起こす。濃縮製剤による感染に対する損害賠償請求であった。この民事裁判は 1995 年に結審，1999 年に和解が成立する。和解後の原告の要求は以下のようなものであった。

薬害 HIV 訴訟和解後の原告要求

1. 遺族に関する要求
   追悼式，薬害根絶の碑建立，資料館建設，相談事業，遺族年金
2. 医療に関する要求
   エイズセンター～拠点病院制度（病床確保，全科対応の専門医療，病院間の連携，カウンセリング），治療薬の早期承認，検査体制の充実，医療実態調査，保険制度の改善，研究体制，情報提供，国際協力
3. 手当に関する要求
   健康管理費用，身体障害者手帳・障害年金制度
4. 薬害被害実態調査
   血液凝固因子障害の調査
5. 真相究明・薬害根絶に関する要求
   医薬局体制，医薬情報の公開
6. 血液行政の是正に関する要求
   血液新法
7. 偏見差別の解消に関する要求
   エイズ予防法の廃止と感染症新法

これを受けて，1989 年から制定された「エイズ予防法」は患者のプライバシー侵害や偏見を助長しているという批判を受け廃止。1999 年のいわゆる「感染症法」にまとめられて 4 類

感染症となった。

1998年から，HIV感染者は「免疫機能障害」として一定の基準を満たせば1～4級の身体障害者手帳が取得可能になった。このしくみを活用し，感染者は自立支援医療費助成，重度心身障害者医療費助成，障害年金の助成が得られる。これは薬害エイズ訴訟の和解時になされた「恒久対策」の一環であるが，当時から身体障害者福祉法の理念と噛み合わないという異論もあった。とはいえ，生涯に1億円ともいわれるHIV / AIDS診療費を制度的にカバーできるのは評価できる点ではあった。この制度がなければ，多くの患者は治療の恩恵を受けることができなかったであろう。

90年代から，各地でエイズ拠点病院がつくられるようになり，政策制度としてエイズ診療の仕組みが構造化され，のちに拠点病院を統括するブロック拠点病院もできるようになった。90年代後半からはART(HAART)によって患者の予後は劇的に改善し，現在に至っている。

しかし，このような拠点病院化は，国立国際医療研究センターエイズ治療・研究開発センター(ACC)(東京)や大阪医療センターHIV / AIDS先端医療開発センター(大阪)といった一部の有名病院に患者が殺到する事態をまねく。患者の殺到は医療の質にも影響しかねない。逆に，拠点病院のなかにはHIV診療経験のほとんどない病院も存在し，そうした診療経験に乏しい施設では，実質上，診療を拒否している所すらあると聞く。また，拠点病院外で質の高いHIV / AIDS診療をしている医療機関もあるが，既存の拠点病院が存在するために(この病院のHIV / AIDS診療の質のいかんにかかわらず)，拠点病院指定を受けることができない。患者紹介は拠点病院のデータベースを中心に行われるから，質の高い診療医によるHIV / AIDS診療が結果的に阻害されてしまう。

ARTによるエイズ予後改善は，HIV / AIDS患者の高齢化とそれにまつわる合併症の増大を意味している。HIVとは直接関係ない糖尿病や高血圧，その合併症たる心血管系疾患に罹患し，非エイズ関連の悪性疾患に罹患し，歯科診療を要し，血液透析を要する。しかし，秋葉らによると日本の透析医療のほとんどがHIV感染者を受け入れていないという。「HIV専用ベッドが確保できない」というのがその理由だそうだが，そのような特殊なベッドが必要ないのは自明なことだ。拠点病院の拡充は「HIV患者の行く先」を規定するのに役立ったが，皮肉にも「他には行けない」障壁にもなってしまったのだ。拠点病院がすべての非HIV関連の医療を賄えないことはいうまでもない。

近年になって，身体障害者手帳のシステムは過去になかった別の問題を生んでいる。制度は免疫抑制が進行し，患者が重症化するほど障害者手帳の等級が上がり，より手厚いサポートを提供する。しかし，近年では，ART開始の時期は早期化する傾向にある。治療薬の進歩により，服薬が容易になり副作用のデメリットが軽減したためだ。本稿執筆時点では，CD4数が500以上で治療を開始したほうが，治療を遅らせるよりも各種臨床アウトカムが改善することがランダム化比較試験で示されている。それなのに，日本では治療開始を早めようとすると手帳の等級が下がるために患者のサポートが目減りする。「もう少しCD4が下がってよい手帳をとれるまで治療を待ってほしい」といった本末転倒が起きてしまう。

このため，私はHIV / AIDSにおける身体障害者福祉法による支援は終了すべきと考えている。既得権の問題もあろうから，現行の手帳保持者はそのままでもよいかもしれない。しかし，今後診断される患者については異なる制度に移行すべきだ。いちばん実効性が高いのは難病指定だと思う。2014年に指定難病は110疾患に増やされた。こちらであれば，最新のエビデンスに基づいた診療を提供でき，重症化を看過する必要もない。細胞性免疫低下がそもそも身体障害と噛み合わない，という矛盾も解消できる。感染症は原則難病指定の範囲外であるが，「一般的に知られた感染症状と異なる発症形態を示し，症状が出現する機序が未解明なものなどについては，個別に検討を行う」（傍点筆者）とあり，HTLV-1感染などの前例もある。

また，従来の拠点病院制度は薬害救済条件として歴史的な意義は認めるが，上記のように弊害のほうが大きくなりつつある。拠点病院スタッフを対象とした会議や研修も，インターネット全盛の現在となっては学習効果はそれほどでもない。私自身は拠点病院を対象とした研修会で目新しい「エビデンス」を得ることはほとんどない。いや，近年は利益相反の面から，製薬業界の意見を強く反映した発表も散見され，むしろカウンタープロダクティブなのではないか，と懸念されることすら，ある。

本書をご覧いただければおわかりいただけるように，HIV / AIDS 診療は長足の進歩を遂げている。しかし，特に米国と日本に特徴的だが，開発される新薬にすぐに飛びつくよくない傾向があると私は考える。本書に掲載した Paul Sax のブログ(32 ページ)にあるように，米国ではどんどん新薬への移行が進み，DHHS ガイドラインでは，これまで主役級だったエファビレンツが第 1 推奨薬から外されている。しかし，HIV / AIDS の高度化，先進化は，高額化とほぼ同義でもある。年間 40 兆円を超える日本の医療費で，高額化を続ける，そして，生涯継続されるであろう HIV / AIDS 診療をどう考えるか，より大きな視野からグランドデザインを構築する必要がある。上記制度のおかげで，日本の患者は懐に痛みをあまり感じなくて済んでいるが，だからこそ，問題を先送りにし続けて後で取り返しがつかないという事態に陥らぬよう，今の世代の我々が将来の世代にも配慮すべきだ。

日本では，テビケイ®(ドルテグラビル) 1 錠(1 日量)は 3,262.60 円，ストックリン®(エファビレンツ) 600 mg 錠(やはり 1 日量)が 1,916.90 円だ。ジェネリックが入ればもっと安価になる。ARV は毎日飲まねばならない。一生飲まねばならない(今のところ)。1 日 1,000 円以上の違いは，月に 3 万円以上の違いとなり，年間 30 万円以上の違いとなる。仮に，1 万人の HIV / AIDS 患者がストックリン® からテビケイ® に切り替えるだけで，年間 30 億円の医療費の違いを生み出す。そういう視点がすべてではない。しかし，そういう視点も無視してはならない。

最近になって，「昔の」薬の再構築も試みられている。たとえば，アタザナビル・リトナビルにラミブジンを用いるという “dual therapy(2 剤)” が 3 剤と非劣性であった，あるいはロピナビル・リトナビルとラミブジンの「2 剤」で 3 剤と非劣性であったという臨床試験が発表されている。本来，非劣性試験はより安価，より安全な薬で先行治療との「非劣性」を吟味するために開発された試験なので，本来の目的に合致した知見である。2 剤であれば安全性や経済面での寄与も大きい。本稿執筆時点で 2 剤治療を推奨するものではもちろんないが，将来的にこのような視点での臨床研究も大切になってくるだろう。

拠点病院制度を廃止しても，診療の質は下がらない。むしろ形骸化した「なんちゃって」な病院に患者が流れる悲劇も，質の高い診療を提供しているのに拠点病院でないがゆえに患者がアクセスしない悲劇も解消されよう。透析や歯科診療へのコミットメントも高まり，「HIV / AIDS 診療はすべての医療者の課題である(拠点病院におまかせ，ではない)」という共通認識も生まれよう。

保険診療上の齟齬も改善すべきだ。この問題はかなりよくなってきたが，たとえば，いまだに急性 HIV 感染時の HIV PCR 検査は保険収載がない。PCR が必要なのは 1990 年代からわかっており，もう何十年も前からの「常識」である。行政上のこのような硬直性が医療現場における妥当なプラクティスを阻害している。

これまで述べてきたように，日本における HIV / AIDS は特殊な事情と歴史をもつ。しかし，諸外国においても，この疾患は医学的に社会的に困難な歴史抜きでは語れない疾患であった。それを冷静に振り返り，反省 / 改善すべき点を模索，統括するのも今後の課題である。

「薬害エイズ」にみられるように，医学の不確定性や進歩の過程を無視したままで，医療事故が個人の不注意や悪意に帰せられたのは日本医学史上の不幸である。しかし，もっと不幸なのは，このような「個人糾弾型」の負の歴史が今現在も継続されている点である。最近でも，誤投与という医療事故に関与した研修医が執行猶予付きの禁錮刑を課さられるという事件が起きた。2015 年の現在に至っても，「個人糾弾型」の社会構造は変わっていない。エイズの悲劇から何も学習していない。

輸血関連感染症の原因として大きな位置を占めた C 型肝炎ウイルスが発見されたのは 1989 年。私が医学生になる前年である。その治療は近年長足の進歩を見せている。一般に，性感染症の根絶は困難であるが，C 型肝炎の性行為による感染は比較的少ない。治療の進歩により，この感染症が近い将来根絶される可能性も十分にあると思う。

一方，HIV / AIDSの根絶はまだ現実味に乏しい遠い未来の目標である。今後の日本でHIV / AIDSをどう診療していくか，未来のビジョンを模索するときに，避けては通れない「わが国の事情」についてここでは考察した。

参考文献

郡司篤晃．安全という幻想：エイズ騒動から学ぶ．聖学院大学出版会，2015.

武藤春光，弘中惇一郎．安部英医師「薬害エイズ」事件の真実．現代人文社，2008.

堀田佳男．エイズ治療薬を発見した男 満屋裕明．文春文庫，2015.

秋葉隆，日ノ下文彦．HIV感染患者における透析医療の推進に関する調査．透析会誌 2013；46：111-8（www.jstage.jst.go.jp/article/jsdt/46/1/46_111/_pdf).

エイズ予防サポートネット神戸．静かに迫り来るHIV ― 神戸からの報告．EPIC，2008.

磐井静江，小西加保留．HIV感染者の身体障害者認定の経緯とICIDH-2への期待 リハビリテーション研究 1998：10月(第96号)（www.dinf.ne.jp/doc/japanese/prdl/jsrd/rehab/r096/r0960006.html).

高田昇．中国四国ブロックにおけるHIV感染症の医療体制に関する研究(www.aids-chushi.or.jp/care/aids_houkoku/01/0803/s3years.pdf).

INSIGHT START Study Group, Lundgren JD, Babiker AG, et al. Initiation of Antiretroviral Therapy in Early Asymptomatic HIV Infection. N Engl J Med 2015；373：795-807.　PMID：26192873

金谷泰宏．わが国における難病とは．日医雑誌 2015；144：1137-9.

Arribas JR, Girard PM, Landman R, et al. Dual treatment with lopinavir–ritonavir plus lamivudine versus triple treatment with lopinavir-ritonavir plus lamivudine or emtricitabine and a second nucleos(t)ide reverse transcriptase inhibitor for maintenance of HIV-1 viral suppression(OLE)：a randomised, open-label, non-inferiority trial. Lancet Infect Dis 2015 ;15：785-92.　PMID：26062880

Cahn P, Andrade-Villanueva J, et al. Dual therapy with lopinavir and ritonavir plus lamivudine versus triple therapy with lopinavir and ritonavir plus two nucleoside reverse transcriptase inhibitors in antiretroviral-therapy-naive adults with HIV-1 infection：48 week results of the randomised, open label, non-inferiority GARDEL trial. Lancet Infect Dis 2014；14：572-80. PMID：24783988

坂根みち子.「医療従事者を守ろう」― ウログラフィン誤投与事件の責任は病院にあり ―．2015年7月17日．MRIC by 医療ガバナンス学会発行(medg.jp)

（岩田健太郎）

索引*

＊ ボールド体のページ数は，主要掲載ページ数を示す。

和文索引

数字索引

ギリシャ文字索引

欧文索引

U

V

X・Z

薬剤索引*

＊ボールド体のページ数は，主要掲載ページ数を示す。

和文索引

数字索引

ギリシャ文字索引

欧文索引

本質の HIV　　定価：本体 3,500 円＋税

2015 年 10 月27日発行　第 1 版第 1 刷 ©

　　　ポール E. サックス
編　者　カルバン J. コーエン
　　　ダニエル R. クリックス

　　　いわた　けんたろう
訳　者　岩田 健太郎

発行者　株式会社　メディカル・サイエンス・インターナショナル
　　　代表取締役　若松　博
　　　東京都文京区本郷 1－28－36
　　　郵便番号 113－0033　電話(03)5804－6050

印刷：双文社印刷／表紙装丁：福富優子（ORIGINAL POINT）

ISBN 978-4-89592-829-8 C3047